MATÉRIEL

DES

ÉTABLISSEMENTS HOSPITALIERS

RELIGIEUX — MILITAIRES — MARITIMES
PÉNITENTIAIRES — ÉTABLISSEMENTS D'INSTRUCTION
LYCÉES — COLLÈGES, ETC.

PAR

FERNAND DEHAITRE

CONSTRUCTEUR-MÉCANICIEN
Chevalier de la Légion d'Honneur
Membre de la Société de Médecine Publique et d'Hygiène Professionnelle
Membre du Jury international à l'Exposition Universelle de 1889

DEUXIÈME ÉDITION

Entièrement refondue et considérablement augmentée
avec 165 figures dans le texte

PARIS

LIBRAIRIE VINCENT JAMATI
7, Boulevard St-Martin, 7

1894

MACHINES ET APPAREILS

POUR

ÉTABLISSEMENTS HOSPITALIERS

RELIGIEUX — MILITAIRES — MARITIMES

PÉNITENTIAIRES

ÉTABLISSEMENTS D'INSTRUCTION

LYCÉES, COLLÈGES, Etc., Etc.

MATÉRIEL

DES

ÉTABLISSEMENTS HOSPITALIERS

RELIGIEUX — MILITAIRES — MARITIMES
PÉNITENTIAIRES — ÉTABLISSEMENTS D'INSTRUCTION
LYCÉES — COLLÈGES, ETC.

PAR

Fernand · DEHAITRE

Constructeur-Mécanicien
Chevalier de la Légion d'Honneur
Membre de la Société de Médecine Publique et d'Hygiène Professionnelle
Membre du Jury international à l'Exposition Universelle de 1889

DEUXIEME ÉDITION

Entièrement refondue et considérablement augmentée
avec 165 figures dans le texte

PARIS

LIBRAIRIE VINCENT JAMATI

7, Boulevard St-Martin, 7

1894

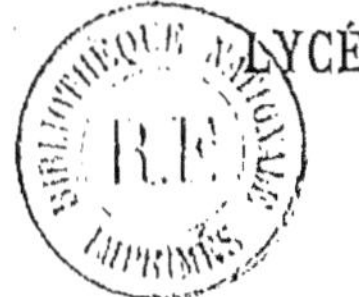

AVANT-PROPOS

— Mens sana in corpore sano. —

Après les admirables découvertes qui resteront la gloire de notre siècle, après les progrès géants réalisés dans toutes les sciences, dans tous les arts, il était impossible, à une époque où l'on dépense sans compter pour l'art de détruire, qu'on ne dépensât pas avec libéralité pour l'art de conserver la vie, pour améliorer les conditions d'existence de la jeunesse des écoles et des armées.

C'est avec une louable émulation que dans tous les pays, que dans toutes nos cités, dans toutes les localités même les plus pauvres, les esprits les plus éclairés se sont mis résolument à l'œuvre pour étudier les questions d'hygiène et rechercher, sans distinction de partis ni de classes, les voies et moyens de perfectionner tous les services des établissements hospitaliers, religieux, militaires, maritimes, pénitentiaires, établissements d'instruction de toute nature.

On a cherché à rendre ces établissements aussi parfaits, aussi sains que possible, non seulement au point de vue médical, mais à les doter généreusement de tout le matériel, de tous les appareils répondant aux progrès du jour.

Nous avons cru intéressant et utile, pour ceux qui s'occupent de ces questions, de grouper dans ce modeste ouvrage les appareils et les machines pouvant contribuer à une bonne installation. Nous ne présentons ici que des machines et appareils d'une construction défiant toute critique impartiale, ayant fait leurs preuves, ayant à leur actif la sanction de l'expérience et dont les nombreuses applications ont consacré la valeur indiscutable.

La première édition de ce livre a été accueillie avec une faveur marquée, c'est ce qui nous a engagé à en faire une deuxième édition que nous avons complétée en la mettant à la hauteur des progrès réalisés. Nous tenons à remercier ici tous ceux qui nous ont aidé de leurs conseils et de leurs lumières et aussi de leurs critiques. Persuadé que tout est perfectible nous accueillerons toujours avec reconnaissance les observations et les critiques que l'on voudra bien nous présenter pour l'amélioration des machines et appareils dont il est question dans cet ouvrage et dont nous nous occupons spécialement depuis de très longues années.

Si nous avons été utile, nous serons récompensé de nos efforts.

Fernand DEHAITRE

Paris, Décembre 1893.

Table Analytique par Chapitres

CHAPITRE PREMIER

CHAUFFAGE et VENTILATION

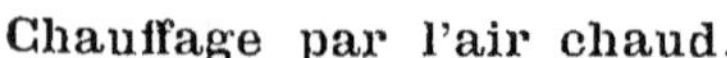

Chauffage par l'air chaud.

Foyers à plans inclinés, système Albert Robin (b.s.g.d.g.).
Note sur le chauffage des églises, établissements hospitaliers, etc., par les foyers à plans inclinés.
Note sur le chauffage et la ventilation des casernes.
Références et applications de foyers à plans inclinés.
Calorifères continus avec foyer à cône, système Albert Robin (b.s.g.d.g.).
Cloches en fonte. — Transformation des anciens calorifères par l'application des foyers à plans inclinés, système A. Robin.
Poêles rationnels à circulation d'air.

Chauffage par la vapeur.

Chauffage à haute pression. — Tuyaux à ailettes.
Chauffage à basse pression.

Chauffage par l'eau chaude.

Chaudière à eau chaude avec foyer à plans inclinés.
Chaudière à eau chaude avec foyer à cône.
Thermo-siphon.

Ventilation. — Ventilateurs.

CHAUFFAGE et VENTILATION

Le chauffage et la ventilation des établissements publics de toute nature : hospitaliers, religieux, pénitentiaires, militaires, maritimes ou d'instruction, sont devenus avec raison une des préoccupations des architectes, des ingénieurs et des directeurs de ces établissements.

Cette préoccupation se double d'une question économique, car si le premier point est de rechercher, pour l'appliquer, le meilleur mode de chauffage, le plus hygiénique en tous temps, il faut aussi faire entrer sagement en ligne de compte, le prix de revient et d'entretien du système choisi et proportionner la dépense aux résultats à obtenir et aux ressources budgétaires des établissements.

On ne peut songer aux cheminées et au feu de bois qui seraient onéreux et absolument insuffisants, on ne peut s'arrêter davantage aux poêles, du moins aux anciens poêles, qui, bien qu'ayant un rendement calorifique plus grand que les cheminées, présentent, tout le monde en conviendra, des inconvénients multiples : l'hygiène pas plus que l'économie ne sauraient y trouver leur compte

La nécessité s'impose donc d'avoir recours :

1° Soit *au chauffage par de l'air chaud* répandu dans les locaux et produit par des calorifères, système dit par l'air chaud.

2° Soit à *la vapeur* circulant dans des tuyaux à haute ou à basse pression.

3° Soit à *l'eau chaude* produite par des appareils spéciaux et circulant dans les locaux à chauffer par une canalisation disposée à cet effet.

Nous allons passer successivement en revue ces trois modes de chauffage.

La ventilation naturelle est certainement la meilleure, mais elle n'est pas toujours réalisable : tous les locaux ne s'y prêtent pas, surtout ceux de construction ancienne.

Il faut alors avoir recours à la ventilation dite artificielle et dans l'étude d'un chauffage pour un établissement public les calculs doivent être établis de telle sorte que l'air vicié trouve des canaux d'évacuation suffisants pour être complétement expulsé au dehors ; souvent même pour aider à cette évacuation, il est nécessaire d'avoir recours à des engins mécaniques : ventilateurs, aspirateurs, etc.

L'air expulsé devant s'échapper par des orifices *ad hoc*, il est indispensable que cet air n'ait pas une trop grande vitesse afin de ne pas donner naissance à des courants dont l'effet serait pernicieux.

La ventilation des locaux est soumise à des règles absolument certaines et bien connues. Dans l'application, elle exige une étude spéciale à chaque problème à résoudre : telle, par exemple, la ventilation des hôpitaux, théâtres, lieux de réunion, écoles, etc., etc.

CHAUFFAGE PAR L'AIR CHAUD

CHAUFFAGE
PAR FOYERS A PLANS INCLINÉS A. ROBIN

Le chauffage par l'air chaud, saturé d'une quantité d'eau convenable, se trouve réalisé dans les meilleures conditions par l'emploi des foyers à plans inclinés système A. Robin.

Par l'examen de ces ingénieux appareils, on reconnaîtra que la première place leur appartient sans conteste.

Elle leur appartient doublement, car au point de vue économique les foyers à plans inclinés système A. Robin procurent le maximum d'économie dans la production de l'air chaud.

Comme on le verra plus loin, ils permettent, en effet, de brûler des combustibles pauvres ou pulvérulents, qui se trouvent délaissés parce qu'on ne peut les employer dans les appareils ordinaires de chauffage.

Le charbon, comme le coke, comme le bois, ne peut brûler dans les appareils courants, qu'autant qu'il circule entre ses parties une quantité d'air suffisante à la combustion ; à l'état pulvérulent, il ne brûle plus.

Cet état nécessaire du combustible influe grandement sur son prix de revient, c'est pourquoi on trouve partout des combustibles pulvérulents à bas prix, parce qu'ils sont sans emploi quand on n'a pas le moyen de les utiliser.

C'est à le recherche de la solution de ce problème qu'est dû le foyer à plans inclinés système A. Robin.

CALORIFÈRE

AVEC FOYER A PLANS INCLINÉS (Système A. ROBIN)

On recherche toujours les appareils permettant d'utiliser pour le chauffage, les charbons en poussière, tels que poussière de coke, menus d'anthracite ou fines de charbon maigre, etc., etc.

Le foyer à plans inclinés est le dernier perfectionnement aux appareils employés pour la combustion de ces menus.

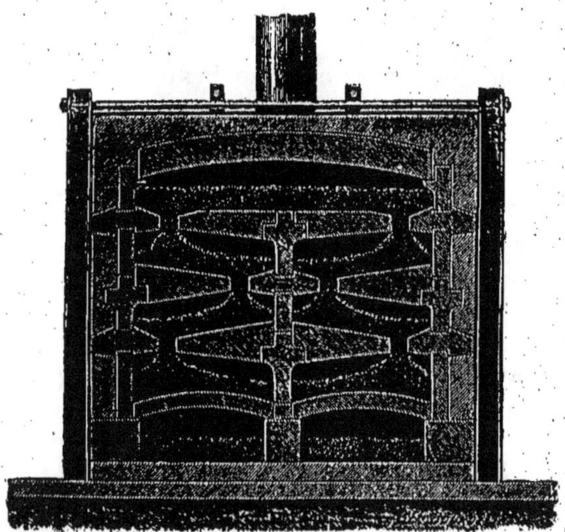

Fig. 1. — Foyer à plans inclinés, système A. Robin, *coupe transversale.*

Ce calorifère se compose de soles en terre réfractaire superposées, et légèrement inclinées. Des fentes longitudinales tantôt à droite, tantôt à gauche, permettent de faire passer le combustible d'une sole sur la sole immédiatement inférieure, à l'aide d'un simple mouvement latéral de l'outil. Le combustible descend dans la fente par son propre poids et prend la position qu'il doit occuper jusqu'au prochain chargement.

Le combustible neuf est toujours chargé sur la sole supérieure, et descend progressivement jusqu'au cendrier, d'où on le retire complétement incinéré.

Ce mode de combustion par surface est déjà utilisé par d'autres appareils fondés sur le même principe. Mais les avantages de ce nouveau mode de montage sont de plusieurs sortes :

1° La manœuvre du combustible est facilitée, et le chargement exige un temps très court, 6 à 15 minutes pour un foyer de grandes dimensions.

2° Les chargements peuvent se faire toutes les 12 ou 24 heures, suivant l'allure qu'on a besoin de donner à la combustion.

3° Une particularité fort importante est que les soles sont constituées par des pièces réfractaires de faible portée, solidement encastrées dans la maçonnerie qui forme l'enveloppe du foyer, et présentant une très grande résistance à la casse. La durée de ces foyers est beaucoup plus grande que celle des foyers analogues construits jusqu'à ce jour.

4° L'alimentation du combustible, de sole en sole, se fait pour ainsi dire en continu, et le combustible en descendant maintient une température constante dans toute la hauteur, et graduelle à mesure de l'incinération.

5° Suivant les cas, ces foyers se font à 2, 3, 4 et 5 compartiments permettant de faire varier leur puissance.

Pour utiliser la chaleur produite par ces foyers, on doit les munir de surfaces de chauffe. Celles-ci peuvent être construites soit en tôle, soit en fonte, soit en surfaces réfractaires.

De nombreuses expériences ont été faites, et ont prouvé que ces appareils bien installés étaient absolument salubres et hygiéniques.

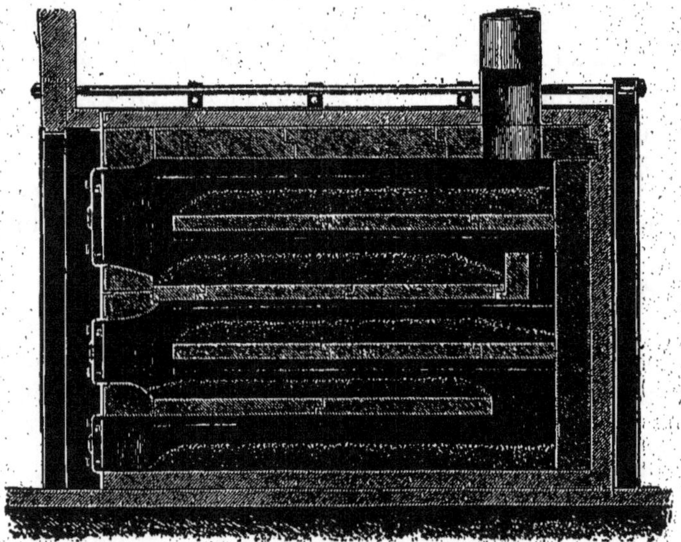

Fig. 2. — Foyer à plans inclinés, système A. Robin, *coupe longitudinale.*

Ce mode de combustion trouve son application rationnelle et économique dans beaucoup de cas, où d'autres chauffages seraient onéreux et irréguliers.

Nous pouvons citer comme applications réalisées ;

1° De nombreux chauffages d'églises, de cathédrales, chapelles, orphelinats, couvents.

2° Hospices, lycées, écoles, casernes.

3° Châteaux, maisons d'habitation et maisons de rapport.

4° Enfin dans l'industrie : séchoirs (1), étuves et concentrations de tous genres, chauffage de l'eau, etc.

Nous donnons ci-après des listes d'installations, et des lettres de références qui donneront une idée des applications de ces intéressants appareils.

NOTE SUR LE CHAUFFAGE

DES

GRANDES SALLES, ÉGLISES, ÉTABLISSEMENTS HOSPITALIERS, ETC.

On remarquera que le chauffage des églises, de même que celui de toutes les salles à plafond très élevé, doit se faire dans des conditions particulières.

En effet, dans les salles ordinaires à plafond élevé seulement de 3 mètres, tous les modes de chauffage produisent rapidement une augmentation de température ; l'extinction du foyer pendant la nuit ne donne pas d'inconvénient bien sérieux, le foyer rallumé le lendemain matin fournit presque immédiatement la chaleur nécessaire.

Il en est tout autrement dans les églises et les établissements hospitaliers, salles d'hôpitaux, etc., etc. ; l'air chaud produit, au lieu de se trouver arrêté par un plafond élevé de 3 mètres, par exemple, s'élève et gagne les régions hautes ; il subit là aussi un refroidissement notable, par suite

(1) Voir au chapitre Blanchissage leur application aux séchoirs à linge.

des parties vitrées et autres joignant fort mal ; l'air froid, plus lourd, descend au fur et à mesure qu'il se trouve remplacé par l'air chaud et ce n'est que lorsque la plus grande partie de l'air de l'édifice est chauffée que la chaleur peut faire sentir ses effets bienfaisants dans la partie inférieure de l'édifice, c'est-à-dire dans la seule partie où elle soit utile.

La combustion lente qui se développe dans le foyer à plans inclinés, la continuité de sa marche qui vient parer d'une manière efficace au refroidissement nocturne, et la facilité du réglage, le désignent tout spécialement pour le chauffage des grands édifices et notamment des églises, qui présentent à l'action extérieure des surfaces considérables, tant par les murs que par les grandes verrières.

L'air chaud est d'ailleurs parfaitement respirable, n'étant pas dans ces appareils en contact avec des surfaces métalliques chauffées au rouge.

APPLICATION

DES FOYERS A PLANS INCLINÉS (Système A. ROBIN)

(B. S. G. D. G.)

AU CHAUFFAGE DES ÉGLISES

On vient de voir que les appareils *continus* sont indispensables pour le chauffage de ces édifices, et que seuls, ils permettent d'avoir dès les premières heures de la matinée une température convenable.

Le calorifère à plans inclinés, appareil continu, trouve donc là une de ses meilleures applications ; il fonctionne jour et nuit et ne nécessite cependant que deux chargements par 24 heures pendant les froids les plus rigoureux.

En présence de l'économie de 50 °/₀ que ce foyer réalise tous les jours sur les meilleurs systèmes de chauffage connus, bien peu hésiteront à profiter des avantages de cet appareil qui ramènera vite dans le budget de la fabrique l'argent qu'il en aura momentanément retiré, d'autant plus qu'à l'économie du combustible vient s'ajouter l'économie réalisée sur le chauffeur indispensable avec tout autre mode de chauffage, et qui devient inutile avec le foyer à plans inclinés, lequel, comme nous l'avons dit plus haut, ne demande que deux chargements par 24 heures.

Un grand nombre d'églises sont actuellement chauffées par des calorifères à plans inclinés système A. Robin.

Beaucoup d'établissements religieux : couvents, orphelinats, hospices, communautés, asiles, cercles, lycées, collèges, écoles, institutions, ne disposant que d'un budget modeste, ont adopté exclusivement ce mode de chauffage : c'est le plus économique et le plus rationnel.

On verra ci-après la liste de quelques-unes de ces applications dont le nombre s'augmente tous les jours.

ATTESTATIONS RELATIVES AU CHAUFFAGE
DES ÉGLISES PAR LES FOYERS A PLANS INCLINÉS

Système A. ROBIN (b. s. g. d. g.)

ÉVÊCHÉ
D'ORLÉANS

Orléans, le 28 janvier 1891.

Monsieur Albert Robin,

Monsieur,

Je reçois à l'instant de Monsieur l'Archiprêtre de la Cathédrale, les détails que je dois présenter vendredi à notre conseil de fabrique.

Je sais qu'ils peuvent vous être utiles, dans les entreprises qui vous seraient demandées à Paris, et je m'empresse de vous les faire parvenir.

Je dis comme Monsieur l'Archiprêtre, la satisfaction est générale ; cela dit tout.

Veuillez agréer, Monsieur, l'expression de notre gratitude.

Signé : PIERRE,
† Evêque d'Orléans.

NOTE

de Monsieur l'Archiprêtre de la Cathédrale d'Orléans

Pendant les mois de novembre et décembre 1890, le minimum de chaleur obtenu a été de 9° 1/2 dans le transept, et de 8° aux extrémités de la Cathédrale, la température extérieure étant alors à moins 13°.

Depuis les derniers jours de novembre, les dix foyers ont été constamment allumés et pleinement chargés deux fois le jour.

Auparavant, quatre foyers, puis six, avaient suffi pour donner 11° 1/2 à 12° dans le transept, et 10° à 10 1/2 aux extrémités de l'édifice.

Le combustible que nous employons est la poussière de coke.

La consommation moyenne, durant ces deux mois a été de 2mc,400 par 24 heures.

La chaleur est distribuée par quatre bouches, situées près des quatre gros piliers du transept ; à 0ᵐ,30 de la grille, on n'en est pas incommodé.

Nous n'avons jamais eu, à l'intérieur, ni fumée ni odeur.

Le tirage, même pendant les plus violentes tempêtes, a été régulier.

La satisfaction est générale.

Certifié véritable,

Ce 28 janvier 1891

Signé : PIERRE,

† Evêque d'Orléans.

NOTE

Relative au chauffage de la Cathédrale d'Orléans par les foyers
à plans inclinés (système A. Robin)

Pour l'intelligence de la note ci-contre de Monsieur l'Archiprêtre de la Cathédrale d'Orléans, nous donnons ci-après les conditions dans lesquelles est installé cet important service de chauffage :

Le cube de la cathédrale d'Orléans est de 100.000 mètres cubes.

Les surfaces vitrées sont de 2.500 mètres carrés.

Le poussier de coke pèse de 500 à 550 kilog. le mètre cube, et son prix à Orléans est en moyenne de 3 francs la tonne.

La consommation moyenne indiquée de $2^{m3},400$ correspond donc à 1.200 kilog. par 24 heures, soit une dépense de 3 fr. 60 par jour.

Les résultats de cette installation sont d'ailleurs confirmés par ceux obtenus dans d'autres installations de chauffages d'Eglises, Chapelles, etc., comme on le verra par les attestations qui suivent.

Eglise St-LEU, à PARIS

Je soussigné, curé de St-Leu, à Paris, déclare que M. l'Ingénieur Robin, a installé, dans notre église, au mois de novembre 1888, trois appareils destinés à la chauffer, avec ses dépendances.

Que ces appareils, dont deux seulement ont été utilisés pendant les deux hivers de 1888-89, 1889-90, ont produit d'excellents résultats, la température n'étant jamais descendue au-dessous de 15 degrés dans les jours ordinaires, et de 13 degrés dans les jours des grands froids. *(Notre église cube 15,000 mètres)*.

Qu'ils ont fonctionné régulièrement, sans aucun trouble ni embarras, sans qu'aucune réparation ait dû intervenir, qu'ils sont d'ailleurs d'un maniement facile pour un chauffeur entendu.

Que la dépense du combustible, pour l'hiver qui se termine, ne dépassera pas 720 francs *(Sept cent vingt)*. (Les deux appareils mis en feu le 28 octobre, ont fonctionné sans interruption, nuit et jour, jusqu'à ce moment, et ne seront éteints qu'après les fêtes de Pâques).

Je déclare, enfin, que le conseil de fabrique de St-Leu, se félicite de la mesure qu'il a prise en confiant le chauffage de son église à M. l'Ingénieur Robin, et que les fidèles s'applaudissent chaque jour des résultats obtenus.

En foi de quoi, j'ai signé le présent écrit.

Paris, le 22 mars 1890.

Signé : PINAT,
Curé de St-Leu.

Eglise St-SPIRE et Eglise St-GERMAIN, à CORBEIL

Je soussigné Laroche, architecte de l'arrondissement de Corbeil (S.-et-O.), certifie que M. Robin, a installé, sous ma direction, en 1882 et 1883, dans l'église de Corbeil et dans celle de St-Germain-les-Corbeil, un calorifère qui fonctionne dans d'excellentes conditions; j'en ai toujours été très-satisfait et constate le peu d'entretien, une grande économie de combustible et une continuité constante de chaleur.

En foi de quoi, je lui délivre le présent certificat pour servir à qui de droit.

Corbeil, le 23 janvier 1888.

Signé : LAROCHE.

Eglise St-GERVAIS, à ROUEN

Je puis attester que le calorifère, établi dans notre église de St-Gervais, par M. Robin, remplit toutes les conditions que nous avons désirées, et fonctionne régulièrement, à la grande satisfaction de notre Conseil de fabrique et de tous nos paroissiens.

Il n'y a eu pendant tout l'hiver aucun arrêt dans son fonctionnement.

Pour la dépense, nous avons traité à forfait, et payé 3 francs chaque jour, tout compris, chauffage et chauffeur, qui, deux fois par jour, veille à l'entretien du combustible.

Rouen, le 21 mars 1890.

Signé : MORIN.
Chan. Hon. Curé de St-Gervais.

Eglise St-JEAN-BAPTISTE, à ROUBAIX

Les calorifères installés par les soins de M. Robin, Ingénieur à Paris, dans l'Eglise St-Jean-Baptiste, à Roubaix, marchent à mon entière satisfaction.

Les feux sont allumés depuis la fête de Noël, le combustible employé est le poussier de coke, la dépense s'élève à 1 fr. 60 environ par 24 heures. La température est constante et suffisamment élevée.

C'est donc en toute sincérité, que je recommande ce mode d'installation pour les édifices publics.

Roubaix, le 22 mars 1890.

Signé : Georges HEYNDRICKX.

Eglise St-EUSÈBE, à AUXERRE

Monsieur Robin, a posé, au mois d'octobre dernier, un calorifère dans mon Eglise ; je certifie que cet appareil fonctionne bien.

Nous avons obtenu de 12 à 15 degrés de chaleur.

La dépense de combustible coûte, chaque jour, entre 1 fr. 80 et 2 francs.

Auxerre, le 24 mars 1890.

Signé : GUIGNIPIED,

Curé Doyen de St Eusèbe.

Eglise de l'ISLE-ADAM (S.-et-O.)

Je soussigné, Curé de l'Isle-Adam (Seine-et-Oise), certifie que le calorifère (système Robin) établi dans notre église depuis trois années, nous a donné pleine satisfaction, tant sous le rapport de la chaleur obtenue, que sous celui de l'économie réalisée pour le combustible.

L'Eglise de l'Isle-Adam, édifice de plus de 9,000 mètres cubes, était à la fois très-froide et très-humide. Grâce au Calorifère Robin, elle est complètement assainie.

Nous avons un double foyer, mais ils ne brûlent tous les deux que dans les grands froids. Un seul suffit lorsque la saison n'est pas très froide, pour assurer à notre église une température des plus agréables.

J'ajoute que la manœuvre de l'appareil est des plus faciles et qu'elle n'exige, chaque jour, que très-peu de temps, le feu ne s'éteignant jamais et n'ayant besoin d'être alimenté qu'une fois par jour.

L'Isle-Adam, ce 20 mars 1890.

Signé : A. PORTIER,

Curé de l'Isle-Adam.

COUVENT de la MISÉRICORDE, à ROUEN

Je soussigné, certifie que le calorifère destiné à chauffer la chapelle de la Miséricorde, à Rouen, construit d'après les ordres de M. Robin, Ingénieur-Constructeur à Paris, fonctionne très bien depuis la fin d'octobre 1887.

La dépense du combustible est de 0 fr. 50 à 0 fr. 55 en 24 heures.

Signé : S⁺ S. XAVIER,

Sup⁺⁺ Générale de la Miséricorde.

Rouen, le 22 janvier 1888.

ORPHELINAT des Sts-ANGES

Je certifie que le calorifère de M. A. Robin, ne laisse rien à désirer. Depuis quatre ans qu'il est installé dans l'Orphelinat des Sts-Anges, il a pu y être apprécié.

Sa dépense est de 116 fr. par an, sa chaleur peut facilement se régler et chauffe une chapelle et deux appartements, depuis le commencement de l'hiver sans interruption.

Signé : C. BRY,

Directrice.

Rouen, le 17 juin 1887.

COUVENT des Sœurs AUGUSTINES-HOSPITALIÈRES,
à VERSAILLES

Monsieur,

Je serais heureuse, si le témoignage de notre entière satisfaction, relativement à votre système de chauffage, peut vous être utile.

Depuis deux ans que votre calorifère est installé dans notre chapelle, nous avons pu en apprécier les avantages.

Allumé au commencement de l'hiver, il ne s'est pas éteint jusqu'à ce jour, et nous a continuellement donné une bonne chaleur.

L'alimentant uniquement avec du poussier de charbon de terre, la consommation est de 80 à 100 kilog. par jour, ce qui fait une dépense de 1 fr. 30 à 1 fr. 50 par jour.

Veuillez agréer, Monsieur, mes bien respectueuses salutations.

Mère Ste-EUGÉNIE,

Supérieure.

Versailles, le 20 mars 1888.

Pour compléter ces références nous donnons ci-après une liste des principales installations faites avec les foyers A. Robin, dans les églises, chapelles, etc.

PRINCIPALES APPLICATIONS AU CHAUFFAGE

DES ÉGLISES, CHAPELLES ET COMMUNAUTÉS RELIGIEUSES

NOMS	LOCALITÉS	APPAREILS
Église Saint-Leu	Paris	3 calorifères
— Saint-Gervais	Rouen	2 —
— Saint-Joseph	—	1 —
— Saint-Nicaise	—	1 —
— Saint-Léon	Nancy	2 —
— Saint-Joseph	Le Havre	2 —
— Saint-Joseph	Nancy	2 —
— Saint-Thibault	Joigny	1 —
— Saint-Pierre	Auxerre	2 —
— Saint-Eusèbe	—	2 —
— Saint-Spire	Corbeil	1 —
— Saint-Vincent-de-Paul	Le Havre	2 —
— Saint-Michel-les-Lions	Limoges	2 —
— Saint-Pierre	Neuilly	2 —
— de Pussay	Seine-et-Oise	1 —
Cathédrale de	Tours	7 —
Église Notre-Dame-de-Lorette	Paris	3 —
— Saint-Nicolas-des-Champs	—	4 —
— Saint-Étienne-du-Mont	—	4 —
— de Jouy-en-Josas	Seine-et-Oise	1 —
— de Taverny	—	1 —
— de l'Isle-Adam	—	1 —
— de Chatou	—	1 —
— d'Ermont	—	1 —
— d'Argenteuil	—	2 —
— de Saint-Germain-les-Corbeil	—	1 —
— de Baccarat	Meurthe-et-Moselle	2 —
— de Montceau-les-Mines	Saône-et-Loire	2 —
— de Nouvion-en-Thiérache	Aisne	1 —
— de Déville-les-Rouen	Seine-Inférieure	1 —
— des Hautes-Buttes	Ardennes	1 —
Cathédrale d'Orléans	Loiret	10 —
Notre-Dame, Châlons-sur-Marne	Marne	3 —
Église de Vimoutiers	Orne	2 —
— Toussaint	Rennes (Ille-et-Vil.)	1 —
Chapelle de la Compassion	Rouen	1 —
— — Miséricorde	—	1 —
Dames Augustines	Versailles	2 —
Chapelle d'Ernemont	Rouen	1 —
— des Saints-Anges	—	1 —
— Saint-Vincent-de-Paul	Soissons	1 —

NOMS	LOCALITÉS	APPAREILS	
Notre-Dame-du-Rancher	Sarthe	1	calorifères
Cathédrale d'Aarhus.	Danemark.	6	—
Église Saint-Paul, Aarhus.	—	2	—
Notre-Dame, Aarhus	—	2	—
Cathédrale de Viborg, etc., etc. . . .	—	6	—
— du Mans.	Sarthe	6	—
Église Saint-Albin	Chalons-s./-Marne .	2	—
— Saint Maclou.	Pontoise.	2	—
— Saint-Marc	Orléans	1	—
— Notre-Dame-des-Victoires. . .	Roanne.	2	—
— Notre-Dame-de-Clignancourt.	Paris	2	—
— de Luzarches.	Seine-et-Oise. . . .	1	—
— Saint-Germain	Amiens.	2	—
Chapelle du Petit Séminaire	Boulogne-sur-Mer .	1	—
— des Filles de la Croix. . . .	Orléans.	1	—
Église Saint-Étienne.	Nevers	1	—
— Notre-Dame.	Tonnerre	1	—
— de Goncelin.	Isère	1	—
— de Saint-Just-en-Chavalet. . .	Loire	1	—
— Saint-Aignan	Orléans.	2	—
— de Notre-Dame-de-Bondeville.	Seine-Inférieure . .	1	—
— Saint-Paul	Orléans.	2	—
— de Rosny-sur-Seine	Seine-et-Oise. . . .	1	—

Si nous avons commencé par le chauffage des églises et si nous nous sommes étendus sur cette application spéciale, c'est que tout le monde sait que ces édifices sont généralement difficiles à chauffer et le sont souvent fort mal ou pas du tout.

Nous donnons maintenant comme références les chauffages exécutés dans les établissement publics d'autres genres et les résultats ont été aussi satisfaisants.

PRINCIPALES APPLICATIONS

DES FOYERS A. ROBIN

DANS LES

HOPITAUX, LYCÉES, ÉCOLES, THÉATRES, ÉDIFICES PUBLICS

NOMS	LOCALITÉS	APPAREILS
Hôpital du Perpétuel secours	Levallois-Perret	2 calorifères
Asile de Vieillards	L'Isle-Adam	1 —
Asile Albert Brandenburg	Bordeaux	1 —
Asiles de nuit	Lyon	2 —
Hospices Civils	Rouen	6 —
— —	Soissons	7 —
Dispensaires	Rouen	3 —
Hospice civil	Vitré	2 —
Hospice et Hôpital	Redon	4 —
Hôpital suburbain	Montpellier	29 —
Petites Sœurs des Pauvres	Paris	2 —
Hôpital	Argenteuil	2 —
Hospices Civils	Lyon	3 —
Hôpital	Aarhus (Danemark)	4 —
Pensionnat Saint-Euverte	Orléans	2 —
— Join-Lambert	Rouen	1 —
Hospice Petit Quevilly	—	1 —
Hôtel de Ville	Beauvais	1 —
Hôtel des Postes	Reims	2 —
Mont-de-Piété (Bureaux)	Paris	10 —
Palais du Commerce	Rennes	2 —
École Saint-Jacques	Beauvais	1 —
— Saint-André	—	1 —
Écoles	Le Creusot	4 —
Écoles	Clermont-Ferrand	3 —
Casernes Sainte-Catherine	Briançon	12 —
Nouveau Cirque	Paris	4 —
Piscine Rochechouart	—	4 —
Gymnase Nautique	—	2 —
Casino de Paris	—	6 —
Théâtre	Troyes	2 —
Trésorerie générale	Bordeaux	1 —

NOMS	LOCALITÉS	APPAREILS	
Collège	Chalons-s./-Marne	2	calorifères
Institution Saint-Étienne	— —	1	—
— Sainte-Geneviève	Asnières	1	—
Lycée de filles	Reims	3	—
—	Charleville	8	—
École de Pharmacie	Montpellier	1	—
Couvent Saint-Marc	Orléans	1	—
Asile d'Aliénés	Tours	8	—
Hôpital	Copenhague	8	—
Hospices	Clermont-Ferrand	2	—
Compagnie d'assurances l'Urbaine	Paris	17	—
Société des Téléphones	Calais	2	—
Écoles	Argenteuil	3	—
Chemin de fer de l'Etat	Tours	1	—
Asile Clocheville	Tours	1	—
Condition des soies	Lyon	6	—
—	Saint-Étienne	2	—
— laines	Tourcoing	2	—
Hospices	Saint-Brieuc	1	—
Splendide Taverne	Paris	1	—
Hospice Saint-Brice	Chartres	8	—
Crédit Lyonnais	Amiens	1	—
École de chimie	Mulhouse	3	—
Hôpital international du Dʳ Péan	Paris	4	—

Parmi les établissements publics, les casernes et établissements militaires sont ordinairement dotés d'un système de chauffage fort rudimentaire, nous verrons par la note suivante qu'il y a moyen d'assurer à ces établissements, par l'emploi de l'air chaud, un mode de chauffage à la fois économique et satisfaisant aux lois de l'hygiène.

NOTE

SUR LE CHAUFFAGE ET LA VENTILATION DES CASERNES

PAR LES FOYERS A ÉTAGES MULTIPLES

Système A. Robin.

Nous empruntons à la *Revue du Génie Militaire* (année 1891) une très intéressante étude du capitaine de génie Dubois, sur le chauffage des nouvelles casernes de Briançon.

Cette étude donnera une idée pratique des avantages de l'application des foyers A. Robin au chauffage des casernes et édifices militaires.

« Le chauffage des bâtiments par l'air chaud, appliqué aux nouvelles casernes de Briançon, a donné d'excellents résultats, tant au point de vue hygiénique qu'au point de vue économique.

« Ce mode de chauffage consiste à prendre l'air extérieur dans un endroit relativement pur, à le chauffer dans des calorifères, et à le distribuer pour l'envoyer dans les différents locaux que l'on veut chauffer. Cet afflux d'air chaud dans les chambres entretient leur chaleur, en même temps que l'air vicié par la respiration des hommes est extrait par une série de cheminées d'appel, au fur et à mesure qu'il se refroidit. Ce système de chauffage consiste donc à mettre les hommes habitant les chambres dans une atmosphère d'air chaud constamment renouvelée.

« Le chauffage de l'air a été réalisé, aux nouvelles casernes de Briançon, au moyen de foyers économiques à étages installés par M. A. Robin, qui permettent d'utiliser les combustibles pauvres pulvérulents, et notamment le charbon du pays qui est de l'anthracite plus ou moins pur à l'état pulvérulent et dont la tonne revient à 10 ou 11 francs.

« Les appareils Robin, employés à Briançon, assurent un chauffage normal et régulier, jour et nuit, presque sans surveillance, puisque les chargements ne se font que toutes les 12 ou 24 heures. Cette émission constante de chaleur, qui évite le réallumage de tous les matins, et, par suite, le refroidissement nocturne des locaux, procure non-seulement une économie sur le combustible, mais aussi une régularité de température, fort appréciée au point de vue hygiénique. D'un autre côté, l'étanchéité de toutes les parties des calorifères empêche toute infiltration de fumée, ou, ce qui serait plus grave, d'oxyde de carbone. Enfin, la disposition des surfaces de chauffe, empêchant le métal d'être porté au rouge, même dans le cas de négligence, assure en tout temps la salubrité à l'air chauffé et aussi l'absence de réparations.

« Pour faciliter et régulariser la distribution de l'air chaud dans toutes les pièces d'un même étage et surtout d'étages différents, chaque gaine de chaleur est indépendante et munie, à sa sortie de la chambre de chauffe, d'un registre qui permet de régler la distribution d'air chaud et de supprimer même la distribution de cet air dans les pièces qu'on ne veut pas chauffer.

« A leur débouché, au niveau des planchers des chambres, les gaines de chaleur sont munies de *bouches de chaleur* fermées par un grillage en fil de fer galvanisé pour empêcher les hommes de jeter des objets pouvant obstruer les conduits. En fermant plus ou moins la porte de chaque bouche, on peut compléter le réglage de la distribution d'air chaud : une vis de pression, convenablement disposée, empêche ensuite tout mouvement de la porte dont la manœuvre est ainsi soustraite à la curiosité ou à la malveillance des hommes.

« A chaque gaine de chaleur correspond une cheminée d'appel extrayant l'air vicié de la chambre et venant aussi en aide au tirage de cette gaine. Le tirage de la cheminée d'appel peut, en effet, si les orifices des portes et fenêtres de la pièce sont suffisamment bien clôturés, produire appel dans le conduit de chaleur dont le tirage est insuffisant, comme cela se produit pour les pièces du rez-de-chaussée éloignées de la chambre de chaleur.

« Les cheminées d'appel qui sont nécessaires, au point de vue hygiénique, pour enlever l'air vicié (lorsque les fenêtres sont fermées, la nuit par exemple), viennent encore en aide, d'une autre façon, au système de chauffage par l'air chaud. En effet, le réseau des gaines de chaleur d'un groupe de calorifères, aspirant continuellement l'air chaud de la chambre de chaleur de ce groupe, par suite du tirage des parties verticales de ces gaines, une contre-pression pourrait s'établir dans les chambres dont tous les orifices sont bien clos, ce qui serait de nature à arrêter et même renverser le tirage des gaines ; mais le réseau des cheminées d'appel vient empêcher, par son aspiration continuelle, l'établissement de cette contre-pression. Avec les cheminées d'appel, on est donc assuré que le chauffage fonctionnera en tout temps et aussi que le tirage des gaines de chaleur se produira toujours dans le bon sens.

« L'extraction de l'air vicié se fait à la partie inférieure de la chambre pendant l'hiver, et à la partie supérieure pendant l'été. A cet effet, chaque cheminée d'appel est prolongée jusqu'au plancher de la chambre et comporte (pour les chambres d'hommes seulement) deux orifices, munis de registres semblables aux bouches de chaleur, l'un au niveau du plancher et l'autre au niveau du plafond. Le registre de ce dernier orifice doit être fermé pendant l'hiver, sinon la pièce ne pourrait se chauffer, puisque l'air chaud, à son arrivée au niveau du plancher, s'élevant de suite vers le plafond, serait aspiré par l'orifice du haut sans chauffer la pièce.

« Pour produire, dans de bonnes conditions, le chauffage du bâtiment, les bouches et gaines de chaleur ont été disposées vers le milieu des murs de refend du bâtiment, de façon que les conduits horizontaux, qui raccordent la chambre de chaleur avec les conduits verticaux de chaleur, soient les plus courts possibles, le mouvement de l'air chaud étant très difficile à produire dans les parties horizontales.

« Les orifices d'évacuation de l'air vicié ont été placés sur le mur de refend opposé aux bouches de chaleur et du côté des façades, de sorte que l'air chaud, qui arrive vers le milieu d'une grande chambre d'hommes (de chaque côté de la porte centrale), *balaie en diagonale* chaque moitié de cette chambre.

« Cette disposition est rationnelle, car l'air chaud monte d'abord vers le plafond et se trouve naturellement attiré vers les façades, par suite du refroidissement de l'air de la pièce sur ces murs et du courant d'air descendant qui en résulte. L'air refroidi s'alourdit, descend et se trouve extrait par la bouche de ventilation qui se trouve, au niveau du plancher, du côté des façades. L'air vicié est entraîné en même temps par ce courant d'air, et il y a constamment afflux d'air chaud nouveau dans la pièce qui se trouve ainsi chauffée et ventilée.

« L'air de la chambre est disposé en couches qui sont d'autant plus chaudes qu'elles sont plus hautes. Ces couches, descendent au fur et à mesure de leur refroidissement, et sont toujours remplacées par des couches plus chaudes venant du haut ; elles ont aussi un mouvement vers les murs de façade. Les hommes se trouvent donc placés dans un air tiède constamment en mouvement et continuellement renouvelé.

« Chaque grand bâtiment, destiné au casernement d'un bataillon de 700 hommes, comporte trois escaliers divisant ce bâtiment en quatre parties égales ayant chacune, en plan, deux grandes pièces de 6^{m}50 sur 16 m. La hauteur de toutes les pièces est de 4 m.

« Ce bâtiment présente, en gros, comme surfaces de refroidissement : 1° pour les murs, 1,750 m² ; 2° pour les fenêtres, 600 m², dont 250 m² pour les parties vitrées ; 3° pour le plafond du 3° étage et le sol du rez-de-chaussée, 2,000 m².

« La capacité des locaux à chauffer, défalcation faite de la place occupée par l'ameublement, la literie et les effets des hommes, peut être estimée à 15,000 m³.

« Il a été constaté qu'il fallait, pour assurer le chauffage d'un bâtiment de 700 hommes, six grands appareils réunis en deux groupes, chauffant chacun une moitié du bâtiment ; chaque groupe est placé vers le milieu de chaque moitié du bâtiment et de façon que le développement des conduits les plus longs ne dépasse pas 25 m. limite pratique admise pour une bonne distribution d'air chaud. A chaque groupe de calorifères correspond naturellement : une prise d'air extérieur, une chambre de chaleur unique et un réseau de gaines de chaleur distribuant l'air chaud aux pièces de la moitié du bâtiment.

« Il a été brûlé par jour, pendant l'hiver 1890-91, pour le chauffage de chacun des grands bâtiments des nouvelles casernes de Briançon, une moyenne de 950 kg. de charbon et l'on a obtenu dans les chambres, du 1er au 11 décembre, une température de $+ 16°,6$, et de $+ 15°$ pendant les grands froids (mois de janvier).

« Pendant ces grands froids, la dépense en combustible n'a été que de 1,200 kg. par jour.

COMPARAISON DU CHAUFFAGE A AIR CHAUD
ET DU CHAUFFAGE AVEC POÊLES.

« Comparons maintenant les deux modes de chauffage, avec air chaud et avec poêles, au point de vue de la dépense.

« Nous admettons en principe que dans les deux cas, les gaines verticales dans les murs ont la même importance : il y a lieu, avec les poêles comme avec les calorifères, de ventiler les chambres.

« L'installation des calorifères de Briançon, pour chaque grand bâtiment, gaines horizontales comprises, a coûté 18,100 fr., dont 10,000 fr. pour les appareils spéciaux de chauffage. Cherchons à déterminer ce que l'installation des poêles aurait coûté.

« La Note ministérielle du 21 août 1889 dit que « la répartition des poêles est faite, jusqu'à concurrence du nombre total existant dans les magasins de la place », ce qui semble indiquer qu'il y a tendance à donner un poêle par chambre d'hommes ou de sous-officier. C'est d'ailleurs ce qui se fait en pratique dans les régions froides, et les procès-verbaux dressés par les sous-intendants militaires et les chefs du génie pour constater les droits des corps, sont très larges à ce sujet.

« D'un autre côté, pour faire une comparaison rationnelle, il y a lieu de supposer un poêle dans toutes les pièces où se trouvent une ou deux bouches de chaleur. Cela revient à admettre qu'un grand bâtiment, contenant environ 60 pièces chauffées, doit avoir 60 poêles. En admettant ces bases et en remarquant qu'un poêle avec ses accessoires coûte 64 fr., on aura $64 \times 60 = 3,840$ fr. pour l'achat et l'installation des poêles.

« La dépense paraît beaucoup moins forte dans ce dernier cas, mais il faut observer qu'un poêle avec ses accessoires ne dure généralement que 10 ans et demande des réparations nombreuses, tandis que les calorifères ont des durées pour ainsi dire indéfinies et n'exigent que des réparations peu importantes.

« L'examen, pendant une période de 15 ans, des achats de poêles avec leurs accessoires, des remises au Domaine correspondantes, comparés au nombre de poêles mis en service chaque année, a permis de constater que le remplacement d'un poêle (accessoires compris) revenait à 6 fr. par an. D'après le relevé des dégradations imputées aux corps et des inscriptions aux dépenses annuelles et entretiens courants, l'entretien d'un poêle (accessoires et ramonage de sa cheminée compris) revient à 4 fr. par an. De sorte que la dépense annuelle s'élève à 10 fr. par poêle ; au taux de 3,50 p. 100, cette somme représente un capital de 286 fr. ; l'installation d'un poêle coûtant 64 fr., chaque poêle représente un capital de 350 fr.

« La dépense avec les poêles coûterait donc $60 \times 350 = $ 21,000 fr. par bataillon.

« En estimant à 80 fr. la dépense annuelle (ramonage de 4 cheminées, des appareils et menues réparations) pour l'entretien des calorifères d'un bâtiment, on obtient, pour le capital correspondant, 2,800 fr. qui, ajoutés aux 18,100 fr. d'installation, portent la dépense totale avec les calorifères à 20,900 fr.

« De sorte qu'en fait la dépense est la même dans les deux cas. Mais la dépense en combustible est moindre avec les calorifères qu'avec les poêles, comme nous allons le faire ressortir.

« La ration collective de chauffage est, dans les régions très froides, de 6 kg. de charbon par poêle et par jour. Avec les 60 poêles, on a donc une dépense de 360 kg. et, l'indemnité représentative de charbon étant en moyenne de 3,75 fr., la dépense en deniers est de 13,50 fr. par jour.

« Avec les calorifères, cette dépense a été, à Briançon, de $950 \times 0,011 = 10,45$ fr., la tonne de charbon de pays revenant au plus à 11 fr., soit une économie de 3 fr. par jour et de 540 fr. pour les six mois de chauffage.

« Si, enfin, l'on compare les conditions hygiéniques avec les deux modes de chauffage, on est frappé des nombreux inconvénients inhérents aux poêles.

« 1° *Manque de salubrité et malpropreté des chambres.* — Les poêles, étant placés dans la pièce à chauffer, dégagent de l'acide carbonique et de l'oxyde de carbone, qui se mélangent avec l'air ambiant et donnent, après quelque temps, de l'air dangereux à respirer. Cet inconvénient est d'autant plus grand qu'il y a moins de poêles par compagnie, puisque tous les hommes se portent dans les chambres chauffées et rendent bientôt l'air irrespirable. De plus, le foyer des poêles est le plus souvent porté à la température rouge ; l'air se décompose au contact des parois et devient, par là même, impropre à la respiration. Enfin, il n'est pas besoin d'insister sur la malpropreté résultant, dans les chambres, de la présence des poêles.

« 2° *Mauvaise répartition du chauffage.* — La plus grande quantité de chaleur fournie par les poêles (placés forcément vers le milieu des pièces) est obtenue par rayonnement ; les parties les plus éloignées du foyer sont forcément moins chaudes que celles qui sont auprès : quelques hommes peuvent seuls se chauffer.

« 3° *Absence de chauffage et manque de ventilation.* — La ration étant de 6 kil. par poêle et par jour, il n'y a pas à insister sur l'insuffisance évidente de cette ration, surtout les jours où il fait — 15° de froid (comme cela arrive dans les régions froides) ; aussi les hommes sont-ils obligés, pour ne pas trop souffrir du froid, d'acheter du charbon de leurs propres deniers.

« D'un autre côté, est-il besoin de faire remarquer que, dans ces conditions, les hommes s'ingénient à boucher tous les orifices et toutes les fissures pour empêcher la déperdition de la chaleur qu'ils ont tant de peine à obtenir ? Que devient alors la ventilation ? Toute cheminée d'évacuation pour l'air vicié, qui ne peut fonctionner qu'avec appel *d'air froid* extérieur, sera malgré toutes les consignes inévitablement bouchée, la nuit, par les hommes, c'est-à-dire au moment où la ventilation est surtout nécessaire, puisque les rentrées d'air par les ouvertures fréquentes des portes n'existent plus.

« Avec les poêles et les allocations actuelles de chauffage, il est impossible d'assurer la ventilation des chambres de troupe dans les régions froides.

« Les calorifères à air chaud, au contraire, rendent *efficace* et *régularisent* la ventilation naturelle produite par le tirage des cheminées d'appel. Ce système très simple de ventilation, fonctionnant spontanément, grâce à la différence de température entre l'intérieur et l'extérieur, est toujours dans les mêmes conditions, la température des chambres restant constante.

« Il est, du reste, facile de voir que le tirage des gaines verticales de chaleur produit un certain afflux d'air chaud qui amène forcément l'évacuation d'un volume d'air correspondant par les gaines d'aérage ; or, cet effet vient en aide au tirage de ces gaines, résultant de la différence des températures, tirage qui est très fort dans les pays froids, puisque l'air y atteint la vitesse de 1,60 m (vitesse plus que suffisante pour résister aux refoulements), et qui est d'ailleurs régularisé, comme nous l'avons déjà dit, par la température uniforme et constante des chambres. Enfin, l'air vicié évacué étant remplacé par de *l'air chaud*, les hommes ne cherchent pas à boucher les orifices d'évacuation.

« En résumé, il est à désirer qu'étant donnés les avantages hygiéniques et économiques nombreux des calorifères à air chaud, ce mode de chauffage soit de plus en plus employé pour le casernement des hommes dans les régions froides et très froides.

« Pour conclure, nous ferons observer que, d'une part, l'air confiné, malsain et nauséabond des chambres, dans le cas des poêles, ne peut qu'être nuisible à la santé des hommes ; que, d'autre part, avec les calorifères, la ventilation par l'air chaud, qui est la *seule efficace*, peut empêcher la fixation et le développement des germes morbides, et que, dans ces conditions, il n'y a pas à hésiter entre les deux modes de chauffage.

« On peut donc dire en toute certitude qu'avec des installations de chauffage et de ventilation comme celles de Briançon, l'hygiène des casernes se trouvera considérablement améliorée et cela, non seulement sans aucune augmentation de dépense, mais encore avec le bénéfice d'un chauffage réel et permanent des chambres. »

PRINCIPALES APPLICATIONS AU CHAUFFAGE

DES

HABITATIONS, CHATEAUX, IMMEUBLES ET BUREAUX, HOTELS

Les foyers à plans inclinés s'appliquent avec un égal succès au chauffage des habitations particulières, châteaux, hôtels, bureaux, etc. Nous citerons donc à titre d'exemple les quelques références suivantes sans nous étendre plus longuement sur cette application particulière qui sort du cadre spécial de notre ouvrage.

NOMS	LOCALITÉS	NOMBRE D'APPAREILS
CHATEAUX		
MM.		
Aylé Idoux	Sarcelles	1
Lécuyer	Montmorency	1
Ecorcheville	Saint-Ouen-l'Aumône	1
Géraudel	Sainte-Ménéhould	1
Noël	Pontault	1
Ecorcheville	Lisieux	1
Duc de Blacas	Beaupréau (Loire-Inférieure)	1
Emeringer	Écouen (Seine-et-Oise)	1
Gonard	Boulogne-sur-Mer	1
Chialiva	Écouen	1
Dambricourt Alex.	Wizernes	1
Bretegnier	Héricourt	2
Boehmer	Rueil	1
Mme Menier	Paris (avenue Van Dyck)	2
Siry	La Celle-Saint-Cloud	1
Comte de Lavoreille	Château de Neuville (Allier)	1
Vasnier	Reims	2
De Bousignac	Château de Voves (Yonne)	1
Depaul	Morlaas (Basses-Pyrénées)	2
Ed. Vaussard	Montigny (Seine-Inférieure)	1
Ed. de Bary	Guebviller (Alsace)	1
Charpentier	Issenheim (Alsace)	1
Spetz	Issenheim (Alsace)	1
Gaston Favre	Mulhouse (Alsace)	1

NOMS	LOCALITÉS	NOMBRE D'APPAREILS
IMMEUBLES & BUREAUX		
MM.		
La Rente Foncière .	Paris	4
Masson	—	2
Charrier	—	1
Zimmer.	—	1
Civet	—	2
Cie d'Ass. «l'Urbaine»	—	14
Renout	—	1
Raymond.	—	1
Ch. Saint	—	2
Menier, frères	—	2
Lemoué.	—	1
Amodru.	—	1
Hart et Cie.	Paris	1
Riffaud	—	2
Michalon.	—	1
Chambre Syndicale du Bâtiment	—	1
Legendre	—	1
Cie d'ass. « La Union » et Phénix Espagnol	—	5
Docteur Evans	—	10
Grand Hôtel	Elbeuf	1
Cie d'Ass. l'Urbaine .	Neuilly	3
Liot.	Dreux	2
Le Picard	Rouen	1
Cie d'Ass. « Ancienne Mutuelle »	—	1
Keittinger et Fils . .	—	1
Cie d'Ass. (La Normandie).	—	1
Bordat	Charenton	2
HOTELS PARTICULIERS		
MM.		
Ch. Ferry	Paris	1
Février.	—	1
Binot	—	1
Desfossés.	—	2
Maillet	—	1
Pelletraut	—	1
Mewès	—	1

NOMS	LOCALITÉS	NOMBRE D'APPAREILS
MM.		
Bougenot	Paris	1
Normand	—	1
De Freycinet	—	1
Popelin	—	2
Damilaville	Rouen	1
Lainé Condé	—	1
Hardel	—	1
Janet	—	1
Carré	—	1
Ernest Manchon	—	1
Lamare	—	1
Leblond	—	1
Deschamps	—	1
Béguery	La Neuville-Roy	1
Masson	Troyes	1
Buxtorf	—	1
Cosserat	Amiens	1
Padieu	—	1
Jouvin	Beauvais	1
Viénot	Clermont (Oise)	1
Le Bastard	Rennes	1
Picard	—	1
Andrault	Senlis (Oise)	1
Varigneau	Auxerre	1
Gloxin	Lyon	1
Renaud	Boulogne-sur-Seine	1
Lange	Versailles	1
Elias Olivier	Elbeuf	1
Finet	Argenteuil	1
Julien	Rueil	1
Webster	—	1
Gosselin	Boulogne-sur-Mer	1
Chesnot	Versailles	1
Lardière	Corbie	1
Briffaut	Compiègne	1
Oursel	Lagny-Thorigny (S.-et-M.)	1
Damez	Beauvais	1
Steinbach	Mulhouse (Alsace)	1

CALORIFÈRE CONTINU
AVEC FOYER A CONE

Système A. ROBIN (B. S. G. D. G.)

Dans certains cas, par exemple pour des habitations d'un cube restreint, il n'est pas nécessaire d'avoir un calorifère à feu continu, brûlant nuit et jour. Souvent même dans nos climats tempérés, il n'est nécessaire de faire fonctionner l'appareil que pendant quelques heures par jour.

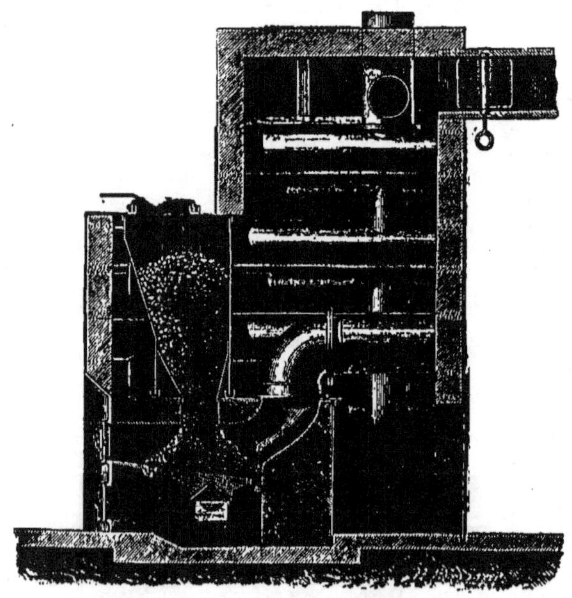

Fig. 3. — Foyer à cône, *Système A. Robin.*

Le calorifère avec foyer à cône répond à ces desiderata. Il est à volonté continu ou discontinu, suivant l'allure qu'on veut lui donner.

Ce foyer est formé d'une trémie dans laquelle on introduit par la partie supérieure une certaine quantité de combustible, proportionnée à la durée de la combustion qu'on désire obtenir. Au bas de la trémie se trouve une pièce réfractaire percée d'un trou rond ou rectangulaire, par laquelle le combustible descend sur la grille en affectant une forme conique.

Quand on remplit entièrement la trémie, la combustion peut durer 12 heures, et en faisant un 2° chargement le soir, on a un appareil absolument continu.

C'est ce qu'on fait pendant les périodes de grand froid, et ce qui permet de maintenir dans les appartements une température toujours régulière, saine, puisque par la continuité on évite d'avoir à donner des coups de feu, et économique par l'emploi de combustibles à bon marché.

On peut d'ailleurs modérer ou activer l'allure du foyer. A cet effet, l'air de combustion est introduit dans le foyer par les portes du cendrier et du foyer, et réglé à volonté par de petites réglettes sur les portes.

Il existe beaucoup de foyers à descente automatique du combustible. L'un de leurs principaux inconvénients est le décrassage de la grille, qui oblige chaque fois à vider la trémie.

Dans le foyer à cône ce décrassage est absolument facile, on l'opère à l'aide d'un outil détaché de l'appareil, et qu'on introduit seulement au moment du travail, de façon à boucher l'orifice de descente du charbon.

On peut alors décrasser la grille, enlever les mâchefers, puis, retirant l'outil, permettre au nouveau charbon de reprendre sa forme conique, ce décrassage se fait environ toutes les 12 heures quand on marche en continu, et exige quelques minutes.

Il est plus pratique et préférable à tous les registres à mouvements mécaniques, qui sont rapidement détériorés par le feu.

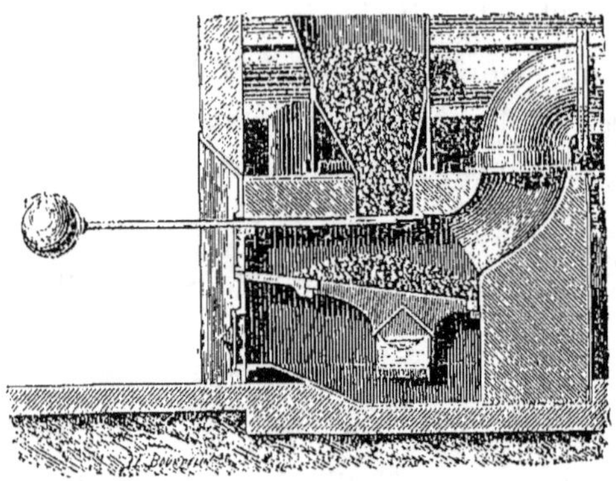

Fig. 4. — Disposition de l'outil pour décrasser le foyer à cône.

Ce foyer à cône s'applique à toutes les installations de calorifères ordinaires, et permet l'utilisation des anciennes surfaces de chauffe.

Les combustibles qu'on emploie sont des grésillons de charbon maigre, d'anthracite ou de coke.

Ce même système de foyer à cône s'applique avec avantage au chauffage à eau chaude (1).

(1) Voir plus loin Chauffage à l'eau chaude.

CHAUFFAGE PAR CLOCHE

TRANSFORMATION DES ANCIENS CALORIFÈRES

PAR

L'APPLICATION DES FOYERS A PLANS INCLINÉS

Système A. Robin, b. s. g. d. g.

Par ce qui précède, on conviendra qu'il y a tout avantage à employer de préférence à tout autre producteur de chaleur, les foyers à plans inclinés.

Si les frais de première installation sont plus élevés, ils sont rapidement amortis par la réalisation d'économies journalières.

Malgré les avantages nombreux que présentent ces appareils, on ne peut pas toujours les appliquer, c'est pourquoi on installe aussi des calorifères chauffés par des cloches en fonte, soit à *faces unies*, soit à ailettes rayonnantes, lesquelles permettent une meilleure utilisation de la chaleur produite.

Ce chauffage par cloche étant déjà ancien, est naturellement très répandu.

La durée des cloches en fonte est forcément limitée, quelque soin qu'on en prenne, attendu que, contrairement à ce qui existe dans les foyers à plans inclinés que l'on ne peut surmener sans en amener l'extinction, il arrive souvent que pour dissimuler une négligence ou même inconsciemment, on pousse tellement le feu dans les cloches, qu'on leur donne un coup de feu, qu'elles rougissent, se fendent, éclatent, et qu'il faut les remplacer.

Dans bien des cas, au lieu de faire une dépense qui ne sera guère productive, les mêmes causes de destruction subsistant toujours, on réalisera une économie réelle en transformant le calorifère, en remplaçant la cloche par un foyer à plans inclinés.

Comme on se servira des mêmes conduits de chaleur, des mêmes bouches, la dépense sera très limitée et cette dépense constituera une amélioration tellement notable à tous égards, que ce mode de transformation s'imposera à l'attention de toutes les personnes soucieuses des véritables intérêts des établissements qu'elles dirigent.

A l'énumération qui précède des différents modes de chauffage par l'air chaud, il convient d'ajouter les poêles rationnels à grande circulation d'air.

CHAUFFAGE

PAR POÊLES RATIONNELS A CIRCULATION D'AIR

Système B. S. G. D. G.

Les poêles ordinaires, construits en fonte ou en tôle, se composent généralement d'un vase cylindrique dans lequel le charbon est brûlé sur une grille, en rougissant les parois et par conséquent en viciant l'air.

La majeure partie de la chaleur produite est dépensée en pure perte, car les gaz provenant de la combustion s'échappent à une haute température par les tuyaux de fumée.

Dans ces poêles, la plus grande partie de la chaleur utilisée est celle qui est produite par le rayonnement, car l'air chaud s'élève verticalement le long des parois extérieures et contribue fort peu au chauffage de la salle, cet air n'ayant aucune tendance à se mélanger avec l'air environnant.

La chaleur rayonnante des poêles rougis étant très incommode, on les entoure ordinairement d'une enveloppe en tôle et toute la chaleur obtenue s'élève sous forme de colonne.

Nous avons vu plus haut que ces poêles consomment une énorme quantité de charbon.

Les principes d'après lesquels un poêle rationnel doit être construit, peuvent se résumer comme suit :

1° Il faut que les gaz montent constamment et on doit empêcher qu'ils ne circulent par des conduits horizontaux ou descendants, afin qu'il ne se produise de fumée, ni lors de l'allumage, ni pendant leur fonctionnement ;

2° Il faut que les parois du poêle ne puissent devenir rouges, afin d'éviter que l'air de la salle à chauffer ne soit vicié, c'est un des inconvénients signalés ;

3° L'air chauffé ne doit pas s'élever verticalement contre les parois extérieures, mais s'échapper horizontalement du poêle ; de cette façon, l'air chaud se mélangera avec l'air froid de la salle.

Il faut donc créer une vive circulation d'air, laquelle aura en outre pour effet d'empêcher que les parois, formant surface de chauffe ne rougissent ;

4° Finalement on doit admettre comme évident que la chaleur produite par le combustible a été utilisée complètement, si la température du poêle, à l'endroit où les tuyaux de fumée commencent, permet d'y poser la main.

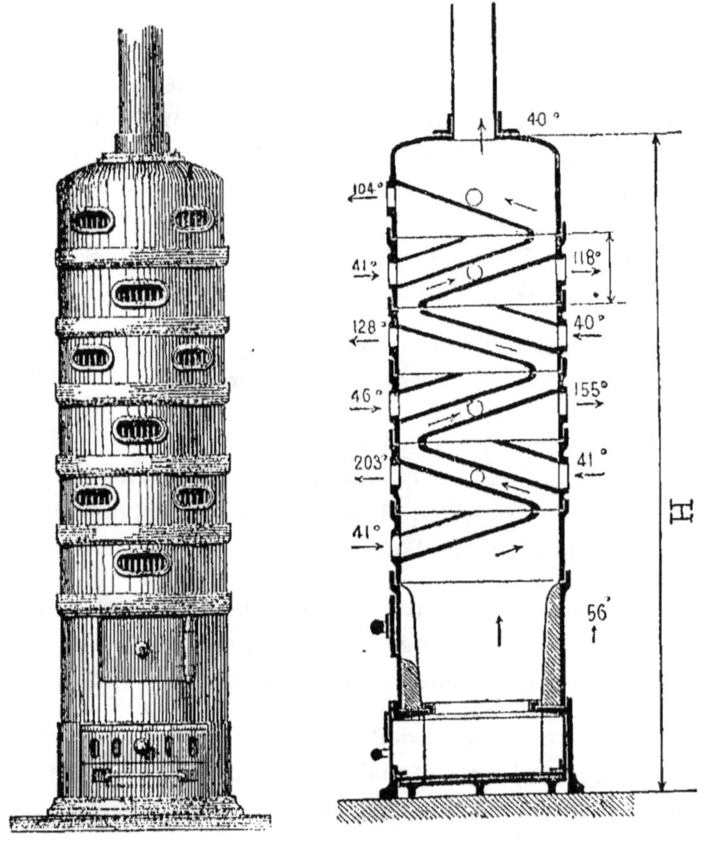

Fig. 5. — Poêles rationnels à circulation d'air.

Le poêle à circulation d'air répond à toutes ces exigences.

Comme l'indiquent les dessins ci-contre, il est composé de huit anneaux superposés.

L'air est aspiré par les ouvertures inférieures de chaque anneau et expulsé par les couches supérieures. Cette circulation est si rapide que le courant éteint une lumière placée à proximité des bouches d'air.

Les cavités formés par les ouvertures supérieures peuvent être remplies d'eau dans le but d'humecter l'air passant au-dessus.

On comprend aisément l'effet extraordinaire produit par ces poêles qui sont déjà adoptés par un grand nombre d'établissements.

Les frais d'installation sont amortis en peu de temps par suite de l'importante économie de combustible résultant de l'emploi de cet appareil de chauffage.

Ces poêles sont construits en plusieurs grandeurs différentes.

L'expérience a prouvé que pour élever de 10 degrés la température d'une salle, il faut un poêle de :

		Haut. tot. du poêle	Cons. de charb. par heure.
650 m/m de diam. pour 3000 m. c.	2m,250	6 kil.
500 » » 2000 » .	1 900	4 »
350 » » 1000 » .	1 340	2 »

Ces poêles sont couramment employés pour le chauffage des salles d'ateliers, gares de chemins de fer, etc.

CHAUFFAGE PAR LA VAPEUR

CHAUFFAGE A HAUTE PRESSION
TUYAUX DE CHAUFFAGE A AILETTES

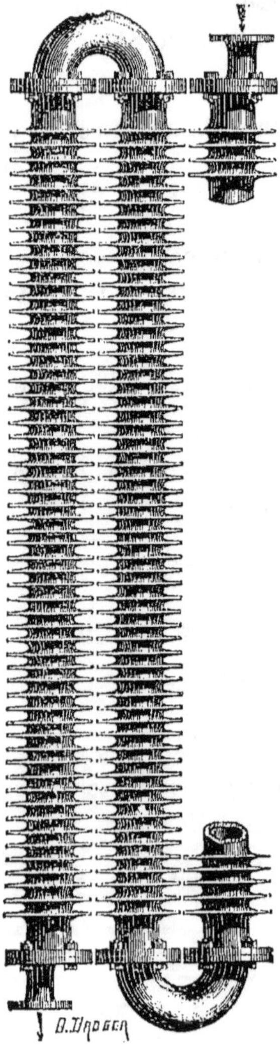

On ne peut pas toujours installer un foyer à plans inclinés système A. Robin, malgré les avantages considérables qu'il présente.

Souvent on possède de la vapeur et l'on doit chercher à en tirer parti.

Pour ce genre de chauffage qui a de nombreux partisans, on emploie généralement les tuyaux à ailettes.

Ces tuyaux, on ne saurait le méconnaître, offrent de sérieux avantages que nous rappellerons sommairement.

Très grande surface de chauffe sous un petit volume.

L'économie de frais d'installation et d'emplacement est de plus :

De **40** % sur les tuyaux ordinaires en fonte ;

De **50** % sur les tuyaux en fer ;

Et **70** % sur les tuyaux en cuivre.

Fig. 7.

La fonte étant, avec la tôle, le métal qui possède le pouvoir rayonnant le plus grand, comme l'indique le tableau ci-après, et les tuyaux pouvant supporter de la vapeur à haute pression et à très haute température, on obtient une très grande énergie calorifique.

Les ailettes en fonte sont très résistantes à la rupture. On a d'ailleurs maintenant des tuyaux avec ailettes en fer qui donnent une solidité à toute épreuve, tout en étant plus légers que ceux avec ailettes en fonte.

La simplicité des parcours facilite les purges et les retours d'eau tout en diminuant le nombre de joints.

La fonte ne se rouillant pas et ne se perçant pas comme le fer étiré, on a raison de dire que la durée des tuyaux à ailettes est indéfinie.

La surface de chauffe étant verticale, la poussière ne peut pas séjourner comme elle le fait sur les tuyaux lisses. Cette propreté des surfaces laisse toute son intensité à l'émission de la chaleur.

Les tuyaux à ailettes s'emploient soit avec de la vapeur vive à haute pression, soit avec de la vapeur d'échappement, soit avec de l'eau chaude.

Un tuyau à lames en fonte de $0^m,25$ de diamètre offre une surface de près de 2 mètres carrés par mètre courant, soit environ le triple des tuyaux lisses, sans compter la circulation de l'air qui s'opère entre deux lames consécutives et qui augmente de beaucoup l'effet utile.

Avec les ailettes en tôle on peut obtenir jusqu'à $3^{m2},50$ de surface par mètre courant et un rendement de 350 calories dans les chauffages à eau chaude, ou de 750 calories dans les chauffages à la vapeur d'échappement.

Les tuyaux à ailettes se font en toutes longueurs jusqu'à 2^m,500 maximum et avec des ailettes plus ou moins rapprochées suivant la surface de chauffe à obtenir par mètre courant.

Nous donnons ci-après, d'après Péclet, le *tableau* des quantités de chaleur émises par des tuyaux horizontaux de 200 m/m de diamètre dans lesquels circule de la vapeur à 100°.

NATURE DU MÉTAL	Unités de chaleur émises par heure et par mètre carré	Vapeur à 100° condensée par heure et par mètre carré à 537 calories p. kil
Tôle	811	1k. 510
Fonte	785	1 . 460
Tôle plombée	435	0 . 812
Tôle polie	408	0 . 759
Cuivre rouge	367	0 . 687
Laiton	379	0 . 706
Zinc	379	0 . 706
Étain	376	0 . 700

CHAUFFAGE A VAPEUR A BASSE PRESSION

Dans ce système de chauffage à vapeur à basse pression la chaudière destinée à la production de la vapeur reçoit l'air nécessaire à la combustion par un canal spécial sur lequel est installé un régulateur automatique.

Ce régulateur est actionné par le plus ou moins de pression qui se forme dans la chaudière suivant la quantité de vapeur utilisée et vient fermer ou ouvrir la prise d'air ; par suite il avive ou ralentit la combustion et par conséquent la production de vapeur.

La chaudière étant en communication avec l'atmosphère, la pression ne peut s'élever ce qui présente toute sécurité.

Le chargement de la chaudière ne s'effectue qu'une ou deux fois par jour et le feu n'exige aucune surveillance.

La chaleur est émise par des poêles à ailettes en fonte dans lesquels circule la vapeur.

Ces poêles peuvent être disposés dans les cheminées même des appartements ou dans des fausses cheminées spéciales d'un aspect très décoratif ou bien dans les embrasures des fenêtres.

Les tuyaux de conduite de vapeur sont disposés de telle façon que l'eau de condensation redescend dans la chaudière par les mêmes tuyaux par lesquels la vapeur monte, ce qui supprime les condenseurs et soupapes de retenue.

CHAUFFAGE PAR L'EAU CHAUDE

Ce mode de chauffage, assurément très hygiénique, tend à se vulgariser et est maintenant très usité, principalement lorsqu'on a besoin de distribuer la chaleur dans des locaux assez éloignés.

Il trouve son application principale pour le chauffage des Écoles, Lycées, Hôpitaux.

Un exemple nous permettra de faire saisir l'avantage de ce système sur le chauffage par poêles ordinairement employé dans les Écoles.

Nous avons étudié l'installation d'un Lycée national de province actuellement chauffé par des Poêles dits Calorifères, en fonte, placés directement dans les pièces à chauffer.

Les inconvénients inhérents à ce genre de chauffage sont nombreux.

1° *Manque de salubrité.* Les poêles étant placés dans la pièce même dégagent de l'acide carbonique et de l'oxyde de carbone, qui se mélangent avec l'air ambiant et donnent après quelque temps de l'air peu respirable et nullement convenable pour la santé des élèves.

De plus le foyer des poêles-calorifères est le plus souvent porté à la température rouge ; l'air se décompose au contact des parois et devient par là même impropre à la respiration.

2° *Mauvaise répartition du chauffage.* La plus grande quantité de la chaleur fournie par les poêles placés au milieu des pièces à chauffer étant obtenue par le rayonnement, les parties les plus éloignées du foyer sont forcément moins chaudes que celles qui sont auprès. C'est un phénomène dont il est facile de se rendre compte dans une salle d'assez grandes dimensions.

3° *Manque de ventilation.* Dans la plus grande partie des classes et études du Lycée, il n'y a pas de prises d'air ; c'est donc constamment le même air qui sert pour la respiration ; les rentrées qui peuvent se faire par les fissures des portes et fenêtres, sont loin d'être suffisantes pour donner aux élèves la quantité d'air pur nécessaire à la respiration.

4° *Grande dépense d'entretien.* Les poêles-calorifères ne peuvent brûler que du gros charbon et de bonne qualité, naturellement d'un prix assez élevé. De plus, la manutention des foyers, qui demande à être faite assez souvent, est à la fois une gêne et pour le professeur et pour les élèves.

Si, au contraire on installe le chauffage, au moyen d'une circulation d'eau chaude sans pression, on évite la plupart des inconvénients signalés plus haut et on a de plus le grand avantage d'un fonctionnement continu sans exiger une surveillance aussi constante.

Le chauffage est assuré par des tuyaux à ailettes placés horizontalement le long des murs, et dans lesquels circule l'eau chaude.

L'air de ventilation est introduit par des ouvertures menagées à la partie inférieure de chaque surface de chauffe et débouchant extérieurement.

L'air vicié sera évacué par les cheminées actuelles des calorifères placés dans les salles, partout où la chose sera possible.

Les générateurs de chaleur ou foyers seront placés dans une cave à construire sous les études à l'endroit convenable ; les chaudières à eau chaude seront mises en communication avec un vase d'expansion placé dans le comble.

Sur les colonnes ascensionnelles sont des branchements qui partent à droite et à gauche pour desservir les surfaces de chauffe. Le retour des eaux se fait de la même façon que l'aller et aboutit à la partie inférieure des chaudières.

On calculera les foyers et les surfaces de chauffe de manière à obtenir 16 degrés au-dessus de zéro dans les classes et études, et 8 à 10 degrés dans les dortoirs, par un froid extérieur de moins 10 degrés (— 10°).

Et comment obtient-on la continuité du chauffage ? Au moyen de calorifères à plans inclinés système A. Robin.

Les résultats obtenus par ces foyers dans un Lycée de jeunes filles voisin, sont une garantie pour le bon fonctionnement et l'économie réalisée sur la dépense de combustible.

Avec les poêles actuels, la dépense annuelle de combustible pour le chauffage du rez-de-chaussée est d'environ **800** fr.

Avec le foyer à plans inclinés, la dépense quotidienne sera d'environ 450 kilog³ de poussière de coke à 5 fr. la tonne, soit 2 fr. 25 ; pour une période de chauffage de 200 jours, la dépense sera de **450** fr. d'où économie annuelle de **350** fr.

Il est à remarquer aussi, que pour cette dépense annuelle de 450 fr., on chauffera non seulement le rez-de-chaussée mais encore les dortoirs au 1ᵉʳ étage, les chambres de Maîtres au 2ᵉ étage, et le couloir de l'appartement du Censeur.

De plus le chauffage est continu et fonctionne les dimanches et jours de congé, chose qui n'existe pas avec le chauffage actuel.

En résumé, les principaux avantages du chauffage *à eau chaude tel que nous le comprenons pour cette installation* sont les suivants :

1° Grande économie sur la dépense du combustible.

2° Salubrité complète de l'air introduit.

3° Continuité et régularité du chauffage.

4° Réduction considérable sur la main-d'œuvre et la surveillance des appareils.

5° Grande solidité de construction.

Les résultats obtenus dans des installations similaires faites jusqu'à ce jour sont concluants et démontrent la supériorité des foyers continus, tant pour la régularité que pour le bon fonctionnement et l'économie réalisée.

CHAUFFAGE PAR L'EAU CHAUDE

CHAUFFÉE PAR FOYERS A PLANS INCLINÉS

Système A. Robin

Comme nous venons de le voir le foyer économique à plans inclinés système A. Robin s'applique avec avantage au chauffage de l'eau chaude.

Dans ce cas le foyer est surmonté d'une chaudière se raccordant aux tuyaux d'amenée et de départ d'eau, de façon à former une circulation fermée qui est d'autant plus active que l'eau est portée à une plus haute température.

La distribution de chaleur est faite dans les divers locaux par des tuyaux en fer ou cuivre, lisses ou à ailettes.

Une ventilation disposée ad hoc amène l'air frais contre les parois chauffées des tuyaux et le distribue dans les locaux ; d'autres conduits sont disposés pour l'évacuation de l'air vicié.

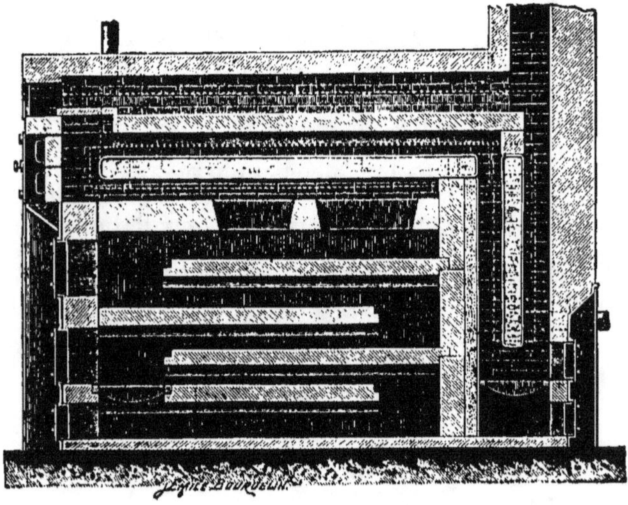

Fig. 8. — Calorifère à eau chaude avec foyer à plans inclinés, système **A. Robin**.

L'application du foyer à plans inclinés système A. Robin au chauffage à eau chaude permet de réaliser une grande économie par l'emploi des mauvais combustibles.

En outre, par sa continuité, il évite les refroidissements de l'eau et tous les inconvénients qui peuvent résulter de la congélation de l'eau dans les tuyaux pendant l'hiver, si l'on vient à laisser tomber le feu pendant la nuit.

Il supprime également le service de nuit, le foyer ne s'alimentant que toutes les 12 ou 24 heures.

La chaudière employée présente une grande surface de chauffe pour un faible volume d'eau, ce qui assure la rapidité de l'échauffement de l'ensemble de la circulation.

Cette disposition du foyer à plans inclinés peut être également employée avec avantage pour le chauffage de l'eau, pour le service de la buanderie, des bains, etc.

CHAUFFAGE PAR L'EAU CHAUDE
AVEC FOYERS A CONE A. ROBIN

Le foyer à cône système A. Robin que nous avons décrit plus haut au sujet du chauffage à air chaud s'applique également avec succès dans les chauffages à l'eau chaude et

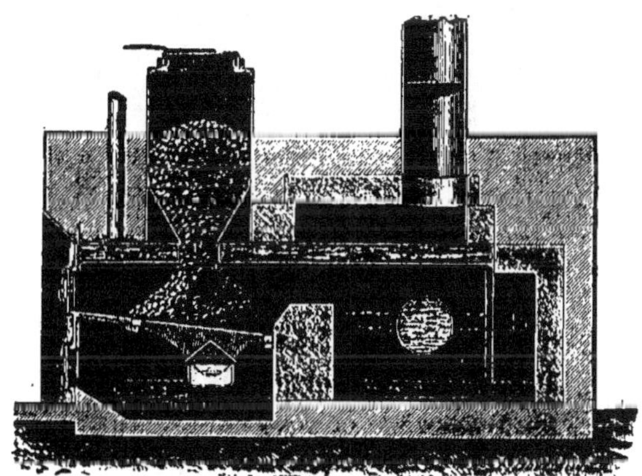

Fig. 9. — **Chaudière à eau chaude avec foyer à cône, système A. Robin,** *coupe longitudinale.*

les avantages que nous lui avons attribués se retrouvent dans cette application.

La chaudière est en forme de fer à cheval et percée d'un trou circulaire communiquant avec la trémie, et par lequel le combustible descend sur la grille.

Comme dans les applications au chauffage par l'air chaud, ce type de foyer appliqué au chauffage à l'eau chaude s'adresse aux installations qui n'ont pas besoin de la même continuité que donne le foyer à plans inclinés.

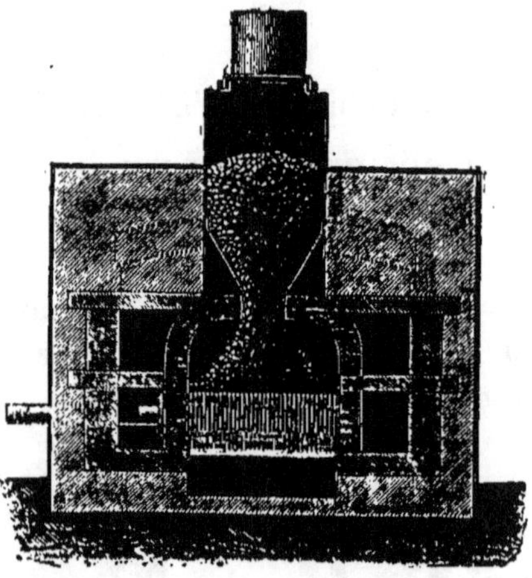

Fig. 10. — Chaudière à eau chaude avec foyer à cône, système A. Robin, *coupe transversale.*

Il s'emploie donc au chauffage des maisons d'habitation à un ou deux étages, au chauffage d'ateliers, etc.

Ce système s'applique également avec succès au chauffage des serres. Ne se chargeant que toutes les 12 heures, il supprime toute surveillance de nuit pour le jardinier, avec la certitude de ne pas avoir d'extinction et par suite d'éviter la gelée des plantes.

CHAUFFAGE PAR L'EAU CHAUDE

AVEC THERMO-SIPHON

Nous terminerons par un appareil bien connu et très simple le thermo-siphon qui est employé pour les petits chauffages à eau chaude.

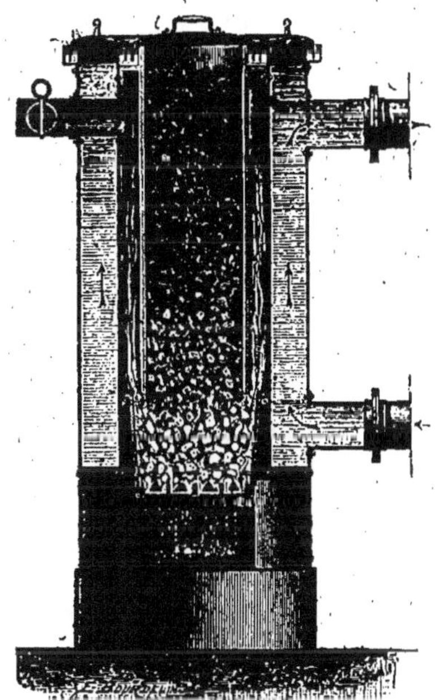

Fig. 11. — Thermo-siphon continu.

Sa marche est continue et n'exige aucune surveillance.

Le combustible est chargé à la partie supérieure et descend de lui-même au fur et à mesure de la combustion.

Une grille articulée permet de temps en temps d'aviver le feu et de faire tomber les cendres.

La consommation de combustible est insignifiante, tout le calorique se trouvant employé.

Des joints au sable préviennent toute émanation nuisible.

L'eau peut faire tout le parcours désirable dans les locaux à chauffer.

Le thermo-siphon ou continu a surtout été employé pour le chauffage des serres, mais il peut également s'appliquer avec succès au chauffage des petits appartements, bureaux, etc

Sa manœuvre est aussi simple que celle d'un foyer ordinaire d'appartement et peut être faite par le premier venu.

VENTILATION

La ventilation a pour but d'assurer, par des moyens appropriés, un renouvellement d'air suffisant pour que l'air des salles de réunion, dortoirs, appartements, etc., soit toujours respirable malgré la polluation continue qui résulte soit des produits de la respiration humaine, soit des dégagements d'acide carbonique, d'oxyde de carbone ou autres par les appareils de chauffage, d'éclairage, etc.

La ventilation doit varier suivant les circonstances et son application doit, dans chaque cas, faire l'objet d'une étude spéciale.

« Elle doit être plus abondante pour des locaux habités
« d'une manière permanente et présentant des causes par-
« ticulières de souillure et d'infection de l'air, comme les
« hôpitaux, que pour les salles occupées momentanément
« par des individus sains, comme les classes et études d'une
« école (1). »

La ventilation s'obtient, suivant les cas, par divers procédés qui peuvent se résumer comme suit :

1° Ventilation naturelle.

2° Ventilation artificielle.

La ventilation naturelle consiste dans une disposition d'orifices et de canaux convenablement aménagés pour les entrées et sorties d'air. Elle est intimement liée à la question chauffage et doit être étudiée parrallèlement avec celle-ci.

(1) L. Ser. Physique industrielle.

La note que nous publions plus haut sur le chauffage et la ventilation des casernes est un exemple de cette application.

La ventilation artificielle est obtenue par divers engins mécaniques parmi lesquels les appareils dits ventilateurs tiennent le premier rang.

VENTILATEURS

Ces appareils de construction très simple prennent l'air pur au dehors pour l'introduire à l'intérieur des habitations ou lieux publics.

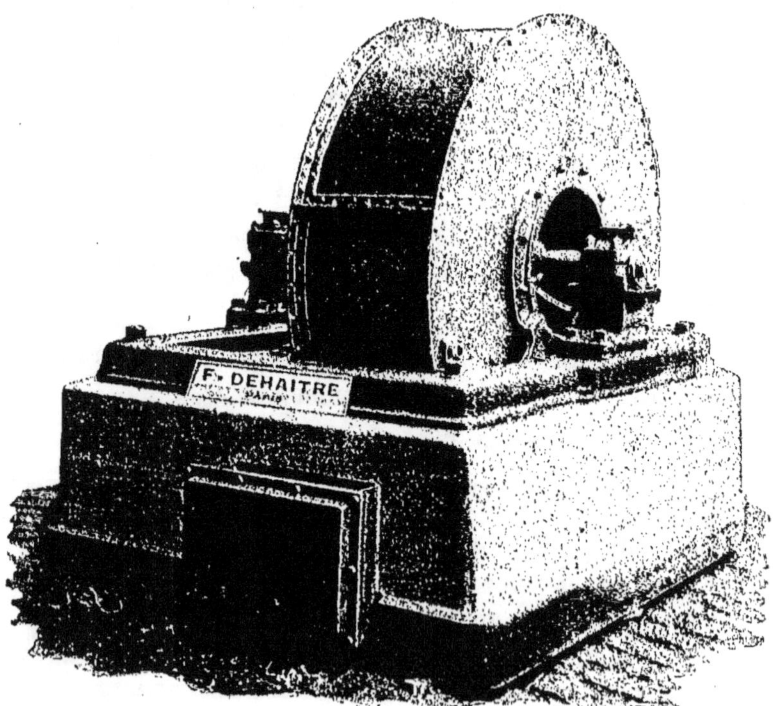

Fig. 12. — Ventilateur.

Ils sont construits sur différents types de grandeur pour débiter depuis 0^{m3},300 jusqu'à 400^{m3} et plus à la minute.

Par l'importance des volumes d'air qu'ils déplacent et la simplicité de leur fonctionnement leur emploi s'impose dans toutes les grandes installations de ventilation pour théâtres, écoles, hôpitaux, etc.

L'air introduit peut être à volonté filtré par des filtres en coton ou autres, placés sur la conduite de refoulement ; il peut être de même, au moyen de dispositions particulières, soit refroidi par humidification, en lui assurant un degré hygrométrique donné, soit chargé de vapeurs antiseptiques.

DE L'EAU

Utilité générale de l'eau. — « La nécessité d'une bonne fourniture d'eau est chose tellement reconnue aujourd'hui qu'on n'a plus à la démontrer (1). »

En effet, « malgré l'abondance avec laquelle elle est répandue à la surface du sol, l'eau manque souvent sur certains points où elle serait le plus utile ; il n'y a guère de champ qu'elle ne puisse rendre plus fertile, de ville qu'elle ne puisse rendre plus salubre, d'endroit qu'elle ne puisse embellir (2). »

« De l'eau partout », a dit M. Foucher de Careil, « car il en faut trop pour qu'on en ait assez. »

Cela est si vrai, que le développement de certaines villes a été une conséquence des facilités successivement données à leurs habitants pour se procurer l'eau nécessaire aux besoins de la vie.

Londres en fournit un exemple remarquable. « Sans la fourniture d'eau artificielle et les robinets établis dans toutes les maisons, a dit lord Brougham, cette capitale n'aurait pu atteindre qu'une faible fraction de son étendue et de sa population actuelles. Et si l'on jette un coup d'œil sur la suite des plans qui représentent les diverses étapes du développement de cette colossale cité, on la voit s'étendre, d'abord le long des deux rives de la Tamise sans s'éloigner du fleuve, sans s'élever sur les cô-

---

(1) DARCY. — Les fontaines publiques de la ville de Dijon. — Introduction.

(2) DUPUIT. — Traité de la conduite et de la distribution des eaux. — Avertissement, p. 5.

teaux; puis former de nouveaux quartiers sur les premières pentes, dés que l'on y installe les premiers systèmes d'élévation d'eau avec leurs machines rudimentaires et leur canalisation en bois; prendre enfin un nouvel essor quand la transformation de la machine à vapeur à l'époque de Watt et l'introduction des canalisations en fonte lèvent tous les obstacles. Alors l'eau peut être envoyée partout, l'espèce de blocus qui resserrait la ville prend fin, et de ce moment commence pour elle le prodigieux développement que nous voyons se continuer aujourd'hui avec une vitesse toujours croissante (1). »

Un voyageur célèbre, rapporte Arago, disait qu'il avait pu presque partout juger du degré de civilisation des peuples par leur propreté.

Et cette observation est pleinement confirmée par les enseignements de l'histoire. Dans tous les pays et dans tous les temps, le besoin d'eau a une tendance à augmenter avec les progrès de la civilisation.

Tout d'abord l'eau n'est employée par l'homme que pour étancher sa soif, pour se rafraîchir, il ne lui en faut qu'une très faible quantité et il est peu exigeant sous le rapport de la qualité. Puis le sens de la propreté se développe peu à peu; l'homme emploie alors plus d'eau et il la veut claire, limpide, fraîche. Ensuite, il apprend à utiliser l'eau comme une matière appelée à lui rendre de nombreux services; il l'emploie pour la cuisson de ses aliments, le lavage de ses vêtements; bientôt elle lui fournit la force motrice, etc.

Chaque progrès de l'industrie humaine comporte pour ainsi dire un nouvel usage de l'eau, jusqu'au jour où se

<hr>

(1) Coqueux — Les eaux de Londres et d'Amsterdam, 1883.

pliant aux exigences de la société la plus raffinée, elle devient indispensable dans la maison, dans la rue, dans les usines et finit par être considérée comme l'un des instruments les plus précieux que l'homme ait su emprunter à la nature, l'un des éléments qui lui fournissent le plus de bien-être, celui qui est le plus nécessaire à la salubrité publique.

Usages divers de l'eau. — Dans les villes modernes, les usages auxquels doit se prêter le service d'alimentation en eau potable sont extrêmement multiples et variés.

En première ligne, il faut placer les usages domestiques et le plus intéressant de tous : la boisson. Il y a des contrées où l'on boit peu d'eau : dans les pays du Nord, par exemple, la bière, le cidre et d'autres liqueurs fermentées constituent la boisson habituelle, de sorte que l'on attache peu d'importance au goût, à la limpidité, à la fraîcheur de l'eau potable. Ailleurs, au contraire, dans les pays du Midi surtout et presque dans toute la France, l'eau est la boisson normale et ses diverses qualités y sont par suite extrêmement appréciées.

Mais partout l'eau est employée dans la maison pour l'hygiène du corps, la toilette, les bains, etc., pour la cuisson des aliments et les soins nombreux qui s'y rattachent, le lavage du linge, l'entretien des locaux habités, l'entrainement des déjections de toute nature, le nettoyage des cours ; puis viennent les soins à donner aux animaux domestiques, l'arrosage des jardins, la culture maraichère, etc.

Enfin, dans certains cas, l'eau est utilisée comme force motrice, et les ascenseurs hydrauliques qui se répandent depuis quelques années dans les grandes villes, en constituent à ce point de vue un emploi des plus intéressants.

Les distributions d'eau doivent satisfaire en même temps aux nécessités des services publics, tant pour la salubrité : arrosage des rues, lavage des caniveaux, nettoyage des marchés, entraînement des boues et détritus, curage des égouts, etc., que pour l'agrément et l'ornementation des promenades : arrosages des plantations, alimentation des fontaines publiques, et pour la sécurité générale : extinction des incendies.

Puis viennent les divers usages industriels, si nombreux, si variés, qu'on ne saurait en faire une énumération même approximative : il n'est pas d'usine où l'eau ne soit appelée à jouer un rôle important, pas de fabrication où elle n'intervienne.

On peut citer cependant, parmi les usages les plus répandus, l'alimentation des lavoirs, établissements de bains, piscines, la fabrication des boissons artificielles, eau de seltz et autres, la production et la condensation de la vapeur employée comme force motrice, la teinture, etc.

Classement des divers usages de l'eau en deux séries distinctes. — Un examen tant soit peu attentif de ces modes variés d'utilisation, fait aisément ressortir la possibilité de classer les usages multiples de l'eau en deux catégories distinctes.

Les uns mettent l'eau immédiatement ou indirectement en contact avec nos organes, et par suite le souci de la santé publique impose pour cette première catégorie le choix d'une eau pure, à l'abri de toute contamination antérieure, et qui ne puisse même pas être soupçonnée.

Les autres, en comportant l'emploi soit pour des lavages ou pour l'entraînement rapide des détritus, soit pour des opérations où interviennent la chaleur ou les agents chimiques, la pureté absolue de l'eau n'est plus nécessaire.

Cela ne veut pas dire qu'il n'y ait toujours intérêt à rechercher de préférence celle qui présente la pureté relative la plus grande, car certains usages industriels ont sous ce rapport d'assez sérieuses exigences; ainsi, par exemple, une eau peu chargée de sels est avantageuse pour l'alimentation des chaudières à vapeur, mais il n'y a pas à se préoccuper des microbes qu'elle peut contenir, des principes plus ou moins suspects ou des germes qu'elle a pu recueillir. En somme, la plupart des eaux communes peuvent être employées à la satisfaction des usages classés dans la seconde catégorie.

On est ainsi amené à considérer l'eau destinée à l'alimentation des villes à un double point de vue, à distinguer celle qui doit être consacrée aux usages sanitaires proprement dits et dont la qualité doit avoir à coup sûr une influence sur la santé publique, de celle qui est employée à une foule d'usages d'un autre genre, et dont la pureté est beaucoup moins importante que la quantité.

D'une part, l'eau alimentaire, en prenant ce mot dans un sens très général; d'autre part, l'eau de lavage, l'eau d'usage commun, l'eau matière première, l'eau industrielle. En Allemagne, ces deux espèces d'eau ont reçu deux noms distincts et maintenant consacrés, *Trinkwasser*, eau boisson, et *Nutzwasser*, eau d'usage ou industrielle.

Ce passage est emprunté au très remarquable ouvrage de M. G. Bechmann (1) et fait bien ressortir l'importance capitale de l'eau dans la vie.

(1) Salubrité urbaine, distributions d'eau, assainissement, par M. Bechmann, que nous remercions sincèrement et de nouveau d'avoir si bien présenté, avec tant d'autorité, cette question de l'eau. — Baudry, 1888.

C'est surtout dans les grands établissements publics que ce rôle devient de jour en jour plus considérable.

Si, saine et pure, l'eau devient un facteur indispensable de l'hygiène générale ; polluée, elle peut porter de graves atteintes à la santé publique : que d'épidémies, que de maladies endémiques n'ont pas d'autre cause.

Les médecins, les chimistes, les ingénieurs-hygiénistes ont mis leurs lumières en commun et ont donné les moyens de rendre l'eau conforme aux prescriptions de l'hygiène avant que le public ne s'en serve ; ils ont indiqué aussi les procédés à employer pour la désinfecter après avoir servi (Eaux résiduaires) et lui enlever tout caractère nuisible (1).

Dans les établissements dont il est question ici, il faut de l'eau partout et en abondance pour tous les usages domestiques, pour l'alimentation des chaudières, le service des bains, de l'hydrothérapie, de la buanderie, des ascenseurs et des bouches d'incendie.

Tous ces services doivent être coordonnés avec art ; en établissant les bâtiments, les architectes ont à résoudre ce double problème : avoir de l'eau potable en quantité suffisante et pouvoir écouler rapidement les eaux résiduaires de toute nature.

---

(1) On verra plus loin au chapitre « Désinfection », la description des meilleurs appareils pour donner à l'eau les qualités de pureté qu'elle doit avoir quand elle est employée comme boisson. Pour l'eau que nous appelerons industrielle, on verra que dans bien des cas aussi, il y a grand intérêt à lui faire subir une épuration sérieuse. Nous en parlons un peu plus loin. Voir Epuration de l'eau.

SERVICE DES EAUX

La canalisation sera établie avec soin, en double, si on peut en faire la dépense ; il faut avoir des moyens commodes de vérification, établir des vannes de chasse, de façon à ce que les tuyaux conservent intérieurement la plus grande propreté possible, des regards, des réservoirs placés convenablement, un jeu de robinets d'entretien facile, aideront à rendre ce travail efficace.

Pour le service des bains et de l'hydrothérapie, l'eau viendra de réservoirs surélevés, ou si on ne peut avoir une pression naturelle, on aura recours à une pression artificielle, afin d'obtenir la pression voulue dans les canalisations.

Il faut tenir un compte exact des dilatations, afin d'éviter toute espèce de fuites, par une série d'appareils, de boites de dilatation, permettant le jeu des divers tuyaux.

POMPES ET APPAREILS ÉLÉVATOIRES

Si l'eau n'arrive dans un établissement que par des moyens mécaniques, il y a à se préoccuper du service des pompes.

Nous donnons ci-après les types de pompes les plus employés.

Suivant l'importance des installations et la quantité d'eau nécessaire, si on n'a pas de concession de la ville, on devra monter des pompes à un, deux ou trois corps, des pompes à courant continu, à vapeur, rotatives, des pulsomètres.

Chacun de ces appareils, convenablement choisi et installé, donnera de bons résultats.

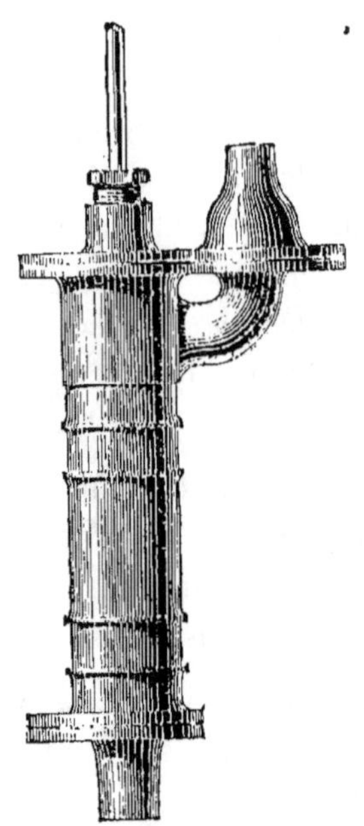

Fig. 13. **Corps de pompe simple.**

Il faut surtout se rendre un compte exact de la quantité d'eau nécessaire pour ne pas demander à une machine plus qu'elle ne peut faire.

L'installation des pompes demande des soins particuliers et minutieux ; on devra se préoccuper de rendre facilement accessibles toutes les parties exigeant un entretien suivi.

Les pompes les plus simples seront les meilleures

Il y a nécessité absolue à avoir toujours une pompe au moins de rechange, afin qu'en cas d'accident, le service régulier ne puisse en souffrir.

L'eau pompée sera refoulée dans des réservoirs disposés pour satisfaire à tous les besoins de l'établissement.

Les **pompes à piston** ou à mouvement alternatif sont de beaucoup les plus répandues. Elles se font, suivant l'importance du débit à fournir, à un, deux ou trois corps.

Dans les lavoirs on emploie spécialement les pompes à trois corps dont les ouvriers ont une grande habitude. — Les pompes à trois corps conviennent aussi dans les grandes installations.

Les corps de pompe sont en fonte ou préférablement en cuivre.

Les pistons sont commandés soit par excentriques, soit par bielles, soit par engrenages.

Dans tous les cas le mouvement des pistons est alterné de façon à donner un débit continu.

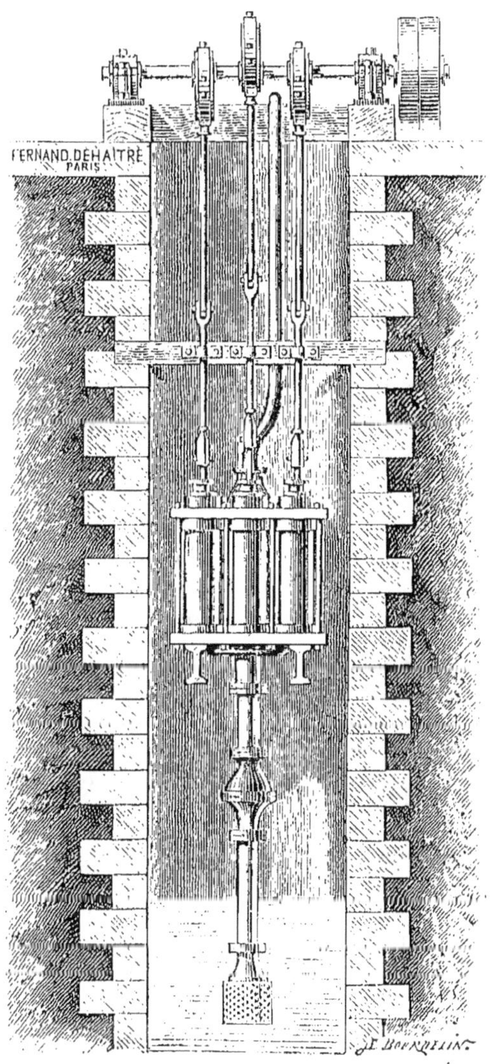

Fig. 14 — Pompe à 3 corps, mouvement par excentrique

Les pompes à piston doivent être installées à l'intérieur du puits de façon à ne jamais dépasser une hauteur maxima d'aspiration de 7 à 8 mètres au plus.

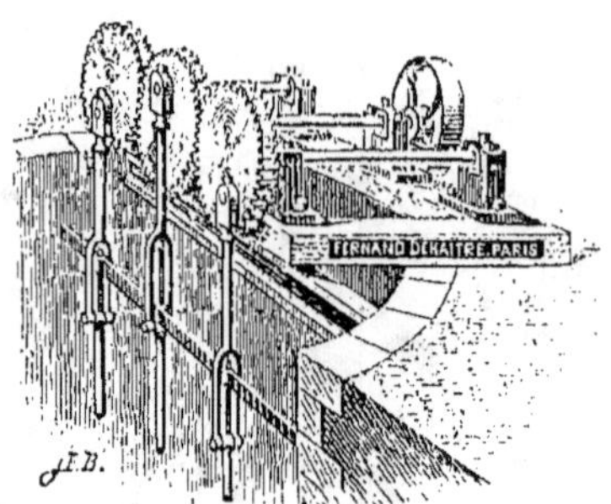

Fig. 15. — Pompes à 3 corps, mouvement par engrenages.

Le tuyau d'aspiration sera toujours muni d'un clapet de retenue qui évitera le désamorçage et d'une crépine pour empêcher les graviers et corps étrangers de pénétrer dans les corps de pompe.

Lorsqu'il s'agit d'atteindre la nappe d'eau à des profondeurs qui peuvent atteindre 50 mètres, on a recours à un forage et l'on emploie la **pompe à fourreau**, système Letestu.

Cette pompe possède deux pistons intérieurs avec garniture en cuir, système Letestu, et le corps de pompe se loge facilement dans le tubage du puits.

Ce corps de pompe est descendu au niveau de la nappe d'eau et ne travaille pour ainsi dire qu'au refoulement, la hauteur d'aspiration étant insignifiante.

Une pompe de ce type est installée à l'hôpital Laënnec, à Paris, pour alimenter le service de la buanderie.

La pompe nouvelle à courant continu réunit les avantages des pompes à piston et des pompes rotatives et se recommande par sa grande simplicité et par son excellent fonctionnement.

Elle est composée de quatre pistons à grilles garnis en cuir, entraînés par un même mouvement dans des cylindres parallèles.

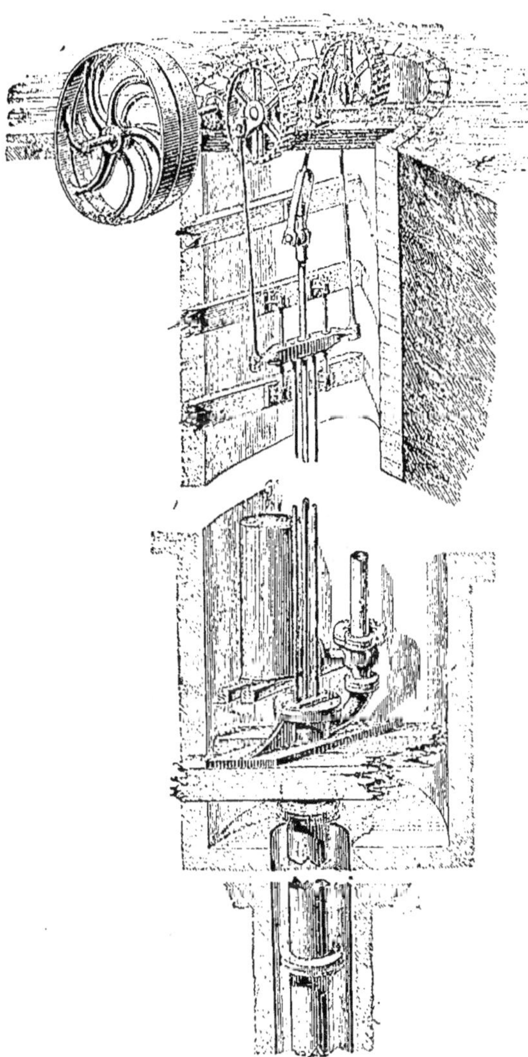

Fig. 16. — Pompe à fourreau, *système Lelestu.*

Elle n'a aucun clapet ni autre organe intérieur.

Dans quelque sens que les pistons se déplacent, deux d'entre eux travaillent, un de chaque côté, aspirant et refoulant l'eau qui traverse librement les deux autres. Deux courants réguliers s'établissent ainsi en même temps. Comme les pistons ne séjournent pas sensiblement aux

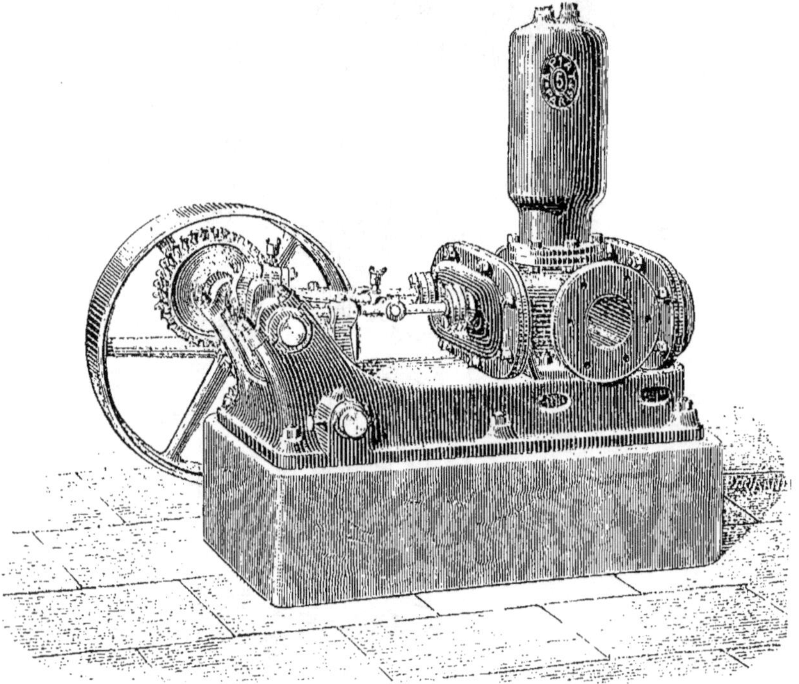

Fig. 17. — Pompe nouvelle à courant continu.

points morts et qu'aucun obstacle ne s'oppose au mouvement de l'eau, on obtient la continuité de ce double courant qui n'en forme plus qu'un seul à la sortie de la pompe.

Elle emploie des pistons étanches d'une efficacité partout reconnue et l'eau y conserve un frottement régulier sans arrêts ni rebroussements.

Sa vitesse peut être à volonté très réduite ou considérable et entre ces limites son débit reste proportionnel à la vitesse et à la force dépensée. L'eau, grâce aux grandes sections offertes à son passage, y conserve une vitesse ne dépassant pas sensiblement un mètre par seconde.

Ces pompes aspirent et refoulent aux plus grandes hauteurs et dans les mêmes conditions que les meilleures pompes à pistons. Elles sont d'une installation aussi facile que les pompes rotatives.

Leur emploi a donné d'excellents résultats dans le service d'alimentation des buanderies, l'élévation des eaux d'égout, etc.

Il peut être avantageux dans certains cas d'avoir une pompe indépendante de la transmission, soit pour élever l'eau dans les réservoirs après l'arrêt du moteur de l'établissement, soit pour alimenter les chaudières, soit pour toute autre cause.

Les **pompes à vapeur** répondent à ces besoins.

Les dispositions spéciales de la distribution de vapeur des pompes à vapeur permettent d'atteindre sans bruit ni chocs dangereux une vitesse supérieure à celle des autres pompes.

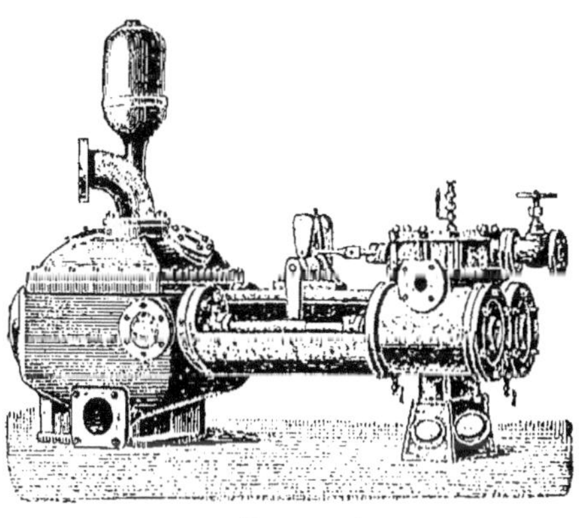

Fig. 18. — **Pompe à vapeur.**

Deux pompes à vapeur sont placées côte à côte : chaque piston en marche, avant de finir sa course, ouvre l'arrivée de vapeur de l'autre pompe, puis il termine doucement sa course contre un matelas de vapeur, s'arrête un instant pour permettre aux clapets de descendre tranquillement sur leurs sièges et recommence lentement sa nouvelle course lorsque son tiroir a été ouvert par le mouvement du piston de l'autre pompe.

Donc point de chocs et par conséquent pas d'usure.

De plus, un des tiroirs étant nécessairement toujours ouvert, il y a toujours un côté prêt à fonctionner par la seule manœuvre du robinet ; le point mort est supprimé.

Les pompes à vapeur sont employées avec succès pour alimenter les chaudières à vapeur et pour toute élévation d'eau.

Après les divers types de pompes que nous venons de passer en revue, nous avons à dire un mot des **pulsomètres** qui peuvent rendre, eux aussi, d'excellents services dans des cas déterminés.

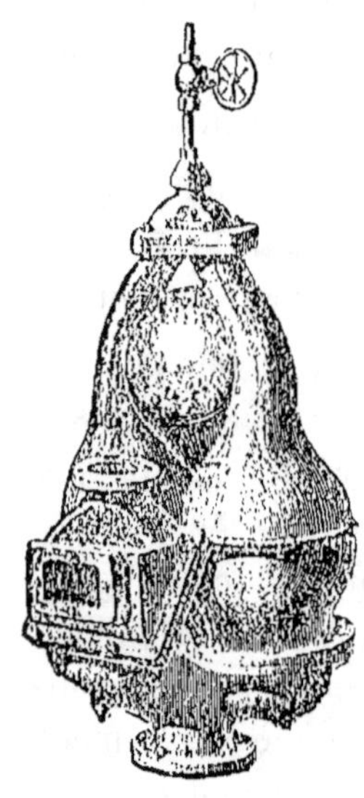

Fig. 19. **Pulsomètre.**

Considéré comme appareil d'élévation d'eau, le pulsomètre trouve son application partout où l'on dispose d'une certaine quantité de vapeur.

A proprement parler, ce n'est pas une machine ; c'est un appareil dans lequel la vapeur agit directement et sans intermédiaire par sa pression et sa condensation alternativement.

Il aspire jusqu'à lui, par condensation de la vapeur, l'eau à élever, et quand l'eau est introduite dans le pulsomètre, la vapeur en agissant par pression le refoule dans le tuyau d'élévation.

Le pulsomètre est un appareil simple, très pratique, très solide, d'une conception ingénieuse ; il sera d'un bon secours pour élever économiquement, rapidement et à toutes hauteurs les liquides de toutes sortes, à toutes températures et à toutes densités, même visqueux, boueux, pâteux, etc., etc.

Il ne dépense guère plus de vapeur qu'une bonne pompe à piston.

Il ne comporte ni piston, ni presse-étoupe, ni excentrique, ni transmission, ni fondation.

Il n'exige que les soins et la surveillance que nécessitent les engins mécaniques en général. Au moment des gelées, par exemple, il y a certaines précautions à prendre.

Il fonctionne régulièrement et sûrement, sans bruit, sans secousses et sans arrêts, donc sans pertes de temps.

Sa mise en marche est instantanée.

Il se recommande encore par son bas prix et par le peu de place nécessaire à son installation.

Il peut être construit entièrement en bronze ou tout autre métal inattaquable par les matières à enlever.

Nous terminerons cet exposé des appareils élévatoires en mentionnant les élévateurs par jet de vapeur, appelés aussi **éjecteurs**.

Ces appareils, dans bien des cas particuliers, peuvent rendre d'excellents services ; ils conviennent particulièrement pour :

Élévation et chauffage simultané de l'eau.

Transvasement des liquides chauds ou froids.

Établissements de bains et lavoirs.

Alimentation des réservoirs.

D'une construction simple et robuste, ces appareils demandent peu d'entretien, coûtent moins cher qu'une pompe de même puissance et sont d'une grande durée, n'ayant ni soupape, ni organe mécanique quelconque.

Mais il ne faut pas perdre de vue que ces appareils amènent toujours un certain échauffement du liquide élevé.

Cette propriété est même utilisée dans les appareils à lessiver le linge pour produire une circulation du liquide lixiviel tout en augmentant graduellement la température.

Les éjecteurs aspirent l'eau verticalement jusqu'à 7 mètres.

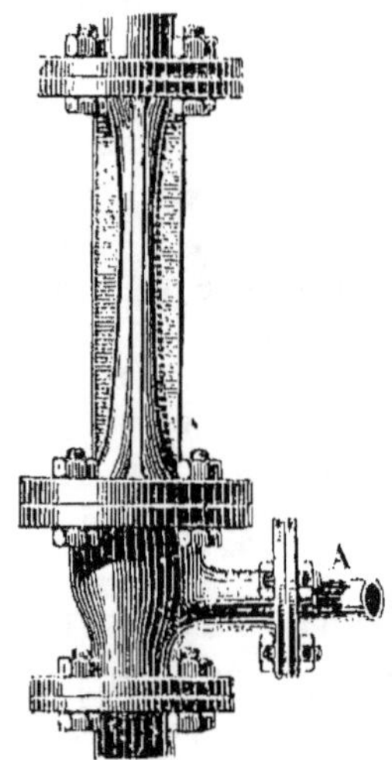

Fig. 20 — Éjecteur

La hauteur du refoulement varie suivant la pression de la vapeur employée : elle peut atteindre 15 à 20 mètres avec de la vapeur à 3 kilos.

La température de l'eau à élever ne doit pas dépasser 70° centigrades.

Les conduites doivent être aussi droites que possible.

APPAREILS POUR LE CHAUFFAGE DE L'EAU

Quelquefois il sera nécessaire de chauffer l'eau, pour le service des bains, de la buanderie, de la cuisine, ou tout autre usage.

Ce chauffage de l'eau peut se faire par l'emploi de la vapeur soit au moyen de serpentins, soit par un barbotage direct.

Dans ce dernier cas l'emploi des réchauffeurs d'eau sans bruit est tout indiqué.

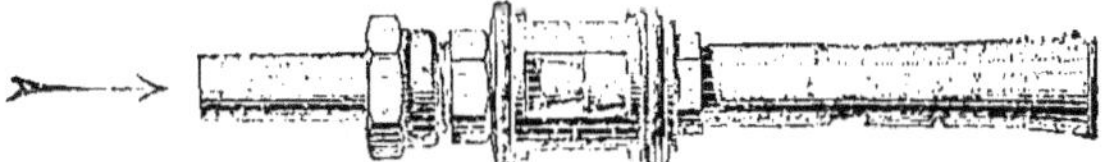

Fig. 21. — **Réchauffeur d'eau sans bruit.**

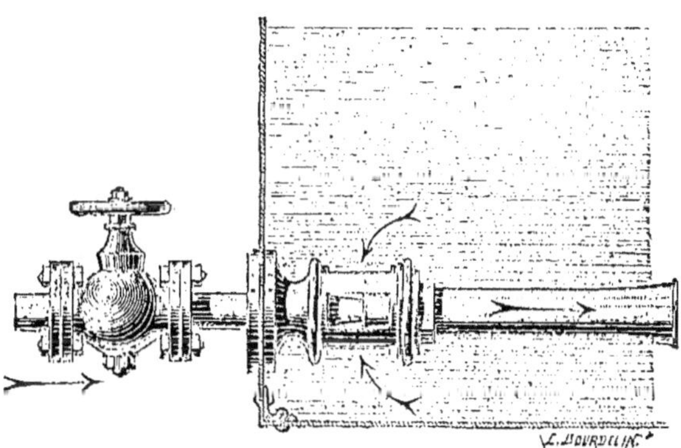

Fig. 22. — **Réchauffeur d'eau monté sur un réservoir.**

Ces appareils sont montés dans la partie inférieure des réservoirs, bacs, bassins, etc., comme l'indique le dessin ci-dessus.

Le jet de vapeur qui traverse l'appareil, aspire l'eau qui l'entoure et lui transmet sa chaleur tout en refoulant cette eau avec une grande vitesse. On obtient de cette manière une circulation énergique, ainsi que le chauffage silencieux et rapide du volume d'eau contenu dans le réservoir.

Ces réchauffeurs sans bruit sont couramment employés dans les buanderies pour réchauffer l'eau des bassins de rinçage ou d'essangeage.

Dans certaines applications, par exemple pour les bains, il est intéressant d'avoir de l'eau à une température fixe et

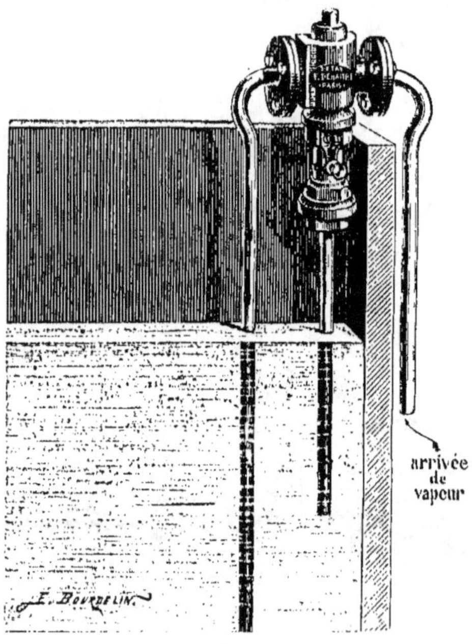

Fig. 23. — **Régulateur automatique Detay.**

constante : le régulateur automatique de température (système A. Detay, b. s. g. d. g.) maintenant uniformément à un degré donné entre 20 et 100°, tout liquide chauffé par la vapeur remplit en tous points ce programme.

Le régulateur A. Detay arrête automatiquement l'arrivée de vapeur, dès que le liquide a atteint la température voulue et maintient ce même degré indéfiniment indépendamment des variations de la pression de la chaudière à vapeur.

L'appareil ouvre automatiquement l'arrivée de vapeur, dès que la température descend de 3 à 5° au-dessous du degré déterminé.

Les appareils Detay construits tout en bronze sans pièces de frottement et d'une simplicité extrême ne sont sujets à aucun dérangement. Leur sensibilité et leur précision sont parfaites.

Leur emploi procure une grande économie de combustible en évitant le gaspillage de la vapeur.

Leur réglage est des plus simples :

Ouvrir la vapeur en plein en desserrant l'écrou d'un tour de vis. Arrivé à 5° près au degré voulu, serrer doucement l'écrou en s'arrêtant à la moindre résistance. L'appareil sera réglé et on n'aura plus qu'à ouvrir la prise de vapeur quand on voudra s'en servir.

Pour diminuer la température, resserrer l'appareil **en ayant soin de refroidir d'abord** le liquide.

Dans les blanchisseries, bains, cuisines, laveries, tisaneries, ces appareils sont employés avec succès.

Nous avons vu dans le chapitre précédent (Chauffage et Ventilation) l'application au chauffage de l'eau soit du thermo-siphon, soit du foyer à cône, soit du foyer à plans inclinés.

Les mêmes dispositions peuvent être utilisées avec succès pour le chauffage de l'eau destinée aux besoins de la buanderie, des bains, etc., nous n'y reviendrons donc pas.

Nous indiquerons cependant la disposition (b. s. g. d. g.) ci-dessous, qui permet d'arriver à un prix de revient d'autant moindre que le calorifère à plans inclinés que nous employons au chauffage de l'eau sert à d'autres fins. Il peut par exemple servir à chauffer les locaux et dans une blanchisserie, il servira à produire l'air chaud nécessaire au séchoir.

Les foyers à plans inclinés sont placés directement au-dessous de la chambre chaude du séchoir.

Les gaz chauds à leur sortie des calorifères circulent dans la surface de chauffe pour se rendre ensuite autour du réservoir d'eau placé à la partie supérieure du séchoir, et de là à la cheminée centrale en tôle galvanisée.

Pendant la nuit on profite de la chaleur acquise des foyers en l'envoyant totalement sous le réservoir d'eau. Pendant le jour la chaleur produite par les foyers après avoir été d'abord employée au séchage du linge, est ensuite épuisée en grande partie par une circulation autour du réservoir d'eau avant de se rendre à la cheminée.

Cette disposition réalise un prix de revient de séchage extrêmement bas. L'expérience a prouvé son efficacité complète.

ROBINETS DIVERS

Comme suite aux pompes, pulsomètres, réchauffeurs d'eau, régulateurs de température, etc., nous donnons ci-

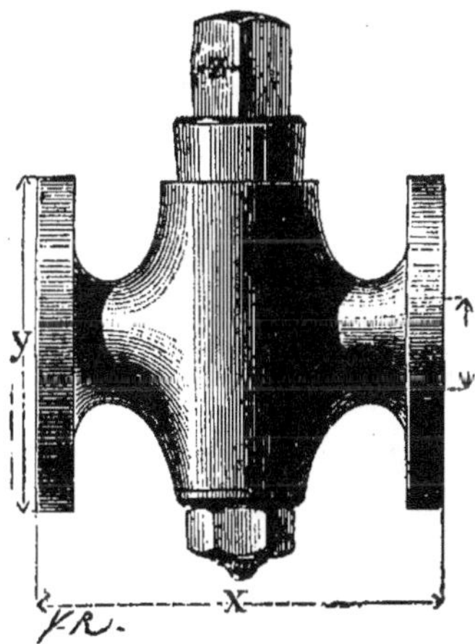

Fig. 24. **Robinet à 2 brides rondes** *en bronze, clé à manivelle fer*

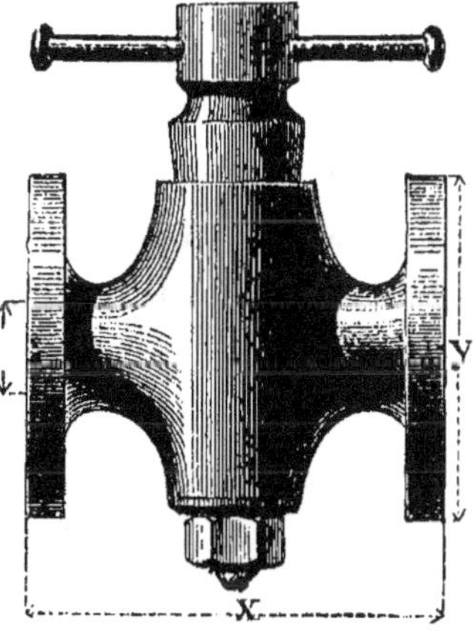

Fig. 25. **Robinet à 2 brides rondes** *en bronze*

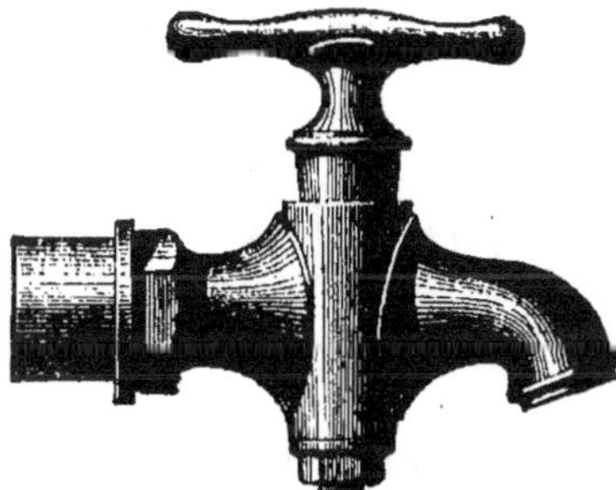

Fig. 26. **Robinet en cuivre jaune** *à tête et douille à tarauder*

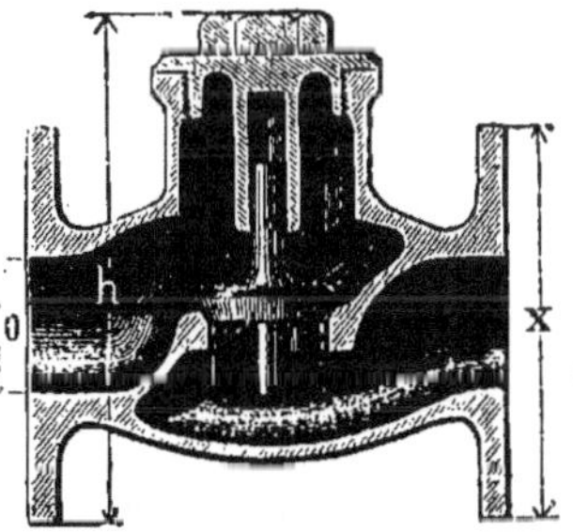

Fig. 27. **Boite de retenue** *à brides parallèles en bronze*

contre les dessins des robinets les plus employés et les meilleurs suivant notre expérience.

Il se fait de nombreux modèles de robinets, tous plus parfaits les uns que les autres ; remplissent-ils le programme ? qu'il nous soit permis de réserver notre appréciation.

Sans rien préjuger, nous dirons cependant que les robinets les plus simples semblent mériter la préférence.

Pour alimenter les bacs ou bassins d'essangeage on emploie de préférence le robinet à clef renversée et à col de cygne tournant qui se place sur le bord du bassin à portée de la main et peut se tourner à volonté pour alimenter les divers compartiments des bassins.

La longueur du col est modifiable à volonté suivant l'écartement des bacs ou bassins à alimenter.

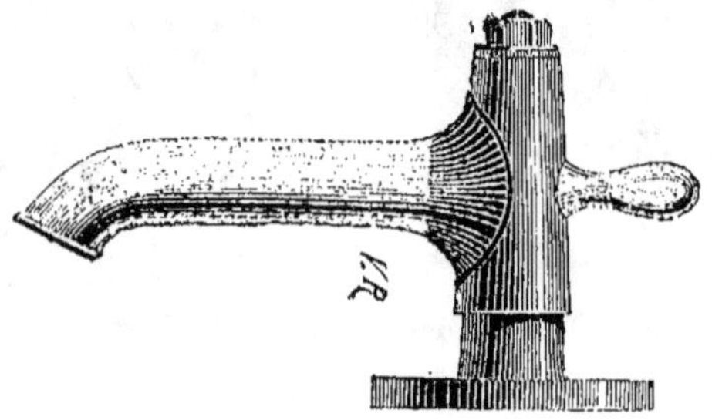

Fig. 28. — Robinet renversé, à col de cygne pour bacs et bassins

ALIMENTATION DES CHAUDIÈRES

L'eau sera employée aussi pour l'alimentation des chaudières où elle sera conduite par des pompes alimentaires des petits chevaux vapeur d'un bon système ou des injecteurs Giffard ou autres.

On peut employer plusieurs modes d'alimentation :

1° La **bouteille alimentaire** : le dessin de la chaudière verticale (1) en offre une assez bonne idée pour qu'il soit inutile d'insister.

2° La **pompe alimentaire** qui est ordinairement directement fixée sur le bâti de la machine à vapeur et actionnée par le mouvement de celle-ci.

Ces pompes sont verticales ou horizontalales suivant la disposition des machines.

Un faux piston en fonte relié au piston en bronze par une clavette en fer permet le débrayage.

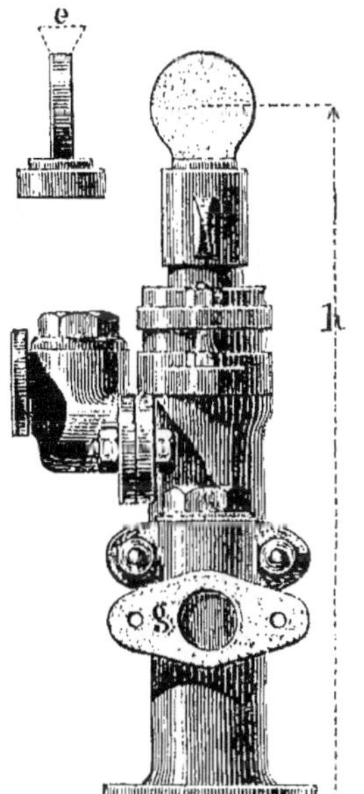

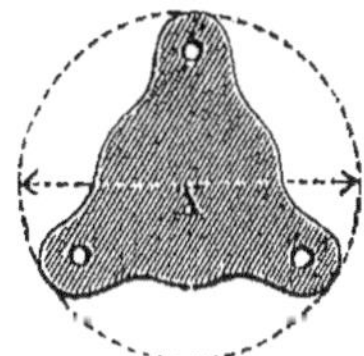

Fig. 29. Pompe alimentaire

Les boites à clapets sont en bronze et réunies au corps de pompe par des boulons, ce qui en permet le démontage et facilite les réparations.

(1) Voir chapitre : Appareils généraux.

La visite des clapets se fait très aisément en dévissant les chapeaux des boites.

Nous avons vu plus haut que les pompes à vapeur (fig. 18) étaient employées avec avantage comme appareils d'alimentation.

3° L'**injecteur** soit aspirant soit recevant l'eau en charge suivant les conditions de l'installation.

Les avantages principaux des injecteurs sont un prix d'acquisition extrêmement réduit, une construction simple, très soignée et en bronze du meilleur titre, une marche assurée et sans tâtonnements par les personnes les moins

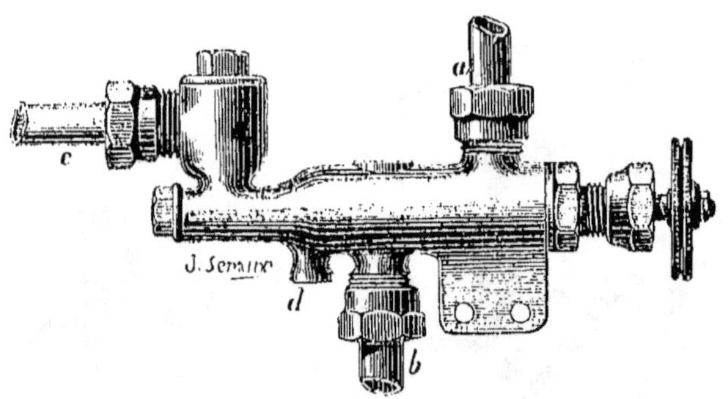

Fig. 30. — Injecteur aspirant.

a. Tuyau de prise de vapeur.	d. Tuyau de purge.
b. Tuyau d'aspiration d'eau.	e. Volant commandant la soupape
c. Refoulement à la chaudière.	aiguille d'aspiration.

familiarisées avec ces appareils et une économie d'emploi, toute la vapeur étant employée à réchauffer l'eau d'alimentation.

L'injecteur, comme d'ailleurs la pompe à vapeur directe, permet d'alimenter la chaudière lors même que le moteur ne travaille pas, il est donc avantageux d'avoir comme réserve un injecteur monté sur la chaudière et pouvant suppléer la pompe alimentaire en cas d'arrêt du moteur.

COMPTEURS D'EAU

Il sera nécessaire aussi d'avoir un compteur bien construit. Cet instrument permettra de connaître exactement le nombre de mètres cubes d'eau dépensés quand on est obligé d'en tenir compte à une municipalité ou à une compagnie ; il permettra aussi de se rendre compte s'il n'y a pas d'abus et si on ne dépense pas inutilement ce corps si précieux. A l'aide du compteur et des indicateurs de pression on contrôlera efficacement la marche des chaudières, la quantité de charbon brûlé et la manière dont les chauffeurs remplissent leur devoir.

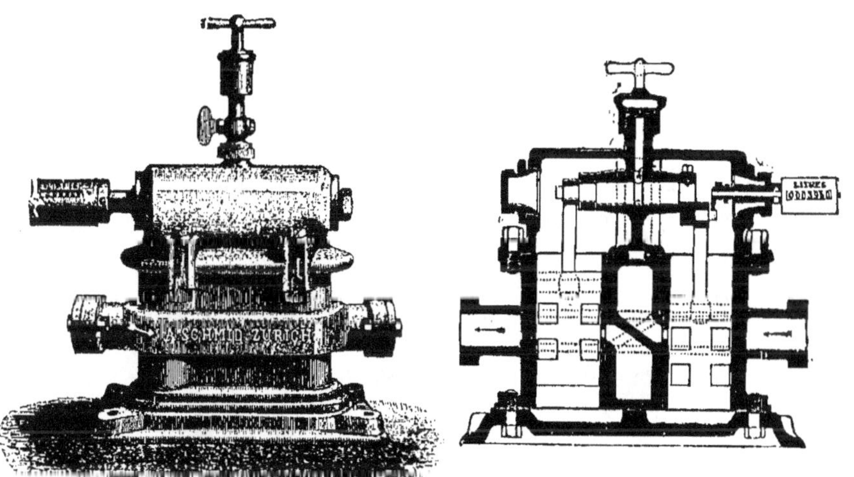

Fig. 32. **Compteur d'eau Schmid**   Fig. 33. **Coupe du compteur Schmid**

Le Compteur d'eau, système A. Schmid, breveté s. g. d. g. en France et à l'Etranger, est aujourd'hui un des rares appareils industriels sérieux pour le contrôle de l'eau vaporisée par les générateurs à vapeur.

L'eau d'alimentation est enregistrée par le compteur avec une exactitude absolue.

Le compteur peut être installé à n'importe quelle place de la tuyauterie d'alimentation ; la résistance qu'il oppose au passage de l'eau est nulle ; on peut en effet le placer sur le refoulement d'un injecteur sans gêner aucunement la bonne marche de ce dernier.

Le Compteur d'eau de M. A. Schmid rendra des services importants à toutes les administrations soucieuses de leur dépense de combustible et du rendement de leurs chaudières à vapeur ; la faible dépense d'acquisition de cet appareil sera bien vite amortie par les avantages qu'on retirera d'un contrôle exact de la consommation de vapeur.

Appliqué aux distributions d'eau dans les villes, le compteur Schmid est le plus robuste des compteurs de volume, dont la supériorité sur les compteurs de vitesse est aujourd'hui bien démontrée.

La construction du compteur à eau Schmid est d'une simplicité extrême ; cinq organes en mouvement composent toute sa partie mécanique.

L'EAU DANS LE BLANCHISSAGE

L'eau joue dans le blanchissage du linge un rôle prépondérant.

Sans eau, point de blanchissage.

Mais encore, faut-il que cette eau réunisse les qualités voulues, qu'elle ait ce que nous appellerons la " *condition industrielle* ".

L'eau sert dans le blanchissage à toutes les opérations que nous décrirons plus loin.

Il n'est donc pas sans intérêt de pouvoir reconnaître si l'eau dont on dispose a la condition industrielle.

Dans l'établissement d'une blanchisserie, cette question est primordiale ; faute d'en avoir tenu compte, on s'expose à de sérieuses déceptions et il est cependant facile de les éviter, ces mécomptes. La science, dédaignée trop souvent par des praticiens, nous offre, par l'*hydrotimétrie*, le moyen de nous rendre un compte exact de la qualité des eaux.

HYDROTIMÉTRIE

Si nous ouvrons le *Dictionnaire de Chimie pure et appliquée* de Wurtz, nous trouvons, page 78, la définition du mot que nous avons placé en tête de ce paragraphe ; nous y lisons :

HYDROTIMÉTRIE. — On nomme *dureté* d'une eau douce la propriété qu'elle possède de décomposer le savon et cette propriété est due aux sels de chaux et de magnésie qui forment *avec les acides* gras du savon des composés **insolubles**.

Aussi lorsqu'on lave du linge, le savon n'agit que lorsque les sels calcaires et magnésiens ont été neutralisés par les acides gras du savon, et l'on voit que plus ces sels *seront abondants* et plus *il y aura de savon employé* **en pure perte**.

La méthode hydrotimétrique consiste à classer les eaux d'après leur degré de dureté ou la quantité de sels qu'elles tiennent en dissolution, elle a pour point de départ les curieuses observations du docteur Clarke, et elle est fondée sur la propriété si connue que possède le savon de rendre l'eau pure **mousseuse**, et de ne produire de mousse dans les eaux chargées de sels terreux, et particulièrement à base de chaux et de magnésie, qu'autant que ces sels ont été décomposés et neutralisés par une proportion équivalente de savon et qu'il reste un petit excès de celui-ci dans la liqueur.

Le *degré hydrotimétrique* d'une eau indique donc immédiatement la proportion de savon qu'elle neutralise par litre, et la mesure de sa pureté.

Nous n'entrerons pas ici dans la description de l'hydrotimètre et autres appareils, ni des manipulations très simples (1) qui permettent de se rendre un compte exact du degré de dureté d'une eau ou de son *degré hydrotimétrique*.

L'hydrotimètre est non-seulement utile pour classer les eaux d'après leur pureté, il sert aussi à en faire dans certaines limites une véritable analyse.

Le nécessaire hydrotimétrique contient tout ce qui est utile pour cette analyse.

(1) On trouvera ces renseignements, dont la description conduirait un peu loin, dans tous les traités de chimie, notamment dans l'ouvrage si remarquable de M. Girardin, dans celui de MM. Boutron et Boudet, et enfin dans le dictionnaire de Wurtz que nous avons déjà cité.

TABLEAU

des degrés hydrotimétriques de quelques eaux et des quantités de savon décomposé avant de produire la mousse pour un mètre cube d'eau.

EAUX	DEGRÉS hydrotimétriques	SAVON décomposé
Eau distillée....	0°	0 kil.
» de neige à Paris........	2° 5	0.250
» de pluie à Paris.....	3°.5	0.350
» de l'Allier à Moulins	3°.5	0.350
» de la Dordogne à Libourne........	4°.5	0.450
» de la Garonne.....................	5°.0	0.500
» de la Loire à Tours et à Nantes.....	5°.5	0.550
» de Pontmore au-dessous de la coulée du Puy de Parion, près Clermont (Puy-de-Dôme).............	6°	0.600
Eau du puits de Grenelle	9°	0.900
» » de Passy..........	11°	1.100
» de la Somme-Soude...............	13°.5	1.350
Eaux du Rhône, de la Baône et de l'Yonne..................	15°	1.500
Eau de la Seine au pont d'Ivry..........	15° à 17°	1.700
» » » à Chaillot........·	23°	2.300
» de la Marne à Charenton..........	23°	2.300
» de la Dhuys à la source......	24°	2.400
» de l'Escaut à Valenciennes........	24°.5	2.450
» de la Lys à Roushecque.	23° à 27°	2.650
» d'Arcueil.....................	28°	2.800
» de la Deule à Lille...............	29°.5	2.900
» du canal de l'Ourcq	30°	3.000
» de St-Girgues à Clermont........·	40°	4.000
» des Prés-St-Gervais	72°	7.200
» de Belleville.....................	128°	12.800

La connaissance du degré hydrotimétrique en donnant les quantités de savon décomposé avant de produire la mousse, ou l'effet utile produit sur le linge qu'on veut blanchir, suffit dans un grand nombre de cas pour reconnaitre si une eau est plus ou moins pure, plus ou moins applicable à certains usages.

A l'aide de l'hydrotimètre, on peut du reste déterminer ce qu'il est utile de connaitre dans beaucoup de circonstances, les proportions de carbonate de chaux ou autres sels calcaires, de sels de magnésie, ou d'acide carbonique contenues dans l'eau qu'on examine. (Voir, pour ces déterminations, *l'hydrotimétrie*, par MM. Boutron et Boudet).

Comme résumé, nous dirons :

Seeligmann a proposé de partager les eaux en trois classes (1) :

1° *Eaux dont le titre hydrotimétrique ne dépasse pas 30°.* — Excellentes pour la boisson et le blanchissage, cuisant bien les légumes.

2° *Eaux marquant de 30° à 60° hydrotimétriques.* — Impropres au savonnage, cuisant mal les légumes, moins favorables à la santé et ne pouvant pas être employées pour beaucoup d'usages industriels.

3° *Eaux marquant de 60° à 150° et plus.* — Impropres aux usages domestiques et industriels.

Par ce qui précède, on comprendra sans peine et sans qu'il soit nécessaire d'insister, combien ces indications ont d'importance dans un service où l'eau est employée dans des proportions considérables.

(1) *Dictionnaire de Chimie* de Wurtz, *Chimie* de M. Girardin.

Quand les eaux employées dans les générateurs à la formation de la vapeur sont calcaires et sédimentaires, il faut avoir recours à l'épuration, comme nous le disons plus haut, soit pour éviter la formation de ces dépôts, soit pour empêcher leur solidification contre les parois des récipients.

ÉPURATION DE L'EAU

Dans l'intérêt même de la conservation des chaudières, il est de première nécessité d'épurer l'eau d'alimentation ; on y trouvera aussi, comme on va le voir, une économie notable de combustible.

L'expérience a démontré qu'une croûte calcaire d'un millimètre d'épaisseur diminue de 20 °/₀ la puissance de la chaudière, entraine une dépense exagérée de combustible, et lorsque la couche atteint deux ou trois millimètres, il y a danger.

Le dépôt non adhérent n'a pas moins d'inconvénients.

Il est souvent transporté par les courants qui s'établissent dans la chaudière, et vient s'accumuler en un endroit où il peut produire des obstructions ou des coups de feu.

D'autres fois, ce dépôt poussiéreux, léger et d'une grande finesse, est soulevé mécaniquement par les bulles de vapeur et entrainé dans les tuyaux et jusque dans les organes des machines : tiroirs, robinets, pistons, etc., où il cause des avaries très sérieuses.

Les désincrustants sont absolument inefficaces, puisque, dans les circonstances les plus favorables, ils ont pour résultat de changer la nature du dépôt, ce qui facilite le nettoyage, mais ne diminue en rien les chances d'accident.

L'application d'une bonne épuration d'eau sera vite regagnée par l'économie réalisée et la sécurité obtenue.

Les appareils pour l'épuration des eaux industrielles sont très nombreux, s'ils diffèrent par certaines dispositions spéciales ; ils reposent tous, à peu près, sur le même système. Le cadre de cet ouvrage ne nous permet pas de les indiquer tous.

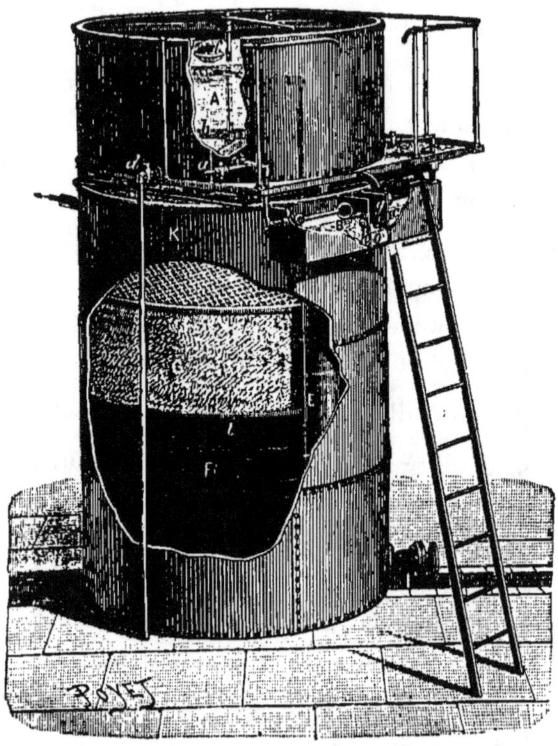

Fig. 31. — **Epurateur Howatson.**

Parmi les divers appareils en usage pour obtenir cette épuration, l'appareil Howatson, qui est installé dans un certain nombre d'établissements publics et un grand nombre d'établissements industriels, a été reconnu comme un des plus pratiques et des plus simples. Dans les blanchisscries, son emploi réalise une économie importante (environ 30 °/₀) de savon et autres produits saponifiants, et supprime les boues et incrustations dans les chaudières à vapeur.

Son prix est très modique, l'installation très simple et la manœuvre facile.

Il réunit donc les meilleures conditions pour être installé dans les établissements publics.

La question de l'épuration de l'eau nous parait digne de retenir l'attention de tous ceux qui dirigent des établissements hospitaliers ou industriels.

Nous leur fournirons avec plaisir tous les renseignements qu'ils nous feront l'honneur de nous demander.

SERVICE DES ÉGOUTS

Toutes les eaux résiduaires seront écoulées rapidement dans les égouts ; à l'aide de certains produits chimiques, on peut obtenir aisément la désinfection des eaux d'égouts (1). Des écluses de chasse permettront de laver les égouts, on multipliera les vidoirs et dans tous les water-closets et urinoirs on obtiendra une extrême propreté, si utile à l'hygiène, on supprimera toutes les exhalaisons méphitiques par des effets d'eau convenablement appliqués par des spécialistes.

On consultera avec fruit à ce sujet l'excellent ouvrage de M. Bechmann dont nous avons parlé plus haut, on y trouvera les renseignements les plus complets sur les eaux.

(1) Voir les intéressants travaux de M. Fischer, manufacturier à Chailvet (Aisne).

CHAPITRE III

BAINS ET HYDROTHÉRAPIE

Salles de bains.

Baignoires.

Bains de pieds.

Salles d'Hydrothérapie.

Tribune de doucheur.

Hydro-mélangeur.

Bains de cercles et bains de pluie.

Douches diverses.

Bains de siège.

Bains d'air chaud et de vapeur.

Fumigations.

Piscines.

Bains et lavoirs populaires à prix réduits.

Bains d'aspersion.

Bains-Douches en Autriche et en Allemagne.

BAINS ET HYDROTHÉRAPIE

Si de tous temps, même aux époques les plus reculées, on constate l'existence de bains, on peut dire que le grand développement donné à la médication par l'eau froide, à l'hydrotérapie, ne date que d'un quart de siècle.

Ce n'est en réalité que depuis vingt-cinq ans que les médecins traitent couramment et avec succès un grand nombre d'affections par l'hydrothérapie et en préconisent l'emploi sous des formes multiples appropriées à chaque cas pathologique qu'ils ont devant eux.

Concurremment à l'eau froide, on emploie l'eau tiède, l'eau chaude, ou un mélange des deux, on a également recours aux bains de vapeur, aux bains de vapeurs aromatisées par des plantes médicamenteuses, dits bains de fumigations.

L'eau s'emploie en ablutions, en jets, en pluie, en aspersion, en nappes, avec plus ou moins de pression.

De nombreux établissements se sont créés dans chaque ville, et dans presque toutes les régions de la France se sont élevées de nombreuses stations thermales et balnéaires où l'on traite les affections les plus diverses au moyen des eaux contenant naturellement certains agents curatifs.

C'est aux médecins à indiquer les eaux à prendre.

Les résultats vraiment merveilleux obtenus par l'hydrothérapie, les cures remarquables qu'elle a réalisées et tout au moins l'amélioration notable qu'elle apporte dans un grand nombre de maladies, en imposent l'emploi.

Dans tous les établissements hospitaliers, religieux, militaires, maritimes, pénitentiaires, établissements d'instruction, lycées, collèges, etc., il est indispensable d'avoir d'abord :

1° Au point de vue de l'hygiène un service de bains bien organisé.

2° Une installation hydrothérapique aussi complète que possible.

SALLES DE BAINS

Les cabinets de bains seront bien aérés, afin de permettre à la buée, aux odeurs, de s'enlever rapidement ; l'eau ayant servi devra s'écouler facilement ; on évitera avec soin, tout courant d'air pouvant affecter le baigneur.

Les baignoires pourront être à un ou deux dossiers, en cuivre étamé, en fonte émaillée ou en zinc suivant les ressources budgétaires et leur emploi.

Les robinets de baignoires facilement manœuvrables seront à béquille, manche d'ébène, montés sur plaque en cuivre portant la coquille à savon.

Les cuvettes de vidange de baignoires bien installées, devront être siphoïdes, en fonte oxydée, prévenant les retours d'odeurs des caniveaux de décharge.

On emploiera des tubes à couler ou tubes de buée en cuivre poli ou en zinc.

Les soupapes de vidange seront à levier ou à clef ;

s'assurer qu'elles portent bien sur leur siège et que l'obturation est complète.

Dans les asiles d'aliénés on dispose sur les baignoires un couvercle en toile qui maintient le malade dans le bain.

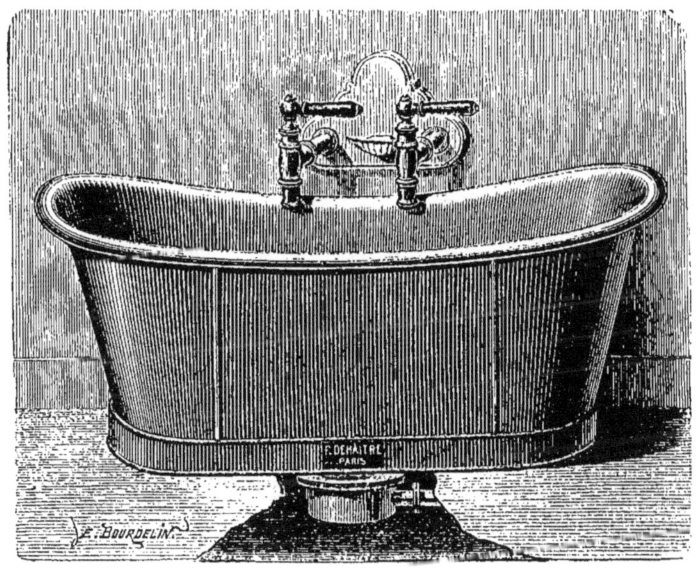

Fig. 32. — Installation d'une baignoire fixe.

Souvent on dispose aussi une douche en pluie au-dessus de la baignoire.

Dans ces établissements où il faut une extrême surveillance, les robinets sont à clef mobile avec cache entrée ne pouvant être manœuvrés que par les surveillants.

Le plus souvent même les baignoires pour le service des aliénés sont alimentées par un hydro-mélangeur qui ne laisse arriver l'eau qu'à la température voulue pour le bain : on évitera de cette façon les accidents pouvant provenir d'une erreur ou d'une distraction.

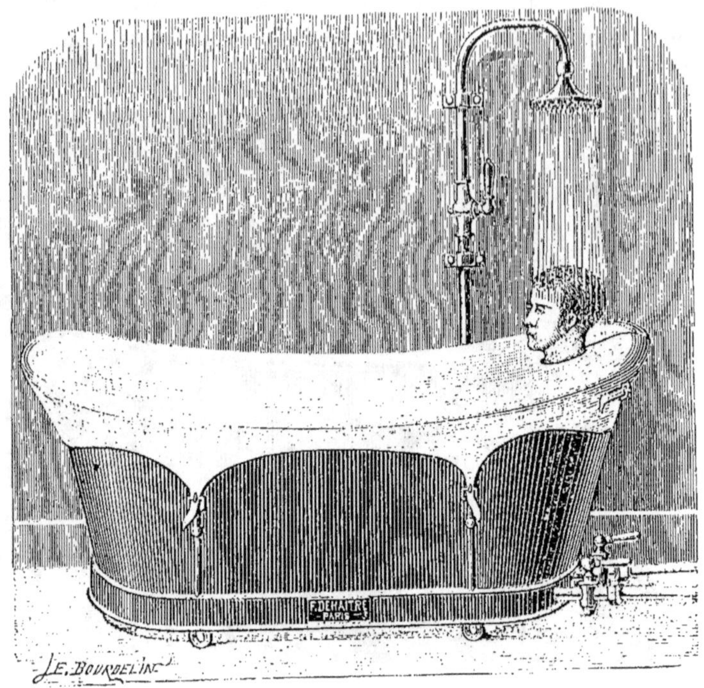

Fig. 33. — Baignoire avec douche en pluie pour asile d'aliénés.

A côté des grands bains qui devront être d'un usage régulier dans tout établissement hospitalier ou d'instruction il est de toute nécessité d'avoir un service de bains de pieds bien organisé.

Les bains de pieds seront en cuivre étamé ou en fonte émaillée avec arrivée et vidange par le fond.

Avec une chaudière à vapeur ou même une simple chaudière thermo-siphon, on aura toujours, pour le service

des bains et de l'hydrothérapie, toute l'eau chaude nécessaire.

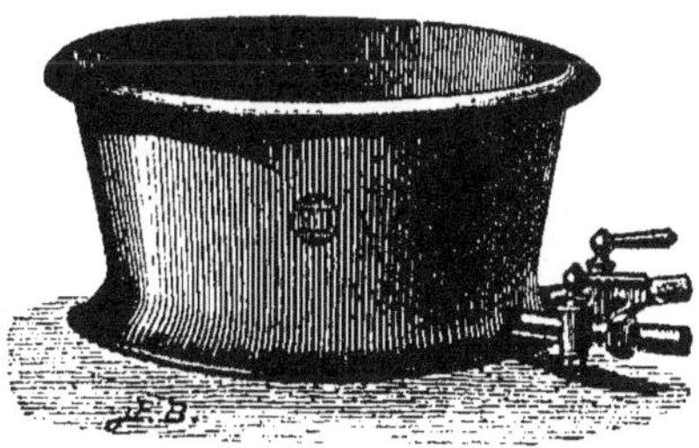

Fig. 34. — Bains de pieds.

Dans un chapitre précédent, nous avons préconisé l'emploi
d'un foyer à plans inclinés, pour le chauffage des salles,
il pourra également servir pour chauffer l'eau nécessaire
aux bains et à l'hydrothérapie.

A proximité de la salle de bains il devra toujours y avoir
une ou plusieurs armoires chauffe-linge de façon à avoir

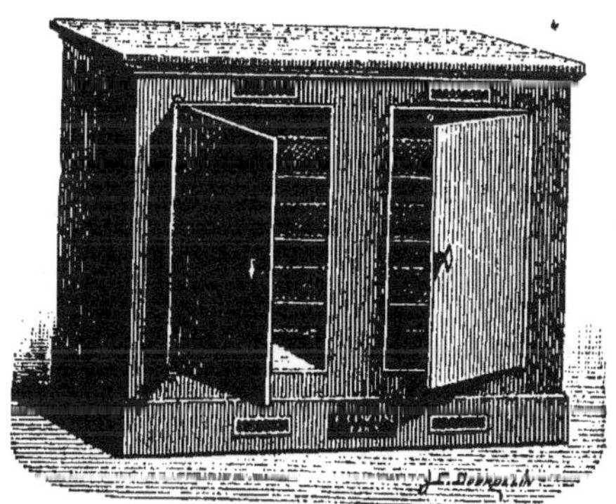

Fig. 35. — Armoire chauffe-linge.

sous la main du linge chaud pour essuyer les personnes
sortant du bain.

Ces armoires sont chauffées par la vapeur, par le gaz, ou par un brasero au charbon.

Elles ont également leur emploi dans les salles d'hydrothérapie dont nous allons parler.

SALLES D'HYDROTHÉRAPIE

La salle d'hydrothérapie devra être vaste, bien aérée, bien ventilée par le haut, chauffée à une température déterminée, les déshabilloirs à proximité, afin que la préaction de même que la réaction puissent s'opérer sans perte de temps.

A côté doit se trouver la salle de sudation, les bains de vapeur et les bains de fumigations, cabinets de massage, etc.

Les appareils seront groupés dans un ordre méthodique, la tribune du doucheur placée au centre, afin que le doucheur puisse appliquer les douches avec la précision nécessaire et attaquer avec sûreté les parties du corps exigeant ce traitement.

Le sol de la salle devra être revêtu d'un parquet à claire voie.

L'alimentation devra être faite autant que possible en eau de source, et la pression devra être au moins de 8 à 10 mèt.

L'eau chaude sera amenée parallèlement à l'eau froide et avec la même pression pour donner les applications de douches tièdes, mitigées ou écossaises.

Nous allons passer en revue les principaux appareils employés pour le service hydrothérapique, ces appareils pouvant naturellement être modifiés suivant les applications spéciales, les demandes de Messieurs les Docteurs, ou les circonstances locales.

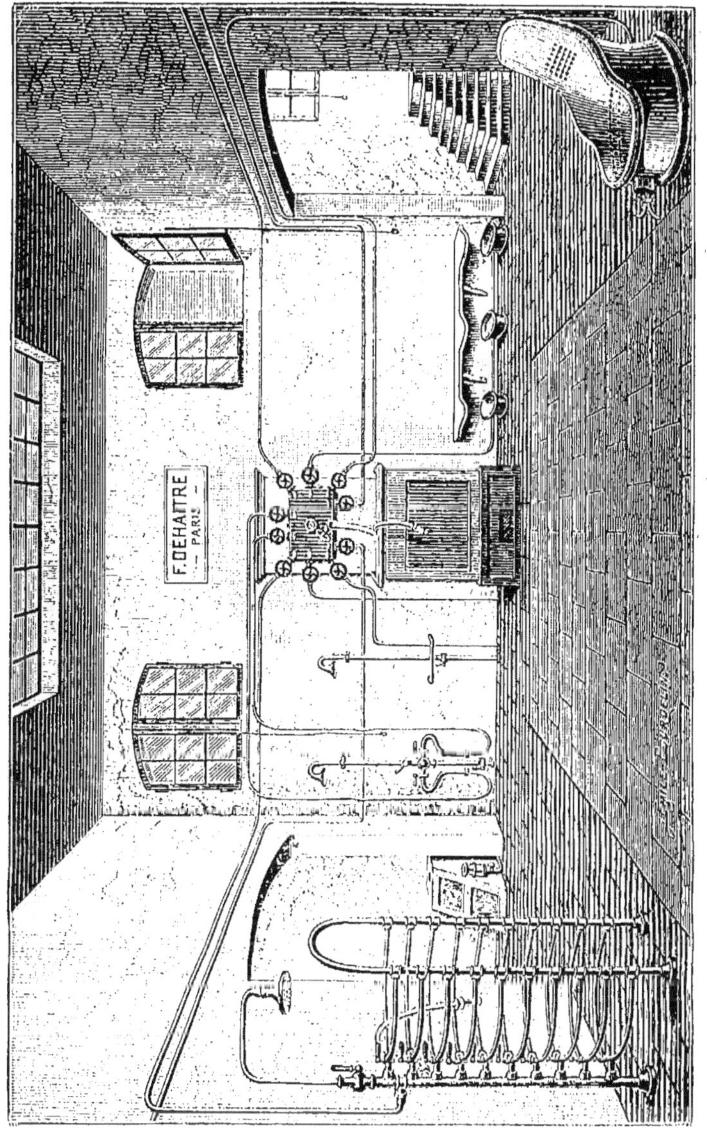

Fig. 3. — Type d'une Salle d'Hydrothérapie.

APPAREILS D'HYDROTHÉRAPIE

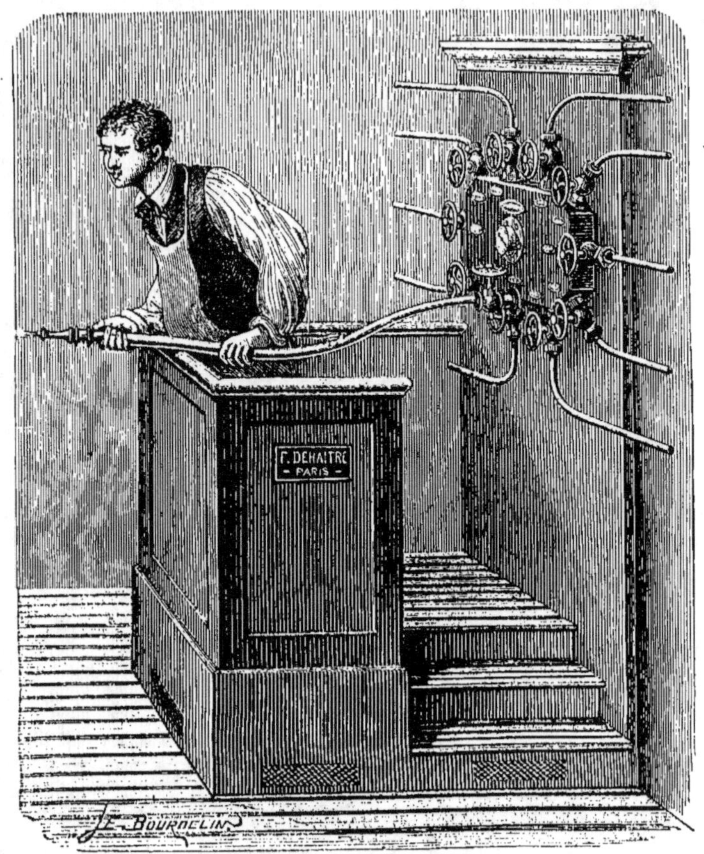

Fig. 37. — Tribune de doucheur avec hydro-mélangeur.

La tribune de doucheur est employée par le médecin ou le doucheur pour administrer les divers traitements hydrothérapiques ; le doucheur est à l'abri des projections d'eau et peut avec sûreté diriger les douches et manœuvrer les appareils, dont il a tous les robinets de service à portée de la main.

L'hydro-mélangeur (1) permet de mélanger l'eau dans les conditions voulues et cela facilement à l'aide d'un jeu de robinets à la portée de la main du surveillant ou du docteur pour les bains médicinaux.

Un thermomètre à aiguille communiquant avec l'hydro-mélangeur donnera toujours la température exacte du mélange et évitera ainsi tout accident.

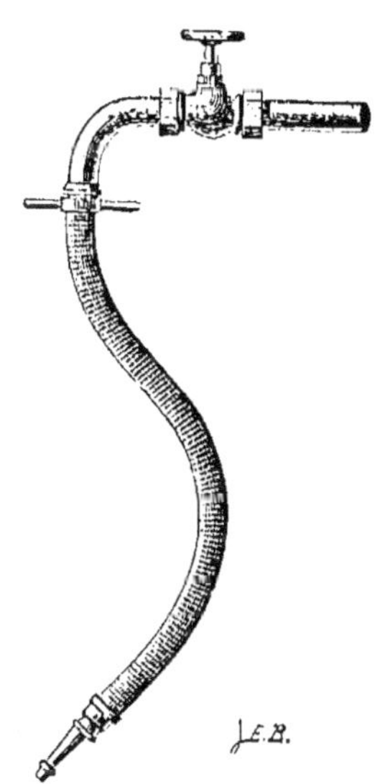

Fig. 38. — Douche en lance.

La **douche en lance** ou douche à percussion, se fixe directement sur le mélangeur et comprend : raccord sur le

---

(1) Cet appareil est représenté dans la vue d'ensemble d'une salle d'hydrothérapie et dans le dessin « Tribune de doucheur avec hydro-mélangeur ».

mélangeur, tuyau de caoutchouc cannelé de 1ᵐ 25 de longueur, jet, lame et gerbe.

Elle s'établit également en dehors du mélangeur directement sur la conduite d'eau froide pour douches froides.

Les **bains de cercles** se font à six ou huit cercles en cuivre jaune renforcé.

Ils sont pourvus de robinets d'arrêt à chaque cercle ou commandés par un seul robinet.

On peut les compléter par une douche en pluie et une douche en lance.

Pour les Asiles d'aliénés les bains de cercles sont garnis d'une enveloppe intérieure empêchant les malades de s'accrocher aux cercles.

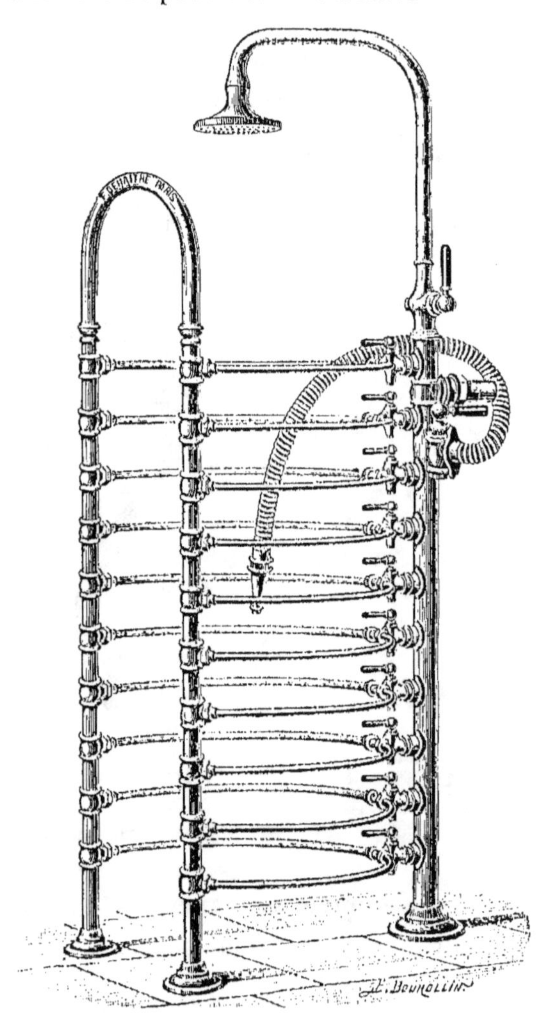

Fig. 39. — **Bains de Cercles.**

Les **appareils de douche** sont disposés pour donner des bains de pluie simples soit froids soit mitigés, ou des douches écossaises c'est-à-dire des aspersions alternativement froides et mitigées.

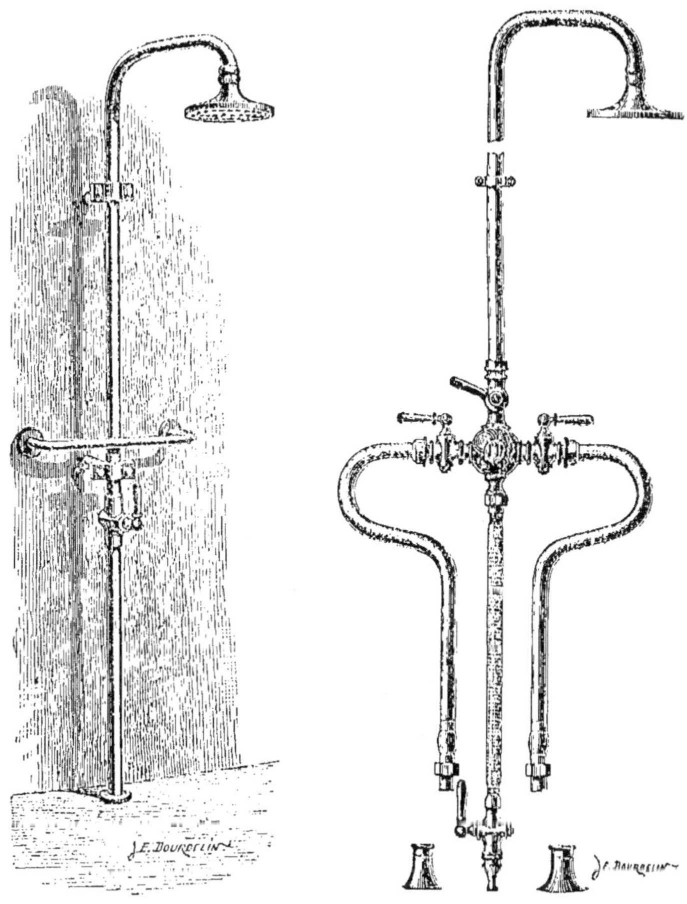

Fig. 40. — Bain de pluie.   Fig. 41. — Douche écossaise.

Ces appareils sont à colonne montante pour être scellés contre un mur, ou à raccord pour être fixés au plafond par une rosace patère ; leur manœuvre dans ce dernier cas se fait par un robinet à bascule et un cordon de tirage.

Les appareils de douches se prêtent a toutes les combinaisons exigées pour le traitement hydrothérapique par le moyen d'ajustages spéciaux qui se vissent sur les colonnes montantes pour donner des douches à percussion, douches horizontales en jet, lame ou gerbe, douches spinales, etc.

Des barres d'appui sont nécessaires pour que les bains de pluie tombent sur les parties malades.

Le **bain de siège** hydrothérapique complet comprend cinq effets d'eau chaude ou froide desservis par une série de robi-

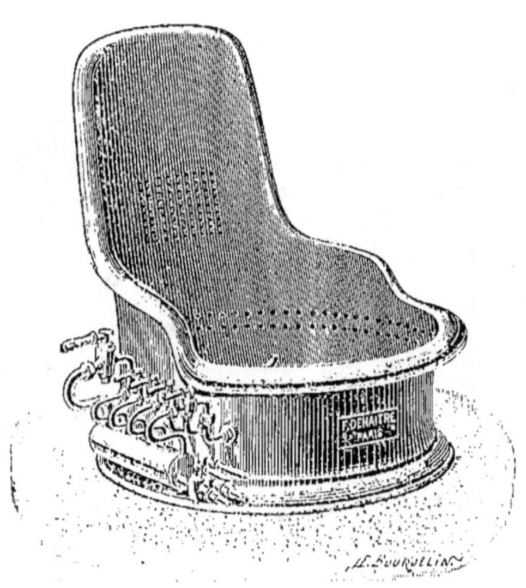

Fig. 42. — Bain de siège hydrothérapique.

nets qui permettent l'usage simultané ou séparé de douches ascendante, vaginale, périnéale, en cercle et dorsale.

Ces appareils sont ordinairement en cuivre rouge étamé

avec sellette et possèdent une nourice mélangeur, deux robinets d'alimentation eau froide et eau chaude et une soupape de vidange.

Le bain de siège se fait aussi simple, pour bain par immersion à eau courante, et peut alors se construire en zinc ou en fonte émaillée.

Nous ne parlerons ici, que pour mémoire, des divers appareils pour traitements spéciaux, tels que bidets hydrothérapiques, sièges garderobe avec douche ascendante, bains de pieds hydrothérapiques avec effets alternés d'eau chaude et d'eau froide, bains de bras à goussets, bains de jambes, etc.

Ces appareils se construisent sur les indications des médecins pour des besoins et des cas spéciaux.

BAINS D'AIR CHAUD ET DE VAPEUR — FUMIGATIONS

Les **salles de sudation** sont chauffées le plus économiquement possible par les foyers à plans inclinés système A. Robin qui donnent une température parfaitement constante et sans coups de feu.

Elles peuvent être chauffées également par une simple cloche en fonte avec surface de chauffe en tôle, ou par la vapeur au moyen de tuyaux à ailettes.

Elles sont munies de fontaines à éponges pour permettre de se rafraîchir le visage.

A côté se trouvent les salles de **bains de vapeur** disposées en gradins avec rampes en cuivre poli, et comportant un vaporarium avec boîte à aromates pour arrivée de vapeur, etc.

On dispose dans la même salle des douches locales de vapeur avec robinets à rotule et boîte à aromates, des douches en pluie froides et des douches écossaises.

A proximité sont installés des lits de repos.

Les **fumigations** sèches ou humides se donnent dans des appareils spéciaux en forme de cabines d'où émerge seule la tête du malade.

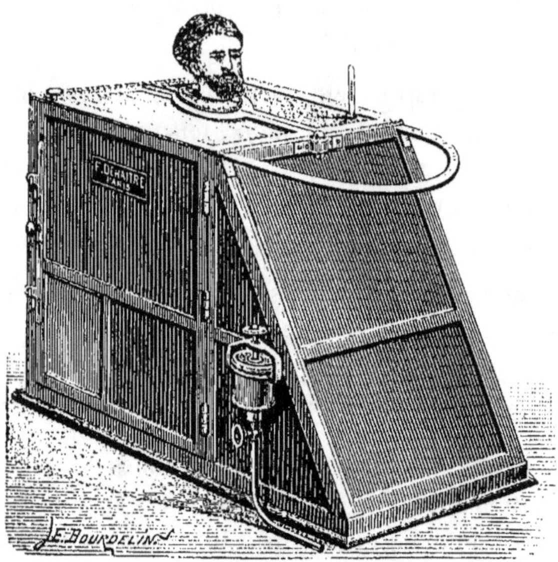

Fig. 43. — **Boîte à fumigation.**

Les appareils de fumigation sont pourvus d'une boite à aromates et à condensation de vapeur.

Pour une installation isolée l'appareil de fumigation peut être accompagné d'une petite chaudière à vapeur spéciale avec fourneau en tôle chauffant au charbon de bois.

Nous avons décrit les appareils pour ainsi dire classiques, qui doivent figurer dans toute installation sérieuse. On peut certainement les modifier pour obtenir des effets nouveaux, mais nous n'avons voulu présenter qu'un ensemble répondant à tous les besoins.

PISCINES. — ÉCOLES DE NATATION

Si, à côté du service des bains, un établissement possédait une piscine de dimensions convenables, il se trouverait dans des conditions bien supérieures au point de vue de l'hygiène (1).

L'immobilité du corps dans les baignoires a été justement critiquée ; l'exercice de la natation ou même le simple mouvement que l'on peut se donner dans une piscine développera les forces musculaires et rendra le bain plus salutaire encore. On se familiarisera avec l'eau et on apprendra plus aisément à nager ; tout danger étant écarté, on aura cette confiance nécessaire pour acquérir rapidement un art d'une incontestable utilité.

De nombreuses piscines existent dans les grandes villes d'Europe ; à Paris, depuis quelques années plusieurs se sont montées et leur clientèle s'augmente chaque jour, il serait à désirer d'en propager l'emploi qui ne peut exercer qu'une influence bienfaisante au point de vue humanitaire et hygiénique.

Un ingénieur distingué M. Edmond Philippe s'est spécialement consacré à l'étude et à la création d'Écoles de natation à eau chaude (hiver et été) à l'usage des classes laborieuses, de l'Armée et des Enfants des écoles communales, auxquelles il adjoint des Lavoirs hygiéniques à prix réduits

(1) Les étuves publiques ou *estuves* pourvues d'une piscine remontent au XV⁰ siècle. — En 1538, François 1ᵉʳ les fit démolir pour cause d'immoralité publique. — En 1634, il fut créé 48 charges de barbiers, baigneurs-estuvistes et perruquiers.

où la ménagère trouve toutes facilités pour blanchir, sécher et repasser son linge.

Nous sommes heureux de pouvoir reproduire ici avec l'autorisation de l'auteur quelques passages d'une brochure que M. Edmond Philippe a consacrée à ce sujet.

Nous devons toutefois, en ce qui concerne quelques appréciations relatives à l'organisation des lavoirs de Paris, faire nos réserves personnelles, ne partageant pas entièrement la manière de voir de l'auteur à ce sujet.

Les Lavoirs de Paris ont été beaucoup améliorés ces dernières années tant au point de vue de l'outillage que de l'aménagement intérieur et offrent actuellement plus de confortable à la ménagère.

Nous pensons néanmoins qu'il y a encore à faire et qu'un lavoir qui ajouterait à son matériel actuel certains outils complémentaires permettant à la ménagère d'y finir entièrement son travail rencontrerait dans cette organisation de nouveaux éléments de succès.

C'était du reste l'opinion que nous a exprimée souvent un homme d'une haute compétence dans ces questions de blanchissage du linge, l'honorable M. Clément Drouard, dont la chambre syndicale des blanchisseurs, qu'il dirigea pendant de longues années, regrette encore la perte.

BAINS & LAVOIRS POPULAIRES A PRIX RÉDUITS [1]

(Etablissements reconnus d'utilité publique
par l'Assemblée Nationale. Loi du 1er juin 1850)

Les *Dépenses* faites pour l'hygiène populaire sont en réalité des *Economies Budgétaires*.

Dr Jules ROCHARD.

Hygiène sociale 1890.

L'amélioration de la santé du peuple qui en résulte a pour conséquence une *réduction considérable* des charges de l'assistance publique.

J.-B. DUMAS, Ministre
(*Rapport à l'Assemblée Nationale 1850*).

...... C'est aussi une *augmentation de la fortune nationale* par une diminution des *maladies* et de la *mortalité :* chaque existence représentant une *force* et une *valeur.*

DURAND-CLAYE.
Ingénieur des Eaux de la ville de Paris.
(*Rapport au Congrès des Architectes de France 1883*).

Les hygiénistes, les économistes et les philanthropes français sont péniblement affectés, à chaque nouveau recensement, de constater combien peu s'augmente la population de notre pays, comparée à celle des nations voisines.

Voici, à l'appui de cette affirmation, les chiffres du dernier recensement :

---

[1] Par Edmond Philippe, ingénieur, membre des Sociétés Française de l'hygiène et d'Hygiène de l'Enfance, diplôme d'honneur à l'exposition d'hygiène de Paris.

Allemagne, excédent des naissances sur les décès, 11   pour mille.
Russie,   »   »   »   10 1/2 »
Autriche-Hongrie,   »   »   7 1/2 »
Italie,   »   »   7 1/2 »
En France,   »   »   2 1/3 »

Il y a là, pour la France, un danger économique et militaire sur lequel il est inutile d'insister.

Ne pouvant augmenter les naissances, il y a urgence pour tout patriote à rechercher les moyens de réduire la mortalité, d'autant plus qu'au point de vue économique, l'existence d'un adulte représente pour la nation une somme de sacrifices et de dépenses qui la rend plus précieuse que la vie d'un nouveau-né.

Dans ces conditions, là, où existent des centres populeux, la création d'établissements d'hygiène populaire s'impose.

Au premier rang de ces institutions se placent les Bains populaires à prix réduits et Lavoirs hygiéniques à service rapide et perfectionné ; les premiers pour entretenir la santé, les seconds pour empêcher les maladies de se propager.

Cette question a de tous temps préoccupé l'esprit des représentants du peuple, des hygiénistes et des philanthropes les plus éminents.

Déjà en 1850, pour ne mentionner que des faits contemporains, une Commission composée de savants et présidée par l'éminent M. Dumas, alors ministre, ayant pour collaborateurs MM. Peclet, Darcy, Payen et autres notabilités de la science ou de l'administration, s'était rendue en Angleterre pour y étudier l'organisation des Bains et Lavoirs publics, fondés par les Conseils de Paroisse, qui sont l'équivalent de nos Municipalités.

A son retour, cette Commission a fait un rapport à l'Assemblée nationale, dont nous extrayons les passages suivants :

« Le Gouvernement, qui considère comme un devoir de faire chaque jour un pas nouveau dans la voie du progrès, en ce qui concerne les institutions capables d'assurer le bien-être des classes laborieuses, vient, après une longue étude de la question, vous proposer de favoriser par le concours et les encouragements de l'Etat, la création de quelques établissements de Bains et Lavoirs à bas prix, destinés à servir de modèles non seulement à la bienfaisance, mais encore à la spéculation.

« Modestes en apparence, ces institutions comptent parmi les plus populaires d'un pays voisin, elles y contribuent au plus haut degré au bien-être des individus, au maintien de la santé publique et à la moralisation des masses.

« En France, les lavoirs publics (1) ne sont point organisés pour que la mère de famille puisse en profiter ; les opérations du lessivage, lavage et séchage se font avec une insuffisante rapidité et la ménagère et les ouvrières y perdent un temps précieux. »

Et plus loin, le rapport précité traitant des Bains s'exprime ainsi :

« De leur côté, les établissements de Bains, dans toutes nos villes, font payer trop cher leurs services, pour que la classe ouvrière puisse en profiter, chose bien regrettable assurément, car, partout en Angleterre où l'on a procuré le moyen de se baigner, on n'a pas tardé à constater une grande amélioration morale et physique.

(1) Il est juste de dire que depuis quelques années MM. les Maîtres de Lavoirs ont fait de louables efforts et ont considérablement augmenté les facilités qu'offrent ces établissements aux ménagères.

« Il résulte de documents anglais qu'un ouvrier propre produit, suivant l'âge, de 7 à 10 % plus de travail ; cette considération fait qu'en Angleterre certains usiniers obligent, par contrat, leurs ouvriers à se baigner toutes les semaines dans une piscine attenante à l'établissement (absolument comme on bouchonne un cheval), c'est brutal, mais c'est pratique.

« En Angleterre, le succès des Bains à bas prix est tel qu'un seul établissement administre plus de 200.000 bains par an. »

Revenant à la question des lavoirs, le rapport ajoute :

« A Londres, Liverpool, Manchester et autres villes, de grands et beaux lavoirs, à service très régulier et très rapide, ont été construits aux frais des villes, tandis qu'en France les établissements de ce genre, abandonnés à l'industrie privée, demeurent dépourvus de toutes les combinaisons savantes qu'en Angleterre un heureux progrès imagine chaque jour à leur profit. »

En 1850, il n'existait en France aucune législation sur les lavoirs, la valeur des terrains était moindre qu'aujourd'hui, cependant le mal était déjà considérable, ainsi que le constate le rapport de la Commission ; avec la cherté des terrains, le mal s'est aggravé et le rapport adressé le 5 août 1886 au Préfet de la Seine par le Conseil d'hygiène et de salubrité (M. Bunel, architecte de la Préfecture, rapporteur) fait mention de cette aggravation et de la fâcheuse organisation de ces établissements.

La lecture de ce document démontre que depuis 40 ans, non seulement les lavoirs ne se sont pas perfectionnés, mais que la cherté des terrains a conduit par économie, les propriétaires à réduire au-dessous du nécessaire la place réservée aux laveuses, etc., etc. (1).

Le rapport de la Commission présidée par M. Dumas constate que :

L'industrie privée serait impuissante, sans l'aide de l'Etat ou des Municipalités, à édifier des établissements de bains et lavoirs modèles ; en Angleterre le concours du gouvernement a été indispensable pour en assurer la fondation par des concessions d'eau, de terrains et de subventions en espèces.

Divers passages dudit rapport exposent que :

L'exploitation des lavoirs à prix réduits est une cause de pertes, tandis que les bains sont une source de profits ; aussi par économie, et pour faire compensation, partout où cela a été possible on a réuni les deux exploitations afin d'en réduire les frais.

Après avoir fait une longue énumération des avantages résultant pour le public des bains et des lavoirs perfectionnés et à bas prix, le rapport ajoute en manière de conclusion :

« De tels résultats, joints à l'amour du bien qui anime les Municipalités, suffiront pour décider la création des premiers établissements que l'industrie privée, en présence du succès, ne tardera pas à imiter. »

Sur le rapport ci-dessus relaté, l'Assemblée nationale vota une somme de 600.000 fr. (loi du 1er juin 1850) pour aider les municipalités à créer des bains à bas prix, et des lavoirs à service rapide et perfectionné.

____

(1) Nous devons cependant constater que quelques lavoirs modernes font une heureuse exception. Il faut signaler que l'administration n'a pas non plus aidé l'industrie des lavoirs et a refusé notamment aux maîtres de lavoirs la faculté d'être entrepositaires pour les combustibles qu'ils emploient.

Il y a là une distinction importante ; il est reconnu par cette loi longuement motivée, la nécessité des bains à bas prix, mais pour les lavoirs, c'est moins le prix qui est à considérer que le service rapide et perfectionné.

A notre connaissance, plusieurs villes ont fait des demandes de crédits, mais par suite d'une mauvaise direction ou plutôt d'une organisation défectueuse, les résultats attendus n'ont pas été complètement réalisés.

M. Dumas termine son rapport ainsi :

« Par suite de la perfection dans les procédés de l'exploitation et de l'économie résultant de la réunion des bains et des lavoirs, ces établissements constitueront un placement plutôt lucratif qu'onéreux aux capitaux qu'on leur consacrera. »

Nous ne croirions pas avoir fait un historique fidèle de la question, si revenant à une époque plus près de nous, nous omettions en terminant de rappeler un vœu émis par le Conseil municipal de Paris et qui prouve toute sa sollicitude pour l'hygiène de la population ; ce vœu vise principalement les bains de natation d'hiver et d'été si répandus en Angleterre et surtout en Allemagne et autres villes d'Europe :

« Le Conseil, considérant que la natation est l'un des plus fortifiants et des plus utiles exercices gymnastiques ; que la saison des bains de rivière ne dure à Paris au plus que quatre mois ; que dans maintes grandes villes, notamment à Londres sous le nom de Swimming Baths, il existe de grandes piscines pour la natation, où l'eau est maintenue à la température convenable et où l'on s'exerce à la natation toute l'année ; que ces établissement sont très fréquentés et que, malgré la modicité des prix, ils sont une source de revenus très considérables pour ceux qui les exploitent ; qu'il y a lieu de penser qu'ils pourraient être aussi une source de revenus pour la ville de Paris ; que du reste, indépendamment de cette considération de revenus possibles, il y a lieu pour Paris, qui est, sous ce rapport, en retard sur la plupart des grandes villes du monde, de se mettre pour tout ce qui concerne l'éducation morale, physique et intellectuelle des jeunes générations, au rang d'où elle n'aurait jamais dû déchoir, etc. »

La délibération du Conseil municipal se termine en émettant le vœu de voir créer à Paris des Écoles de natation.

Depuis ce vœu, et cela a une importance considérable pour la propagation des écoles permanentes de natation, la natation a été décrétée obligatoire en France pour les Écoles et pour l'Armée. (Sénat, loi du 24 juin 1879.)

Enfin, la même année, la Société des Sauveteurs-Naufragés, réunie en Congrès international à Paris, a émis le vœu « que la natation fasse partie intégrante de l'instruction et soit l'objet d'examens spéciaux pour le professorat ».

Conformément au vœu du Conseil municipal il y a huit ans, après bien des années d'études et de démarches persévérantes, M. Edmond Philippe parvenait à construire à Paris, 31, rue de Château-Landon, le premier bain populaire de natation d'hiver et d'été ; cet établissement, sur le rapport favorable de la 6ᵉ Commission (M. le Docteur Cattiaux, rapporteur), a été favorisé par le Conseil municipal de la concession, pour alimenter le bassin de natation, des eaux chaudes provenant de la condensation des machines à vapeur appartenant à la Ville.

Depuis cette époque M. Edmond Philippe a construit personnellement à Paris trois autres établissements semblables et a été imité par neuf autres industriels ; cette progression rapide en l'espace de 8 années prouve bien toute la vogue de ces établissements.

Le Bain populaire de la rue Château-Landon, reçoit par an de 180 à 200,000 baigneurs civils, non compris les enfants des Écoles communales et l'Armée.

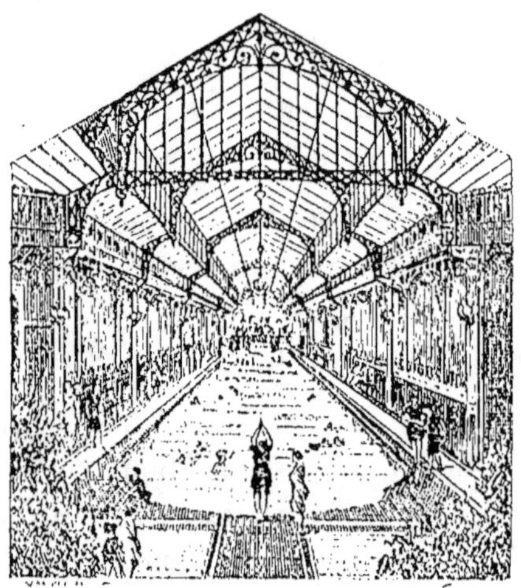

Fig. 44. — Ecole de natation à eau chaude, d'hiver et d'été, par *Ed. Philippe, Ingénieur.*

Mais pour obtenir ce résultat, les Bains de natation ont dû être appropriés au goût français ; il faut qu'il en soit de même des Lavoirs, sans quoi le succès pourrait se faire attendre ou ne pas venir.

En 1889, la ville de Lille a accordé à M. Edmond Philippe pour la création d'un établissement de Bains populaires :

1° Une subvention de 5,000 francs ;

2° L'eau froide ;

3° Le droit de canaliser en ville pour recueillir aux

machines particulières l'eau chaude provenant de leur condensation ;

4° Elle l'a exonéré des droits d'octroi.

Mais elle lui a imposé :

1° L'obligation de donner 60,000 bains gratuits aux enfants, filles et garçons, fréquentant les écoles communales ;

2° Un tarif réduit pour les Bains populaires.

Cet établissement a été ouvert au public le 23 Novembre 1890 et en 1891 il a délivré 213,676 bains.

La ville d'Armentières, dans le but de faciliter la réunion du capital nécessaire à la construction des Bains, a accordé divers avantages, notamment la garantie d'un minimum d'intérêt et d'amortissement, l'établissement à construire étant considéré comme dépendance du domaine municipal, auquel du reste il doit faire retour.

Il est à souhaiter que l'exemple donné par les villes de Paris, Lille et Armentières soit suivi par d'autres villes où des projets analogues sont en élaboration.

On commence donc enfin, en France, à apprécier que la propreté corporelle procure d'aussi bons résultats au moral qu'au physique et que l'homme propre gagne en dignité.

Actuellement l'urgence de ces créations se fait de plus en plus sentir et il est à désirer, ainsi que l'expose si bien le rapport de la commission présidée par M. Dumas, que, par raison d'économie et de bonne administration, on réunisse sous une même direction et dans un même corps de bâtiment les Bains et les Lavoirs.

En principe, il y a lieu de confier à l'Assistance publique, c'est-à-dire aux Hospices, le service des Bains absolument gratuits et aussi celui des bains à délivrer aux malades. Ces bains constituent des exceptions toute de charité, et dans ces cas spéciaux, l'industrie privée ne saurait inter-venir.

De plus, recevoir dans le même établissement les indigents, les malades et les bien-portants, en outre du danger de contagion qu'offre une semblable promiscuité, cela aurait encore pour effet de discréditer l'établissement et d'éloigner des Bains la plus grande partie de la population ; par ce fait, le but hygiénique qu'on se propose serait manqué.

Il serait également contraire à la santé publique d'envoyer dans un lieu contaminé par les malades, les enfants des écoles qui doivent apprendre à nager ; ce serait donc la suppression des Bains scolaires.

En Angleterre et dans d'autres villes d'Europe, les Bains populaires sont des Bains à très bas prix, mais ne sont pas gratuits ; ils sont destinés à la population ouvrière qui n'aimerait pas à se trouver mêlée aux malades et aux indigents et verrait dans l'admission de ces deux catégories de clients un danger et une humiliation ; les ouvriers dignes de ce nom n'accepteraient pas l'aumône d'un bain gratuit et lesdits établissements municipaux risqueraient d'être délaissés.

Une rétribution si minime soit-elle, constitue le paiement d'un service rendu, elle relève l'ouvrier qu'humilierait un service gratuit.

Cette rétribution a en outre l'avantage :

1° De permettre la création d'une Société civile d'exploitation qui vivant par ses propres ressources, réalisant un gain, remplira un service public sans qu'il en coûte rien aux finances municipales ;

2° Et de faire que les sacrifices que les municipalités s'imposent pour la création de ces établissements soient des sacrifices *fictifs*, puisque les municipalités se font attribuer en échange des concessions qu'elles accordent :

1° Pendant l'exploitation, des bains gratuits, en faveur des écoles communales ;

2° Une part dans les bénéfices ;

3° A l'expiration de la concession trentenaire, la propriété des bâtiments, matériel et accessoires servant à l'exploitation des bains.

ÉTAT COMPARATIF

des opérations, du temps perdu et du nombre de déplacements
que nécessite à une ménagère le travail d'un petit blanchissage
dans les lavoirs publics de Paris et de Londres.

A PARIS

1er Déplacement

L'opération de couler la lessive se fait la nuit, aussi la ménagère qui veut laver son linge, doit l'apporter et le mouiller la veille du jour où elle pourra se rendre au lavoir.

Le coulage se fait dans une cuve immense, le linge de tout le monde est mélangé et attaché en paquets, les chemises avec les torchons, celui des malades atteints d'affections contagieuses avec celui des bien-portants.

Cette masse de linge de plusieurs mètres cubes est longue à s'échauffer et le coulage imparfaitement fait dure de 6 à 12 heures.

2ᵉ Déplacement

Le lendemain matin, la ménagère doit être là pour reprendre son linge qui est plus ou moins mal coulé ; la très grande malpropreté des uns s'est répandue sur la demi propreté des autres ; la masse est d'un gris jaunâtre qu'il faut se hâter de faire disparaître, sans quoi il y aurait altération du linge blanc (1).

C'est alors que la ménagère se rend à la place du lavoir, c'est ainsi qu'on désigne l'espace restreint où deux baquets en bois sont mis à la disposition moyennant 0,05 centimes l'heure.

A LONDRES

1ᵉʳ ET UNIQUE DÉPLACEMENT

Le coulage du linge se fait séparément pour chaque ménagère, donc pas de contagion possible.

Comme on opère sur de petites quantités de linge, l'opération de coulage dure 1/2 heure, de sorte que la ménagère, en arrivant au lavoir donne son linge à couler et il lui est rendu presque de suite (2).

---

(1) Nous ne sommes pas à ce sujet de l'avis de l'auteur, cette teinte jaunâtre est une conséquence naturelle de l'action des sels de soude et disparait facilement au lavage.

(2) Ce temps nous parait insuffisant pour assurer la saponification complète des matières grasses.

Comme tout le linge n'a pas besoin de subir de lessivage, elle se rend immédiatement à une place du lavoir, c'est un bac fermé de trois côtés par des cloisons en ardoises, là, dans des auges en faïence, d'un entretien facile, l'eau chaude et froide est à sa disposition sans être parcimonieusement mesurée.

La place du lavoir porte un numéro qui correspond à la case d'un séchoir à air chaud, chaque pièce lavée et rincée, est immédiatement mise à sécher.

Le séchage se fait si rapidement qu'une laveuse ne peut entretenir le séchoir.

Aussitôt le linge sec, la ménagère se rend à la salle de repassage où au moyen d'une calandre (1), tout le linge plat est repassé sans fatigue ; des fers sont mis à sa disposition, tout cela sans augmentation de prix.

PARIS

On lui vend l'eau chaude et l'eau de lessive à raison de 0,05 c. et 0,10 c. le seau de 12 et 14 litres.

Puis si le lavoir a des essoreuses, aujourd'hui ils en ont presque tous, on essorera son linge moyennant un supplément qui varie suivant les lavoirs, et aussi, s'il y en a, elle pourra louer, pour la nuit, une place dans le séchoir à l'air libre dont certains lavoirs sont pourvus et si le temps n'est pas humide, le lendemain elle pourra reprendre son linge sec pour le repasser chez elle (2).

(1) Nous pensons que l'auteur veut parler de la machine à repasser continue à cuvette dont l'application serait en effet à souhaiter dans les lavoirs. La calandre proprement dite ne remplirait pas le but. Voir au chapitre blanchissage.

(2) Un grand nombre de lavoirs parisiens possèdent actuellement des séchoirs à air chaud.

Là est le 3ᵉ DÉPLACEMENT

Si le lavoir n'a pas de séchoir, ou par économie, la ménagère emportera chez elle son linge mouillé pour l'étendre, quelquefois dans l'unique pièce de son logis, répandant ainsi dans son domicile l'humidité contenue dans le linge et tout les germes d'infection que le lessivage en commun n'aura pas détruits ou lui aura communiqués.

Pas un lavoir de Paris à l'usage de ménagères n'a de salle de repassage, encore moins de salle d'asile ou la ménagère puisse laisser ses enfants pendant qu'elle est occupée au lavoir ; elle doit les abandonner chez elle, ou les confier à des voisines, ou les laisser vagabonder dans les rues.

Le blanchissage à Paris aura donc nécessité trois déplacements à trois jours d'intervalle.

A   LONDRES

Tout ce travail a duré 2 ou 3 heures, le linge apporté sale par la ménagère est remporté propre et repassé.

De plus, une salle d'asile est destinée à recevoir les enfants.

En Angleterre, dans certains lavoirs, le tarif à l'heure est progressif pour éloigner les laveuses de profession ; à Paris cette distinction ne serait pas goûtée, on pourrait adopter le prix uniforme de 0,10 c. l'heure, sans autre rétribution, sauf pour le coulage. Les laveuses de profession ne se servent pas du séchoir ni de la salle de repassage (1).

(1) Toute cette étude sur les Bains et Lavoirs populaires est empruntée à la brochure de M. Edmond Philippe que nous remercions de l'autorisation qu'il nous a donnée de la reproduire dans notre ouvrage.

MODÈLE D'UN LAVOIR MUNICIPAL A PRIX RÉDUITS

Selon le type de M. Edmond Philippe, ingénieur

Ce lavoir de 48 places correspond, comme blanchissage, aux établissements similaires de 150 places ; le linge y est coulé, lavé et repassé mécaniquement.

LÉGENDE DESCRIPTIVE

A Concierge.

B Bureau de recettes.

C Salles des chaudières pour la désinfection du linge.

D Bacs à lessiver pour couler séparément le linge de chaque ménagère.

E Salle de dépôt du linge non immédiatement réclamé.

GH Hall des laveuses (stalles isolées).

I Séchoirs à air chaud.

J Essoreuse.

K Tambour à laver et rincer le linge.

L Salle de repassage.

M Salle d'asile pour la garde des enfants.

N Entrée de cette salle.

P Logement du directeur.

Q Bureau du gardien.

WC Water Closets.

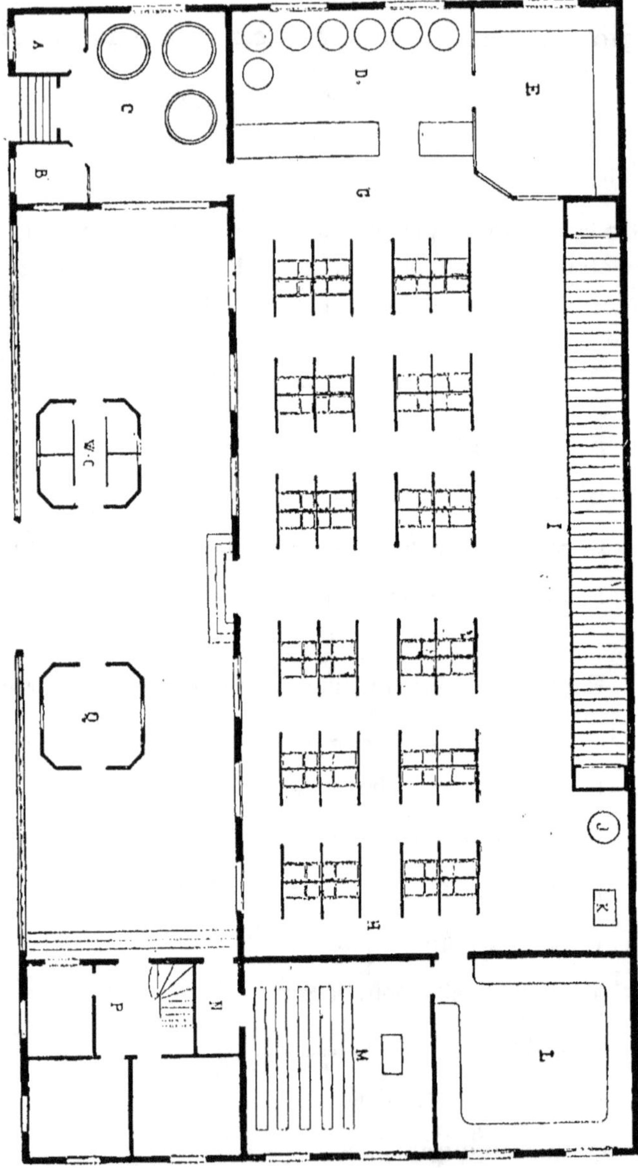

Fig. 45. — **Lavoir Municipal**, *système Edmond Philippe.*

BAINS PAR ASPERSION OU BAINS-DOUCHES

Un autre type de bains populaires à prix réduits se répand depuis plusieurs années, ce sont les bains par aspersion ou bains-douches.

Déjà plusieurs Municipalités en France ont installé des établissements de ce genre : à Bordeaux notamment, l'Œuvre des bains à bon marché assure aux ouvriers un service de bains-douches chauds moyennant une rétribution de 15 centimes par bain.

Depuis longtemps les bains par aspersion sont utilisés dans l'armée et ont donné d'excellents résultats malgré le matériel rudimentaire dont disposent souvent les médecins majors.

Ce même système de bains-douches est également usité dans les prisons, dans les asiles de nuit, etc., etc., et nous savons que le Ministre de l'Instruction publique se préoccupe de l'introduire dans les lycées et collèges.

Un hygiéniste très distingué et très savant, M. L. Masson, inspecteur du service de l'Assainissement du département de la Seine, a réuni dans une brochure une étude très documentée sur les applications des bains-douches par aspersion en Autriche et en Allemagne.

Il a bien voulu nous autoriser à reproduire ici cette étude. Nous l'en remercions très sincèrement.

BAINS-DOUCHES

EN AUTRICHE ET EN ALLEMAGNE (1)

L'usage des bains remonte à la plus haute antiquité : les législateurs des races ariennes et sémitiques, Zoroastre et Moïse, faisaient de la propreté corporelle une loi sévère ; Homère décrit avec complaisance les préparatifs du bain destiné à Ulysse dans le palais magique de l'enchanteresse Circé ; Hippocrate prescrivait les bains dans bon nombre de maladies et, dans la Grèce antique, il n'était pas de gymnase auquel ne fut adjoint un établissement de bains.

Les Romains empruntèrent aux Grecs l'usage des bains et bientôt de nombreux et magnifiques établissements furent ouverts au public, gratuitement ou pour des sommes très modiques, indépendamment des salles de bains installées dans la plupart des maisons particulières avec un luxe tout romain : revêtements en marbre, bassins garnis de pierres précieuses, robinets d'argent, etc. Aux Thermes de Caracalla, 30,000 personnes pouvaient se baigner en même temps, et Rome, au moment où Constantin transporta sa résidence à Byzance, ne comptait pas moins de 856 bains publics dépensant chaque jour 750,000 mètres cubes d'eau, alors qu'à Paris, actuellement, la consommation journalière totale (alimentation privée et services publics) n'excède pas 550,000 mètres cubes.

L'influence heureuse des bains, pris régulièrement et fréquemment, n'est pas plus contestée aujourd'hui qu'au-

(1) Reproduit d'après la brochure publiée par M. L. Masson, ingénieur, inspecteur du service de l'Assainissement de la Seine.

trefois ; la propreté corporelle est devenue, au contraire, plus nécessaire que jamais avec les grandes agglomérations modernes et les industries plus ou moins salubres qui s'y exercent. Pourtant, en Europe du moins, l'usage du bain est à peu près abandonné. On se contente en général de se laver chaque jour, quelquefois même assez sommairement, le visage et les mains, et le reste du corps ne voit jamais une goutte d'eau. Ceux même qui font usage des bains n'y recourent qu'exceptionnellement et jamais d'une façon suffisamment régulière et fréquente. Il y a bien en été la ressource des bains de rivière, pris plutôt d'ailleurs pour le bien-être qu'ils procurent que par souci de propreté. Mais cette ressource est temporaire ; de plus, elle n'est pas à la portée de tous et échappe à peu près entièrement à la moitié du genre humain pour laquelle l'usage régulier des bains est précisément le plus nécessaire (1).

Il y a là une situation fâcheuse de nature à impressionner plus encore, depuis que les travaux de M. Pasteur ont démontré que les maladies épidémiques étaient propagées par des micro-organismes invisibles qui pullulent dans l'atmosphère et dont nous ne pouvons nous garantir que par une propreté rigoureuse. Mais les installations actuelles se prêtent assez mal, il faut le reconnaitre, aux besoins de la population.

Le bain en baignoire est coûteux ; il a de plus, au point de vue hygiènique, cet inconvénient grave que, dans une exploitation un peu chargée, par exemple dans un établissement populaire, le nettoyage toujours un peu rapide des baignoires après chaque bain peut laisser des germes sur

____

(1) C'est ainsi qu'à Paris on compte à peine 200 établissements de bains pour une population de 2,400,000 habitants ; soit, en moyenne, un établissement pour 12,000 habitants.

les parois de celles-ci ; aussi la baignoire nous parait-elle devoir être réservée aux bains particuliers.

La piscine commune n'offre pas non plus une eau suffisamment pure aux baigneurs et ne permet pas, dans les conditions actuelles, une réduction de prix suffisante pour attirer la population ouvrière et l'amener à contracter l'habitude bienfaisante des bains.

Le bain-douche, au contraire, employé déjà dans quelques-unes de nos casernes et de nos établissements pénitentiaires, pourrait donner une solution meilleure. Avec une dépense d'eau relativement minime il permet le lavage complet et rapide du corps, tout en assurant l'évacuation immédiate des eaux usées.

Cette solution a reçu, en Autriche et en Allemagne, quelques applications dont les résultats paraissent de nature à encourager les imitations ; nous avons pensé qu'il ne serait pas sans intérêt de faire connaître ces applications et c'est là le but de la présente note.

C'est à la municipalité de Vienne (Autriche) que revient l'honneur de la création du premier bain populaire (1). Une maison communale située dans un quartier ouvrier (Mondscheingasse, n° 9) fut aménagée à titre d'essai en 1887 (fig. 46).

L'établissement a été mis en service à la fin de 1887 ; il se compose de deux parties distinctes, réservées l'une aux hommes, l'autre aux femmes, et comprenant chacune une salle d'attente, un vestiaire et la salle de bains proprement dite, avec cabinets d'aisances. Les vestiaires sont garnis

(1) Il convient de signaler l'installation faite, en 1879, à la caserne du 2e régiment des grenadiers de la garde, à Berlin. Cette installation, faite sur les indications du médecin-major, Dr Munnich, par la maison David-Grove, permet de baigner, avec dix-huit cabines, trois cents hommes à l'heure, la durée du bain étant réduite à trois minutes et les hommes se déshabillant d'avance.

d'armoires fermant à clef, destinées à recevoir les vêtements des baigneurs.

Du côté des hommes, la salle de bains mesure 17^m, 70 de long sur 5^m,20 de large et 3 mètres de haut. Elle est divisée

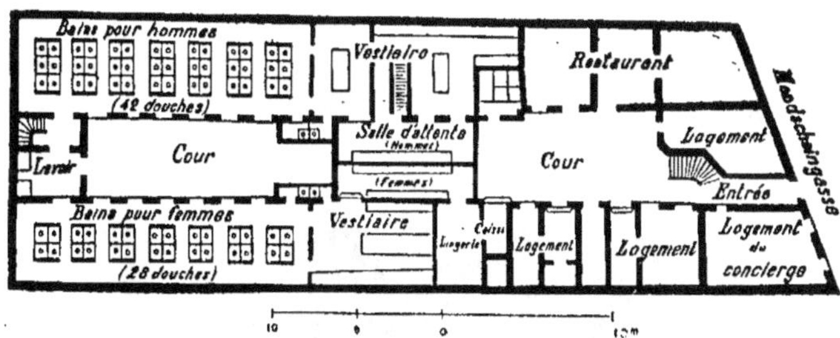

Fig. 46. — **Premier bain populaire à Vienne. — Plan.**

en quarante-deux cabines entourées sur trois côtés de cloisons en tôle ondulée de 2^m,10 de hauteur (fig. 47). Chaque cabine, de 80 centimètres de profondeur et 1 mètre de large, est pourvue d'une pomme à douches que le baigneur fait

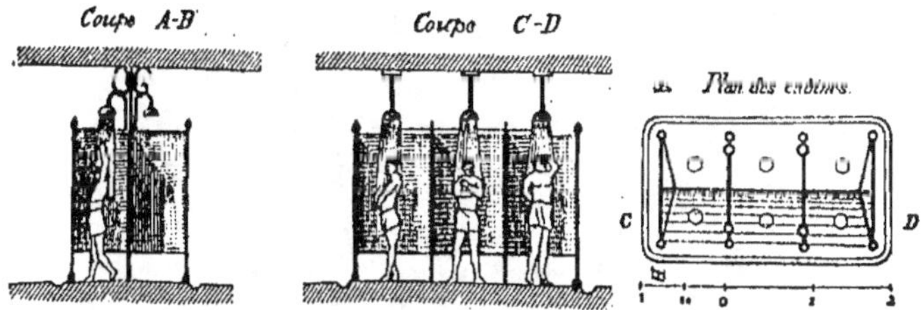

Fig. 47. — **Premier bain populaire à Vienne. — Coupe et plan des cabines.**

fonctionner à volonté, en tirant sur un levier. Dans trente-six cabines, l'eau jaillit à la température de 30° à 35° centigrades, dans les six autres, sa température n'excède pas 12 à 16 degrés.

Le sol de la cabine est formé de carreaux de grès cérames, présentant les pentes suffisantes pour l'écoulement d'eau chaude qui se produit à chaque bain.

La salle de bains pour femmes est plus petite et ne comporte que vingt-huit cabines, semblables d'ailleurs à celles de la salle des hommes.

Le prix du bain est de 5 kreutzers (0',125) et comprend le linge nécessaire ; c'est-à-dire, pour les hommes, un tablier court et une serviette ; pour les femmes, une sorte de blouse-

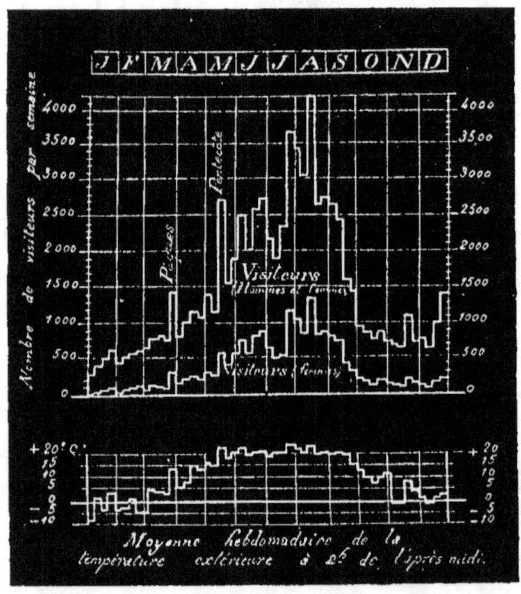

Fig. 48. — **Fréquentation des établissements de bains-douches à Vienne.**

tablier et un peignoir. L'établissement délivre également des morceaux de savon à 1 kreutzer (0',025). La durée de chaque bain est en moyenne de vingt minutes.

Les appareils de chauffage de l'eau et des salles sont placés dans la cave ; un réservoir à eau chaude de 13 mètres cubes de contenance est établi au grenier. L'établissement comprend, en outre les installations nécessaires pour le lavage et le séchage du linge des bains.

Le graphique (fig. 48) donne la représentation du mouvement des visiteurs au cours de la première année d'exploitation 1888. On y voit que la fréquentation se relève surtout à l'époque des grandes fêtes, et que les visiteurs femmes ne forment qu'une assez faible partie du contingent total (25,7 p. 100) pour l'année entière. En ce qui concerne la question

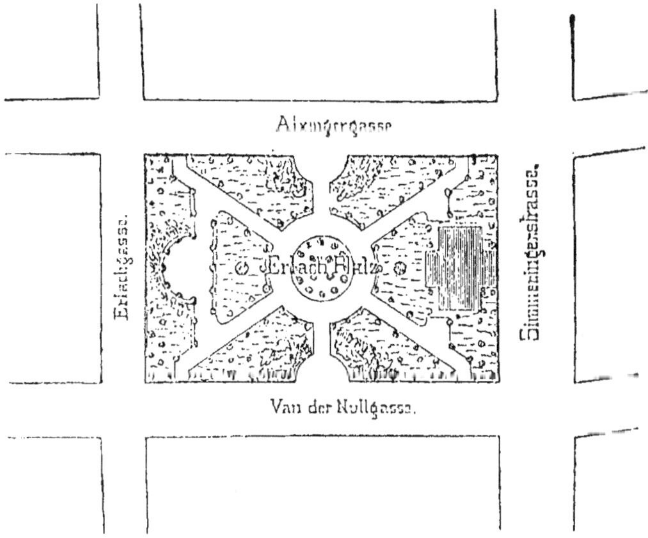

Fig 49. — **Plan général d'un établissement de bains-douches à Vienne.**

capitale de la dépense d'eau, les constatations faites ont indiqué une consommation moyenne, par baigneur, en 1888, de 138 litres avec maximum de 394 litres en janvier et minimum de 84 litres en juin. Toutefois, grâce aux perfectionnements introduits dans l'exploitation, la consommation moyenne pour les trois derniers mois de cette même année, 1888, n'excédait pas 139 litres.

Il faut ajouter que l'établissement n'est ouvert que de deux heures de l'après-midi à huit heures du soir et qu'il est surtout fréquenté le samedi et le dimanche.

Il est difficile de se rendre compte des résultats financiers de l'installation en raison de l'utilisation d'un bâtiment communal ; ils paraissent cependant avoir été assez favorables, puisque cette année la municipalité de Vienne a mis en service deux nouveaux bains populaires.

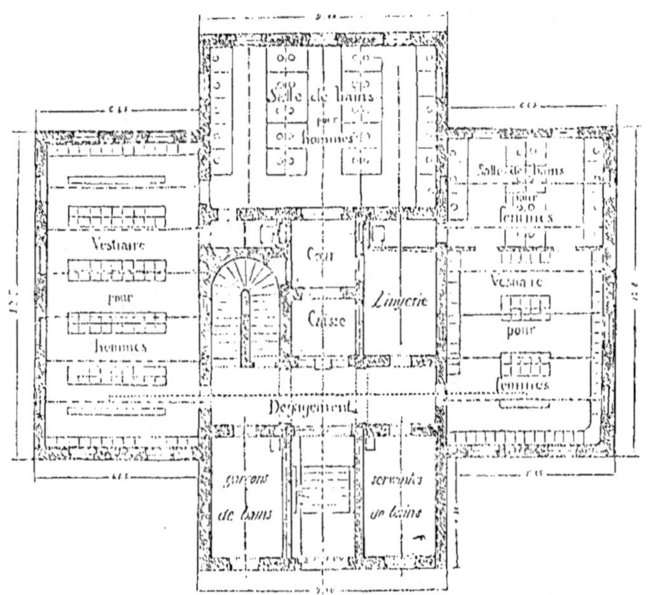

Fig. 50. — **Etablissement de bains-douches à Vienne. —
Plan du rez-de-chaussée.**

Ces deux établissements identiques sont établis dans des petits squares ; l'un sur la Erlach-Platz, l'autre sur la Einsiedler-Platz ; ils ont été ouverts au public en août dernier. Ce sont de petits pavillons affectant en plan la forme d'une croix et embrassant une superficie de 376 mètres carrés chacun (fig. 49).

Chaque pavillon comprend un bâtiment central à un étage sur rez-de-chaussée, mesurant 9ᵐ,90 × 20ᵐ,80, avec deux ailes à simple rez-de-chaussée formant les branches de la croix, de 12ᵐ,80 × 6ᵐ,65 ; le tout établi sur caves voûtées (fig. 50).

La différence de niveau entre le sol du square et celui du rez-de-chaussée est rachetée par un perron de huit marches

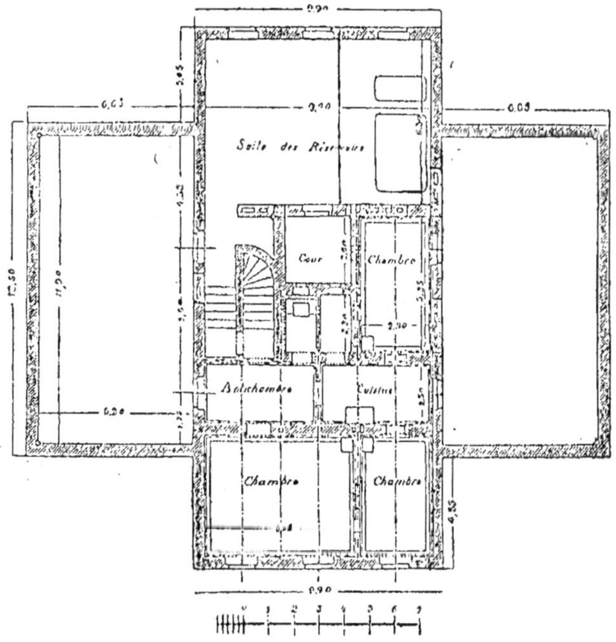

Fig. 51. — **Etablissement de bains-douches à Vienne. — Premier étage.** Logement du directeur.

placé dans un grand vestibule et conduisant à la caisse, où, moyennant 5 kreutzers, chaque baigneur reçoit sa carte de bain et le linge nécessaire, les hommes se dirigent alors à gauche, les femmes à droite ; la séparation entre les deux salles de bains étant complète comme dans le premier établissement.

La salle des hommes mesure 9 mètres sur 6ᵐ30 et possède trente et une cabines formées par des cloisons en tôle ondulée de 2ᵐ,10 de haut ; la salle des femmes n'a que 6ᵐ,20 sur

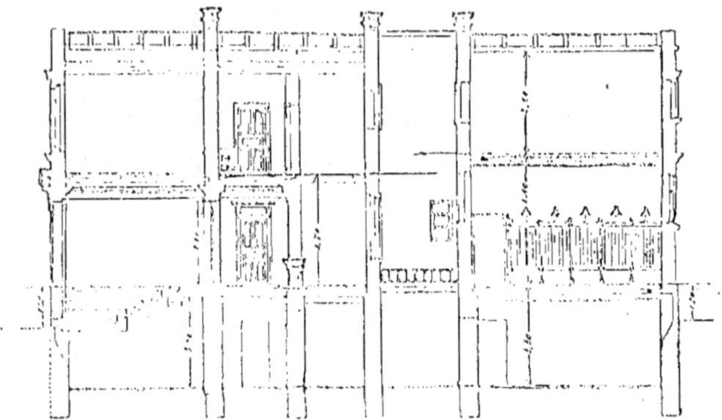

Fig. 52. — Etablissement de bains-douches à Vienne. — Coupe de l'ensemble.

4ᵐ,20 et seulement quinze cabines. Les couloirs, séparant dans chaque salle les rangées de cabines, présentent une largeur de 1ᵐ,40 à 1ᵐ,50 ; les parois des salles sont recou-

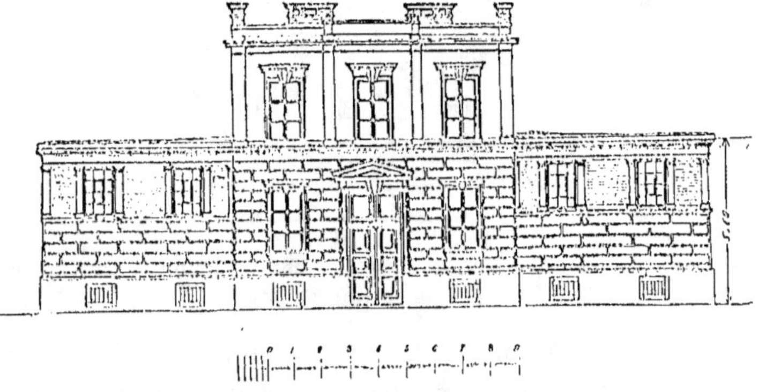

Fig. 53. — Etablissement de bains-douches à Vienne. — Façade.

vertes d'un enduit en ciment s'élevant jusqu'à la hauteur des cloisons des cabines (fig. 54).

10

Le vestiaire des hommes, de 11^m,90 sur 6^m,20, renferme quatre-vingt-dix-neuf petites armoires fermant à clef, de 1^m,60 de hauteur, 40 centimètres de largeur et 45 centimètres de profondeur, composées de deux parties, l'une pour les vêtements et l'autre pour les petits objets de toilette ; du côté des femmes, il mesure 7^m,55 sur 6^m,20 et contient soixante armoires semblables. Le sol est parqueté et pourvu de tapis dans les passages.

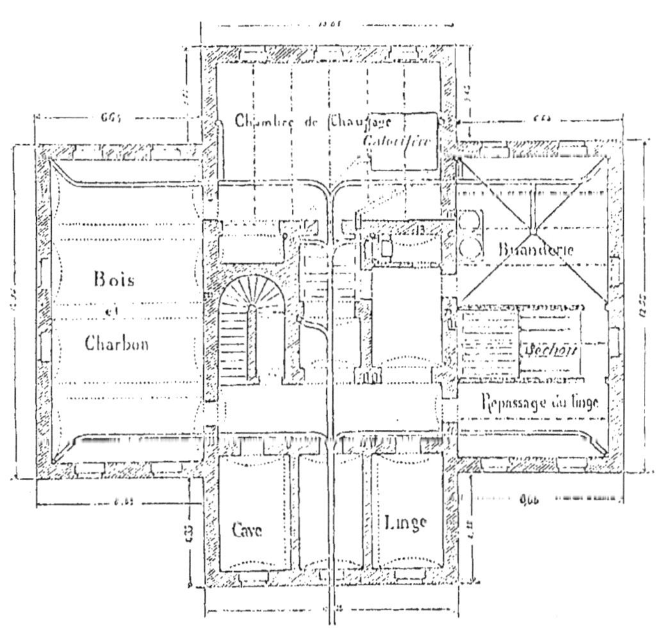

Fig. 54. — **Etablissement de bains-douches à Vienne. — Plan du sous-sol.**

Au premier étage se trouvent le logement du directeur et le réservoir d'eau chaude ; une salle est réservée au rez-de-chaussée pour le personnel de chaque sexe ; — enfin la cave renferme la chaufferie et la lingerie (fig. 52).

La hauteur des salles de bains est de 4 mètres, celle de

la cave est de 3 mètres ; dans le logement du directeur elle est de 3^m,30 (fig. 53).

La chaufferie (fig. 54) comprend trois systèmes indépendants dont deux assurent le chauffage des salles de bains, le troisième chauffe l'eau ; celle-ci est prise directement sur la conduite d'eau de source et recueillie dans un grand réservoir de 5 mètres cubes dans lequel un serpentin l'échauffe à la température de 30° centigrades en été et de 40° en hiver. Il existe un second réservoir de 1^{mc},500 environ dont l'eau peut être portée à la température de 12° à 20° par mélange avec celle du grand réservoir; ce petit réservoir alimente cinq cabines, dont trois pour hommes et deux pour femmes ; les autres cabines sont alimentées par l'eau à 30° ou 40° du grand réservoir.

L'eau ne coule par les pommes de douches qu'autant que le baigneur agit sur un levier spécial ; l'écoulement est réglé à environ 6 litres par minute.

Toutes les salles sont éclairées au gaz, et dans chacune se trouve un robinet d'eau potable.

Les résultats d'exploitation font naturellement encore défaut

A Berlin, les tentatives faites dans la même voie sont dues à l'initiative privée. Une société s'est donnée pour mission de mettre les bains à la portée des travailleurs. Dès 1873, elle avait établi dans la Höchste Strasse, 15, un établissement très modeste dans lequel elle avait pu donner sans perte, mais aussi sans le moindre bénéfice, des bains en baignoire à 25 pfennings (0 f. 31), savon et serviette compris. Mais les expositions d'hygiène, et particulièrement celle tenue à Berlin en 1883, attirèrent l'attention de la municipalité qui n'hésita pas à accorder à la Société en question, une subvention de 108,000 marcs (135,000 francs) avec don du terrain nécessaire. Cette libéralité permit à la Société berlinoise des bains populaires d'ouvrir au public, en mars 1888, deux établissements populaires à prix réduits.

La Société n'a pas cru devoir renoncer complètement aux baignoires et chaque établissement comprend pour les hommes :

4 baignoires de 1re classe ;
12   —   2e —
9 cabines à douches de 1re classe, c'est-à-dire avec vestiaire séparé ;
5 cabines à douches de 2e classe.

Et pour les femmes :

4 baignoires de 1re classe ;
8   —   2e —
4 cabines pour douches avec vestiaire séparé.

Le bain en baignoire coûte 50 pfennings (0^f,625) pour la première classe et 25 pfennings pour la deuxième classe. La différence réside surtout dans l'aménagement. Dans les deux classes, les baignoires sont en fonte émaillée de 1^m,82 de longueur à leur partie supérieure et de forme spéciale étudiée de manière à dépenser le moins d'eau possible. Chaque baignoire est surmontée d'une pomme à douches donnant de l'eau froide à la volonté du baigneur.

Pour les douches, les tarifs sont de 25 pfennings (0^f,31) pour la première classe et 10 pfennings (0^f,125) pour la deuxième classe ; ces prix comprenant le linge et un morceau de savon.

La figure 55 montre la disposition adoptée et la répartition des services au rez-de-chaussée.

La cave (fig. 56) renferme les chaudières, la buanderie, le séchoir, le magasin, etc. Par économie, une partie seulement du bâtiment a été construite sur cave.

Chaque cabine à douches est pourvue d'un réservoir en fonte placé à sa partie supérieure et munie d'un robinet à flotteur. Ce réservoir est alimenté en eau chaude par un grand réservoir général de $3^{m3},500$. Les petits réservoirs sont commandés par des leviers à la disposition des baigneurs et ils sont ajustés de telle sorte que l'écoulement

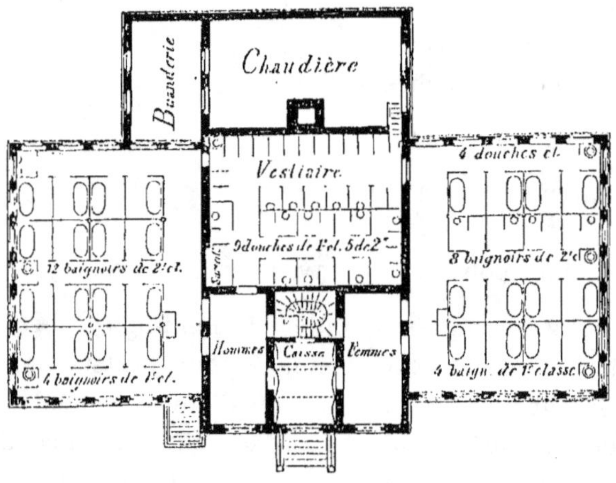

Fig. 55. — Etablissement de bains populaires à Berlin. — Rez-de-chaussée.

ne dure que deux à trois minutes et ne peut reprendre qu'après quatre ou cinq minutes d'arrêt; on évite ainsi le gaspillage de l'eau chaude. Chaque cabine a d'ailleurs un robinet à eau froide auquel le baigneur peut puiser à volonté, soit pour tempérer sa douche, soit pour prendre une douche froide.

Le local des chaudières renferme deux générateurs de chacun 28 mètres carrés de surface de chauffe; un seul suffit pour le service ordinaire, le second est utilisé comme relai. La cheminée de $0^{mq},50$ de section moyenne, mesure 22 métres de hauteur.

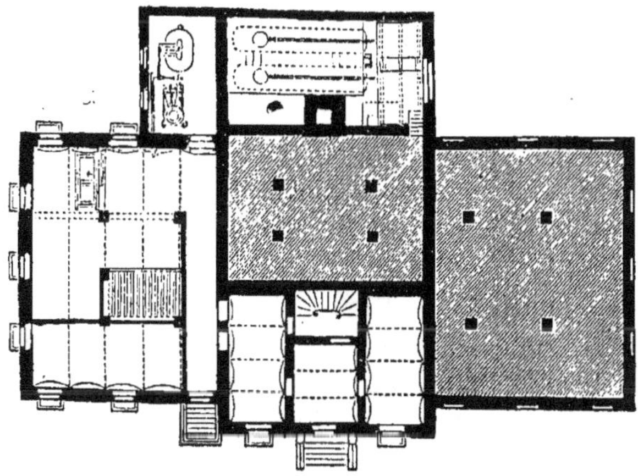

Fig. 56. — **Etablissement de bains populaires à Berlin. — Caves.**

Les salles sont chauffées au moyen de vapeur à haute pression empruntée aux chaudières et l'installation est dis-

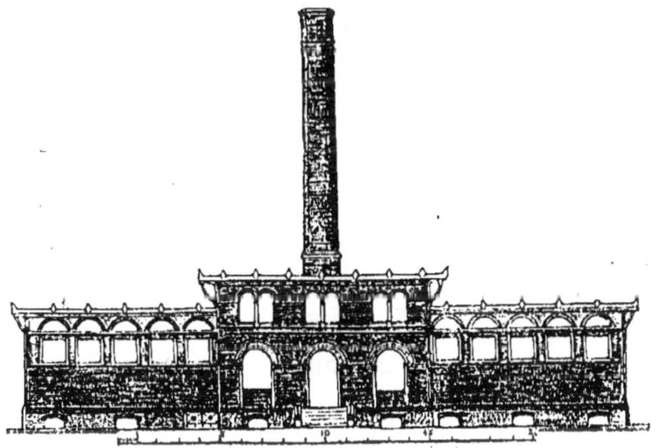

Fig. 57. — **Établissement de bains populaires à Berlin.
Vue extérieure.**

posée de manière à permettre de maintenir une température intérieure de + 20 degrés, avec une température extérieure de — 17 degrés. Un appareil spécial dans lequel l'air frais est échauffé par des serpentins à circulation de vapeur, peut donner, dans chaque cabine, pour un froid extérieur de — 10°, 40 mètres cubes environ d'air pur réchauffé. Cette quantité peut naturellement être augmentée, si la température extérieure est moins basse.

Avec un service de quatorze heures, chaque établissement est en état de fournir 840 bains en baignoires et plus de 1,500 bains douches. Les dépenses d'installation, non compris la valeur du terrain, se sont élevées, pour les deux établissements, à 275,000 francs environ. Il est juste de remarquer que, en raison de leur situation dans des quartiers fréquentés, ces établissements ont dû être construits avec une certaine recherche (fig. 57).

Le personnel, placé sous la direction d'un administrateur de la société, comprend un maître de bain et sa femme, un mécanicien et deux préposées aux caisses. Tous sont assurés contre la maladie et les accidents ; en revanche il leur est formellement interdit de demander ou d'accepter aucun pourboire.

Malgré la saison d'été déplorable de 1888, ces deux établissements n'ont pas reçu moins de 103,000 baigneurs du 1er avril au 1er octobre 1888, et réalisé de ce chef une recette totale de 35,600 fr.; les bains-douches entrent dans ce chiffre pour 25,80 p. 100. Il est évident que la population a besoin de se familiariser avec ce mode nouveau de bains et que beaucoup de personnes, en raison de la faible différence de prix, préfèrent avoir recours à la baignoire qui est plus dans les habitudes ; il convient d'ajouter enfin que l'installation des bains-douches de deuxième classe demande encore quelques améliorations.

Les résultats pour 1889-90 sont déjà meilleurs ; on a donné dans les deux établissements 222,000 bains dont 52,000 bains-douches. Les recettes, qui se sont élevées à 73,000 francs, ont permis, tout en réservant 2,500 francs pour le fonds d'amélioration, de distribuer 3 p. 100 aux actionnaires. Ces résultats sont donc du meilleur augure pour l'avenir.

A Francfort-sur-le-Mein (ville de 170.000 habitants) un établissement de bains populaires, avec usage exclusif des bains-douches, a été également ouvert à la classe ouvrière, grâce à la libéralité du banquier M. Th. Stern, de cette ville.

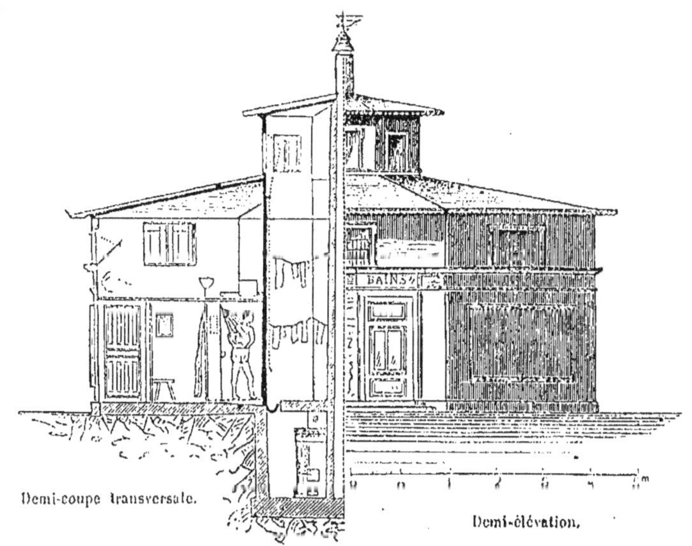

Fig. 58. — Établissement de bains-douches à Francfort-sur-le-Mein. Élévation et coupe.

Cet établissement, établi sur la Merian-Platz, près de Bornheim, faubourg ouvrier de Francfort, offre un aspect un peu différent de ceux que nous venons d'examiner, ainsi que le montrent les figures 58 et 59.

Il affecte en plan la forme d'un octogone régulier englobant une superficie de 83 mètres carrés seulement et présente cependant quatorze cabines dont dix pour les hommes.

Les femmes pénètrent dans l'établissement à gauche de la caisse et les hommes à droite. La laverie est située au rez-de-chaussée, derrière la caisse ; à la suite et près de la cheminée se trouve un séchoir. Les chaudières sont en cave ainsi que le calorifère qui chauffe les salles ; un regard donne accès dans la cave.

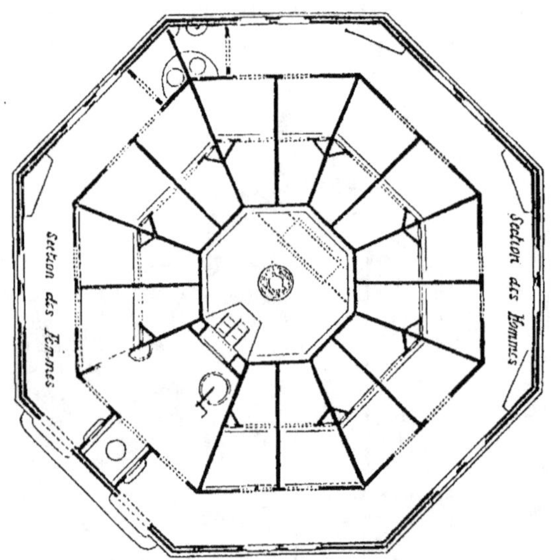

Fig. 59. — Etablissement de bains-douches à Francfort-sur-le-Mein. Plan.

Chaque cabine se compose d'un vestiaire et de l'emplacement pour la douche ; ces deux parties sont séparées par un rideau imperméable et une porte pleine ferme le vestiaire du côté du couloir d'accès. L'agencement d'une cabine se compose d'un tabouret, d'un petit miroir et de deux patères fixées à la porte. L'eau chaude est fournie par un petit récipient, alimenté par le grand réservoir central Ce récipient, comme à Berlin se vide en deux ou trois minutes, à l'aide d'un tirage mis à la disposition du baigneur et donne ainsi 30 à 40 litres d'eau chaude ; la consommation d'eau froide n'est pas limitée.

L'installation ne présente d'ailleurs rien de spécial. Le personnel, placé sous la direction de l'agent principal chargé

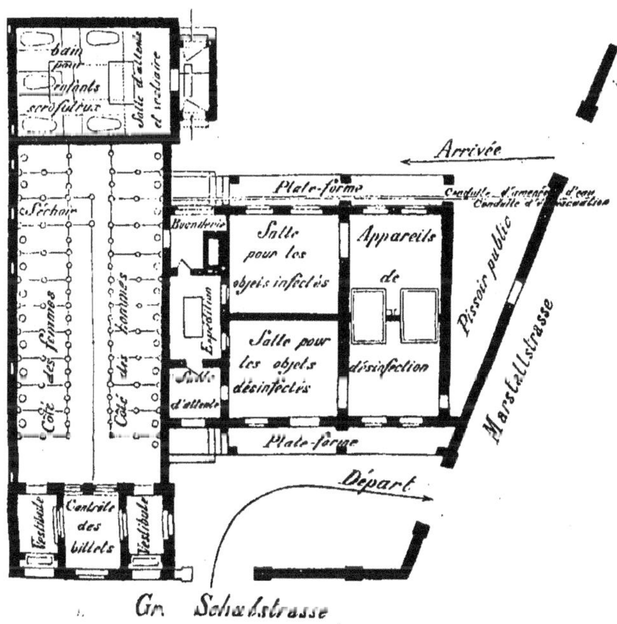

Fig. 60. — Etablissement de bains populaires à Magdebourg.
Plan général.

des égouts, ne comprend qu'un ménage ; l'homme cumule les fonctions de caissier, chauffeur et garçon de bain : la femme s'occupe des quatre cabines pour dames et du lavage du linge. Le prix du bain est de 10 pfennings, et le contrôle est assuré de la façon la plus simple : les cartes d'admission étant constituées par des morceaux de savon numérotés.

La fréquentation pour 1888 s'est maintenue dans les 150 à 200 bains par jour, elle a même atteint le chiffre de 305 bains pour le dimanche 1er octobre 1888. Les dépenses d'installation se sont élevées à 23,000 francs, plus 1,800 francs de matériel.

A Magdebourg, les bains, ouverts en 1888 par la Municipalité, sont situés dans une propriété dépendant d'un hôpital : ils occupent la plus grande moitié d'un bâtiment dont l'autre partie est affectée à l'usine municipale de désinfection (fig. 60). Il existe huit cabines pour femmes et douze pour hommes avec entrée séparée pour chacun des deux sexes. Les cabines mesurent 1^m,25 sur 1^m,60 de profondeur ; elles sont entourées de cloisons en tôle ondulée.

Les bains-douches sont ouverts de six heures du matin à neuf heures du soir et coûtent 10 pfennings. Le dimanche, les bains ferment à midi et le tarif en est réduit à 5 pfennings. L'affluence est telle, surtout le samedi et le dimanche, que l'établissement est insuffisant et que la Municipalité se préoccupe d'en ouvrir d'autres analogues.

La dépense d'installation est évaluée à environ 37,500 francs, mais l'établissement comprend en outre, une salle spéciale de bains pour les enfants pauvres et malades, comportant six baignoires en tôle émaillée.

A Mayence, l'initiative des bains-douches revient à la Municipalité. Le premier établissement a été installé, à l'angle de la Fürstenbergerhofstrasse et de Weisslifienstrasse, dans une maison d'école dont la situation topographique est telle que la cour se trouve à plus de 5 mètres au-dessus du niveau des rues. Les bains occupent le rez-de-chaussée sur ces rues et ne gênent nullement le service scolaire. Ils comprennent une salle pour hommes avec onze cabines, une salle pour femmes avec trois baignoires et quatre cabines pour bains-douches et enfin une troisième salle, composée de six stalles de trois places chacune, exclusivement réservée aux enfants de l'école.

Signalons encore la ville d'Altona, qui a remplacé le caissier par un distributeur automatique. Cet appareil, moyennant l'introduction préalable d'une pièce de 10 pfennings, délivre à chaque visiteur un billet d'admission et un morceau de savon. En pénétrant dans la salle, les baigneurs remettent leur billet au garçon de bain et reçoivent en échange une serviette qu'ils déposent en sortant. La comparaison entre le nombre de morceaux de savon délivrés par le distributeur automatique et celui des serviettes employées, donne un moyen simple de contrôle.

L'établissement renferme quinze cabines et ne reçoit que les hommes, il est ouvert en été à partir de six heures, et en hiver à partir de sept heures du matin jusqu'à une heure, et de trois heures à 9 heures du soir ; le dimanche il ferme à midi. Il n'a donné lieu jusqu'ici à aucune observation particulière, sauf cependant la direction inclinée donnée à la pomme d'arrosoir pour que la douche vienne frapper obliquement le baigneur, l'expérience ayant montré que la douche verticale était insupportable pour beaucoup de personnes

Nous terminons cette revue rapide des installations des bains-douches par la reproduction (fig. 61), d'après le *Gesundheits Ingénieur,* d'un type idéal établi dans les conditions suivantes :

L'an dernier, à l'occasion de l'Exposition qui eut lieu à Berlin sur les moyens de préservation contre les accidents, l'Union des brasseurs allemands avait ouvert un concours,

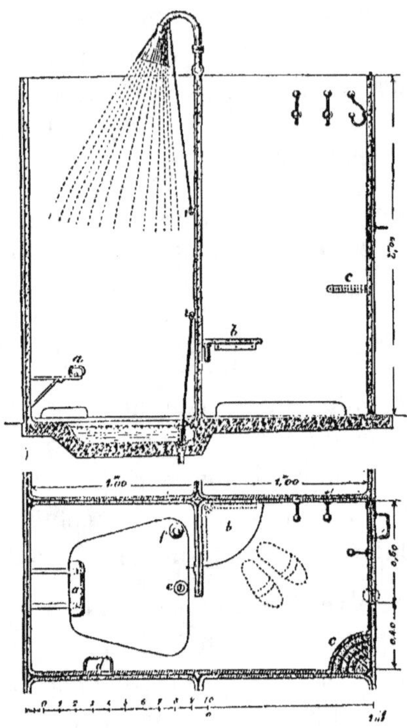

Fig. 61. — Type d'agencement de bains-douches.

a, siège.	*d*, porte-savon.
b, tablette.	*e*, décharge.
c, id.	*f*, trop-plein.

avec prix de 1,250 francs, pour la meilleure installation de bains pour les travailleurs (1). Le jury chargé de l'examen

(1) Ce concours, auquel ont pris part vingt concurrents, a fait l'objet d'une brochure : *Bains pour travailleurs, vues et principes du jury pour le prix fondé par l'Union des brasseurs allemands*, par B. Knoblauch, directeur des brasseries de Bohême (chez Karl Heymann, Berlin W).

du concours crut devoir nommer une commission chargée
d'établir les principes devant servir de base à une installation parfaite. Cette commission, composée de MM. le D^r
Bunsen, président, le baurath Boekmann, le conseiller D^r
Koch, le conseiller Dr Kolher, le directeur B. Knoblauch,
présenta des conclusions qui furent adoptees par le jury.
Les conclusions, réalisées dans un dessin que nous reproduisons figure 61, peuvent se résumer ainsi : utilisation la
plus complète possible du terrain ; frais d'installation et
d'entretien aussi peu élevé que possible ; nettoyage facile
des bains et vestiaires ; exclusion du bois et autres matériaux poreux ; direction convenable (à 45°) de la pomme à
douches ; dispositif spécial pour le lavage des pieds ; exclusion des rentrées d'air froid ; etc.

Ce qui précède montre quelle faveur rencontrent actuellement en Allemagne les bains-douches. Ces installations
paraissent répondre aux espérances qu'elles avaient fait
naître à leur apparition et semblent résoudre d'une façon
satisfaisante la question si importante, à tous les points de
vue, de la propreté du travailleur. Nous serions heureux si
la présente note pouvait attirer l'attention de nos hygiénistes
et de nos industriels, sur cette question, dont il faut le reconnaître, on ne s'est pas assez préoccupé jusqu'ici dans
notre pays.

APPAREILS POUR BAINS DOUCHES

OU BAINS PAR ASPERSION

Les établissements spéciaux de bains douches, que vient de nous présenter la plume si autorisée de M. Masson, comportent une installation de réservoirs et de chaudières permettant d'obtenir à la fois la pression et la température voulues.

Mais pour certaines applications spéciales, telles que dans les casernes, prisons, dispensaires, asiles de nuit, etc., l'installation des bains douches ne peut comporter une organisation aussi complète, soit en raison des ressources budgétaires soit pour certaines considérations locales.

On a alors recours à des installations plus ou moins rudimentaires parmi lesquelles nous rappellerons celles qui existent actuellement encore dans un grand nombre de régiments.

Une simple pompe d'arrosage, munie d'un tuyau flexible terminé par une pomme d'arrosoir, une marmite pour chauffer l'eau et un baquet pour faire le mélange d'eau chaude et d'eau froide constituent avec quelques seaux toute l'installation.

Mais cet attirail trop sommaire, et peu commode, a l'inconvénient de demander un temps très long et beaucoup de combustible pour chauffer l'eau, et quand il s'agit de laver un grand nombre d'hommes, un temps considérable qui diminue d'autant celui qui est nécessaire à l'instruction militaire.

On a donc cherché, tout en limitant la valeur de l'appareil aux ressources réduites mises à la disposition des régiments, à obtenir un meilleur résultat avec une dépense minime de combustible et la plus grande célérité possible dans le service.

L'appareil méthodique à pression que nous présentons ci-après remplit parfaitement le but.

Il comprend essentiellement deux chaudières en tôle timbrées à la pression de 1 k. 500 et superposées à l'intérieur d'un fourneau en tôle se chauffant au charbon.

La chaudière inférieure en contact direct avec le foyer sert à la production de l'eau chaude sous pression.

La chaudière supérieure sert de bouteille alimentaire à la première en permettant d'introduire dans la chaudière productrice d'eau chaude sous pression, et cela après chaque série de douches, une quantité égale d'eau déjà chauffée par les gaz perdus de cette chaudière.

Ce dispositif (breveté s. g. d. g.) permet de réaliser une économie considérable de combustible sans diminution de pression et d'obtenir une marche pour ainsi dire continue de l'installation.

L'installation se complète par un hydromélangeur où arrive d'un côté (quand on l'a à sa disposition) l'eau froide sous pression des conduites de la ville et de l'autre l'eau chaude produite sous pression dans la chaudière ci-dessus décrite. Un jeu de robinets et un thermomètre permettent de donner à l'eau mitigée la température voulue.

L'hydromélangeur commande une rampe comportant six à huit pommes de douches munies, suivant les applications, chacune d'un robinet à bascule à tirage, ou commandées simultanément par un seul robinet.

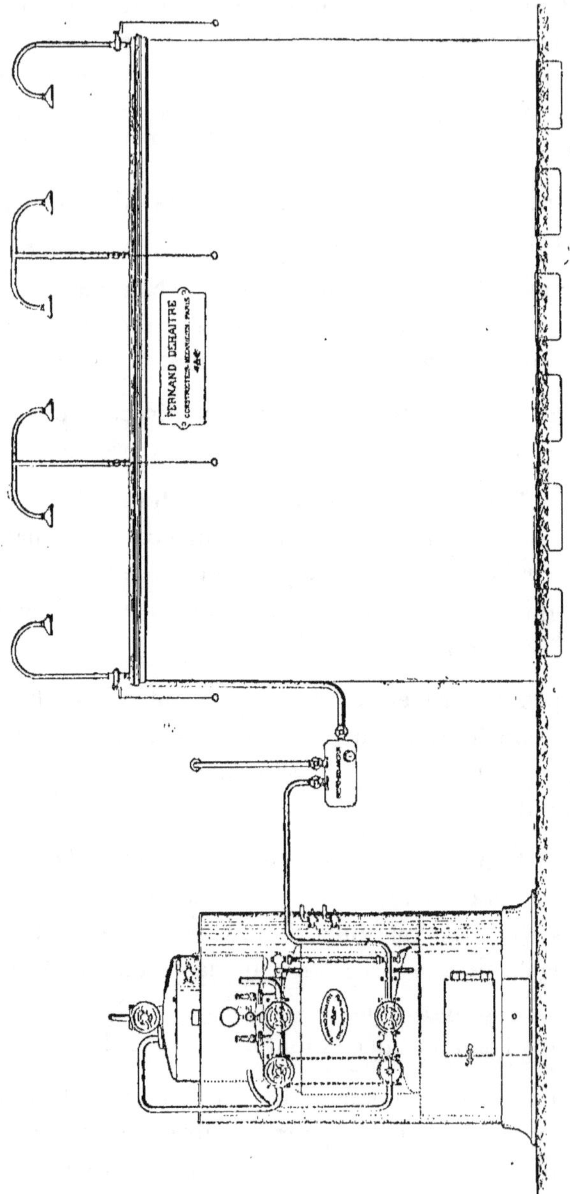

Fig. 62. — Appareil (b. s. g. d. g.) pour bains douches par aspersion.

A l'aplomb de chaque pomme de douche se trouve par terre un baquet dans lequel l'homme se tient debout.

Le doucheur (le sergent ou caporal infirmier dans l'armée) donne une première ablution pour permettre aux hommes de se savonner le corps et de se laver les pieds dans le baquet, puis une seconde ablution pour effectuer le rinçage.

L'intervalle de ces ablutions étant de une demi-minute à une minute on peut donner dans une journée un nombre considérable de douches.

La disposition de la bouteille réchauffeuse alimentant la chaudière à eau chaude permet à la production d'eau chaude de suivre presque sans arrêts les besoins du service.

Les robinets étant reliés entre eux de façon à se manœuvrer simultanément, la manœuvre est des plus rapides et nulle erreur n'est possible.

Quand on ne peut pas avoir l'eau froide sous pression, soit par les conduites de la ville soit par un réservoir placé suffisamment haut, l'appareil comprendra une troisième chaudière placée au dessus des deux autres et que l'on remplira à la main ou au moyen d'une pompe.

La vapeur produite dans la chaudière à eau chaude viendra au moyen d'un dispositif spécial faire pression sur l'eau froide de ce récipient et l'enverra dans l'hydromélangeur à la même pression que l'eau chaude.

L'appareil, bien que d'un prix peu élevé, répondra donc à toutes les exigences et sera par suite rapidement adopté dans les régiments, asiles de nuit, dispensaires, dépôts de mendicité, prisons, etc., ainsi que dans les écoles et même dans les ateliers industriels.

CHAPITRE IV

BLANCHISSAGE DU LINGE

Du linge dans les Établissements hospitaliers et autres.

Blanchissage mécanique du linge.

Opérations du blanchissage.

Appareils généraux.

Réception et triage du linge.

Essangeage.

Lessivage : appareils et cuviers.

Lavage : machines à laver.

Rinçage : machines à rincer.

Essorage : essoreuses en tous genres.

Séchage par étendage ou par contact.

Amidonnage et repassage.

Pliage et mise en presse.

Etablissement et situation d'une blanchisserie.

Blanchissage du linge de pansements.

Monographies de blanchisseries d'Établissements hospitaliers.

BLANCHISSAGE DU LINGE

Dans tous les établissements hospitaliers, religieux, militaires, maritimes, d'éducation et autres, la question du linge joue un rôle de plus en plus important.

Non seulement il faut du linge pour tous les services généraux et journaliers d'un établissement, mais en outre il est indispensable d'en avoir une quantité suffisante en réserve, afin de parer à toutes les éventualités : accidents, guerres, épidémies, etc.

L'achat du linge, son blanchissage, son entretien représentent un capital souvent considérable, c'est un gros chiffre dans le budget.

Une administration éclairée doit justement s'en préoccuper et rechercher les moyens de blanchir et d'entretenir ce linge dans les meilleures conditions. L'hygiène réclame aussi du linge en abondance et bien blanchi.

Il faut donc étudier cette question au double point de vue de la qualité et de la quantité.

La solution se trouve dans les procédés du blanchissage. Avec une buanderie bien organisée, tous les services auront le linge nécessaire en abondance et ce linge blanchi rationnellement avec des moyens perfectionnés sera d'abord plus blanc, plus sain et satisfera à toutes les exigences de l'hygiène, il reviendra en outre beaucoup moins cher, durera infiniment plus longtemps que traité par les moyens empiriques et d'un autre âge qu'il est temps de proscrire.

Souvent on objectera que le blanchissage du linge donne du travail à un personnel qui resterait inoccupé sans cela, ce personnel en outre, dira-t-on, est peu ou point rétribué, et il y a là une économie de main-d'œuvre.

Cette économie est absolument illusoire, car si ce personnel ne coûte rien ou peu, quel travail fait-il ? que peut-on en exiger ? s'est-on rendu compte des économies à réaliser de suite sur les produits employés, sur le savon, sur le combustible, sur l'eau, etc., etc., tout en obtenant un travail bien supérieur ? De plus, on peut utiliser ces bras à d'autres besognes ou les faire aider par des engins mécaniques.

On ne tardera pas à reconnaitre tous les services rendus par une installation méthodique et rationnelle. Il serait facile de donner à l'appui de cette affirmation des chiffres d'une éloquence indiscutable.

BLANCHISSAGE MÉCANIQUE DU LINGE

PAR PROCÉDÉS PERFECTIONNÉS

Le blanchissage du linge et les manutentions qu'il doit subir avant d'être remis en service se composent des opérations suivantes qui seront décrites sommairement avec l'indication des appareils convenant le mieux pour exécuter chaque opération.

Réception, triage.

Essangeage ou trempage.

Coulage ou lessivage.

Lavage à la machine.

Rinçage ou azurage.

Essorage.

Séchage à air libre ou à l'air chaud.

Amidonnage.

Repassage (1).

Pliage. Mise en presse.

Nettoyage des flanelles, couvertures.

La marche des opérations doit être méthodique, afin d'éviter les fausses manœuvres et les pertes de temps.

Si la quantité de linge à blanchir n'est pas assez considérable pour avoir une buanderie dont les appareils soient mus par une force motrice, on peut se contenter d'appareils mus à la main ; mais, nous croyons pouvoir dire, sans courir le risque d'être démentis, que toutes les fois que l'on pourra

(1) Dans la plupart des établissements dont nous nous occupons le linge n'est pas repassé, on se contente de le plier et de lui donner un coup de presse. Quelques-uns cependant ont récemment installé des machines à repasser pour le linge du personnel et des pensionnaires.

le faire, c'est bien entendre ses intérêts que d'avoir une installation à la vapeur ou tout au moins des machines.

On y trouvera une économie considérable dans le prix de revient du linge blanchi, lequel étant beaucoup moins fatigué que par la brosse ou le battoir aura aussi une bien plus longue durée ; il sera plus sain, et l'hygiène y trouvera son compte ; il y a également à faire entrer en ligne, nous le répétons, l'économie réalisée sur les matières premières employées ; la rapidité dans le travail est aussi un élément qui n'est pas à dédaigner. (1)

EAU — CHAUDIÈRES — MOTEURS — RÉSERVOIRS — POMPES

Avant de passer à l'examen des divers appareils nécessaires à chacune des opérations du blanchissage énumérées plus haut, il faut s'occuper de l'installation générale : **chaudières, moteurs, réservoirs, pompes, tuyauteries et transmissions.**

Eau

L'eau jouant le principal rôle, il faut pour ainsi dire la dépenser sans compter, c'est la clef du bon blanchissage ; on doit se préoccuper tout d'abord de cette question, et se placer dans les meilleures conditions pour l'avoir économiquement.

(1) Voir à titre de renseignements les pages 54 et 55 de notre Album de machines pour la blanchisserie.

Souvent les municipalités vendent l'eau fort cher, il faut alors avoir recours aux pompes, prendre l'eau à une rivière, si on est à proximité (c'est là une excellente condition à remplir toutes les fois qu'on le pourra) ou dans un puits ; l'eau devra être envoyée dans les réservoirs.

Autant que possible il serait prudent d'avoir plusieurs moyens d'alimentation à sa disposition.

Ainsi à l'hôpital Laënnec à Paris, M. Kremer, ingénieur de l'Assistance publique, a fait exécuter par le constructeur trois moyens d'alimentation différents, l'on peut parer ainsi à toutes les éventualités.

Disons en passant que pour le rinçage et autant que possible, on devra réserver l'eau de puits.

Il sera bon de faire analyser l'eau ou les eaux employées afin de bien connaître leur composition, car l'eau servira non seulement dans toutes les opérations du blanchissage, mais encore pour l'alimentation des chaudières à vapeur : suivant sa nature, on devra la modifier pour lui donner les qualités nécessaires. (Voir chapitre II).

Chaudières

Comme chaudières pour les petites installations et toutes les fois que l'on ne dépassera pas une force de 8 chevaux, nous conseillons d'adopter les chaudières verticales, qui ont l'avantage de n'occuper que peu de place, d'être d'une installation facile et de ne pas exiger de grands frais de fumisterie.

Toutes les fois, au contraire, que l'on aura besoin d'une chaudière plus forte, nous pensons que la chaudière simple à bouilleurs, ou mieux la chaudière semi-tubulaire à bouilleurs est le type qui doit être préféré.

Nous donnons plus loin au chapitre *Appareils Généraux* la description de ces types de chaudières.

Moteurs

Ce que nous venons de dire, relativement aux chaudières, s'applique aussi aux moteurs. Cette question est traitée au chapitre *Appareils Généraux*. On y verra les différents types de machines à vapeur qu'il y a lieu de monter suivant les cas.

De l'alimentation

L'alimentation des chaudières peut se faire par :

1° La bouteille alimentaire, ce système est d'une grande simplicité et infaillible.

2° Par une pompe dite alimentaire.

3° Par un système d'injecteur : Giffard ou autre.

Il sera prudent, en cas de besoin, d'avoir deux modes d'alimentation à sa disposition.

Nous avons du reste déjà traité cette question au chapitre II, pages 83 et suivantes.

Réservoirs

Étant donné que dans le blanchissage du linge il est de première nécessité d'avoir de l'eau froide et chaude en abondance, de la lessive en réserve, le tout sous la main, il sera utile d'installer des réservoirs suffisamment grands pour disposer toujours de la quantité d'eau nécessaire.

Les réservoirs seront en tôle noire bien enduite de minium ou galvanisée, suivant leur destination ; ronds ou rectangulaires, suivant les emplacements disponibles ; bien entretoisés, bien soutenus ; avec trous d'hommes pour rendre le nettoyage facile ; robinets flotteurs pour l'alimentation, et indicateurs de niveau, de façon à connaître toujours la quantité d'eau dont on dispose. Ces réservoirs devront avoir des couvertures sinon mobiles, tout au moins munies d'une porte de visite.

Il faut aussi des réservoirs pour conserver les vieilles lessives.

Dans l'étude de la buanderie, il y aura lieu de se rendre compte des contenances nécessaires et de la situation que doit occuper chaque réservoir pour la commodité du travail.

Pompes

Suivant l'importance des installations et la quantité d'eau nécessaire (1), si on n'a pas de concession de la ville, on devra monter des pompes à un ou deux corps, des pompes à vapeur ou rotatives. (Voir l'article sur les pompes, pulsomètres, etc., page 68).

---

(1) On compte environ 35 à 40 litres d'eau en moyenne, soit 10 litres eau chaude et 25 litres eau froide par kilog. de linge, cela dépend aussi de la nature du linge.

OPÉRATIONS DU BLANCHISSAGE

RÉCEPTION, TRIAGE

La première opération que subit le linge arrivant dans la blanchisserie est la réception : on reconnaît d'abord si le nombre de pièces annoncées est exact.

On procède au triage : classant les pièces de linge par catégorie, suivant leur genre, leur emploi, et aussi, nous devons le dire, suivant le degré de saleté.

Ce triage, trop souvent négligé pour gagner du temps, a pourtant une importance qui n'échappera à personne.

Si on a du linge de diverses provenances ou appartenant à des hôpitaux différents, il sera indispensable de combiner son travail afin d'éviter toute confusion.

A l'essangeage, au coulage, au lavage, on doit encore tenir compte de cette classification et procéder en conséquence.

Le matériel se compose uniquement de grandes tables, de cases de réception disposées à cet effet, et de wagonnets en quantité convenable pour un transport rapide du linge dans la buanderie.

ESSANGEAGE

L'essangeage est un lavage ou trempage préparatoire qui a pour double but de dissoudre certaines matières solubles dans l'eau, ou de détacher du linge les parties solides qui y sont restées agglutinées.

Les parties solubles sont : le sucre, le sang, les gommes, sirops, farineux, albumineux, amylacés qui se dissolvent dans l'eau froide ou tiède ; une trop grande chaleur coagulerait certains principes et les rendrait plus difficiles à extraire.

Les parties que l'eau fait tomber sont : le sable, les épluchures de cuisine et débris quelconques ramassés en essuyant, qui, plus lourds que l'eau, tombent au fond des bacs.

Le linge de cuisine, les torchons souillés de mine de plomb s'essangeront à chaud dans de vieilles lessives.

Pour du linge très sale, l'essangeage à la machine est tout indiqué, il a la puissance nécessaire pour arriver à faire du linge aussi blanc que possible.

Le linge doit être trié et classé par catégories, l'essangeage se fera dans les mêmes conditions, on devra, autant que possible, avoir des bacs séparés afin que le linge peu sale ne soit pas sali par celui qui l'est davantage.

Les bacs d'essangeage peuvent être soit en bois, soit en métal, soit en béton, soit en briques avec revêtement en ciment ; les premiers ont l'avantage d'être mobiles, les seconds sont à poste fixe, ils sont peut-être susceptibles d'une plus longue durée. Plus ils sont grands, plus il y a d'eau, mieux le travail se fait.

Ils devront être munis d'un système de robinets d'arrivée d'eau, de barboteurs sans bruit, de régulateurs de température, pour amener l'eau à la température nécessaire avec la vapeur perdue, de bondes de trop-plein et de vidange avec crépines. Cette dernière opération doit pouvoir se faire très rapidement.

En outre, les bacs peuvent être munis d'un grillage formant double-fond, de manière que, si une pièce de linge vient à s'échapper des mains de l'ouvrier, elle soit facilement re saisie et n'aille pas se souiller dans le fond des bacs.

Si nous parlons de chauffer l'eau des bacs à essanger, c'est que l'eau chaude rend le travail de l'essangeage moins pénible en hiver, et qu'ensuite et surtout, l'eau chaude dissout une plus grande quantité de corps étrangers.

En outre, et ce point a une extrême importance, la fibre du linge essangé à l'eau chaude (à la température que la main peut supporter, se dilate, s'ouvre, et est beaucoup plus apte à recevoir les effets du liquide lixiviel.

Tout autour des bacs de trempage sont disposés des caniveaux pour l'écoulement des eaux sales.

Quand nous aurons dit que 57 °/₀ environ des impuretés salissant le linge sont solubles dans l'eau, on comprendra l'importance qu'il faut attacher à un bon essangeage.

Le linge de couleur exige des soins particuliers, afin de ne pas détruire les couleurs peu solides employées aujourd'hui. Nous donnerons plus loin quelques conseils à ce sujet.

ESSANGEAGE A LA MACHINE

Dans les hôpitaux, on devra essanger à la machine le linge provenant de malades atteints d'affections infectieuses, le linge des gâteux, on évitera ainsi au personnel un travail aussi répugnant que dangereux.

COULAGE

Le linge sera disposé dans les cuviers par couches super-posées et d'égale épaisseur, on aura soin de bien l'étendre et de mettre par dessus le linge le moins sale.

Le coulage ou lessivage a pout but de saponifier les ma-tières grasses et autres ayant résisté à l'essangeage, au moyen d'une solution appelée lessive, composée d'eau chaude et de sel de soude légèrement caustique (1) dissous préala-blement, et mieux encore d'un mélange dans des propor-tions convenables de sel carbonaté neutre Solvay, de soude caustique et de silicate de soude permettant d'éviter com-plètement la tâche de cotissure toujours due à la présence des sels de fer dans les soudes employées.

Par la saponification, on forme un composé se rappro-chant d'un savon liquide soluble dans l'eau, son action dé-tergente agit sur les impuretés souillant le linge, les isole, les entraine par suite d'une circulation continue.

La température doit être graduée de 30° à 100° environ afin de ne pas cuire les taches et bien ouvrir les fibres du tissu. Le liquide lixiviel doit conserver son degré ; on devra se maintenir entre 90 et 100° pendant plusieurs heures (2).

Il ne faut pas perdre de vue que pour faire une bonne lessive, trois conditions sont à remplir : le temps, le pro-duit lixiviel et la chaleur, en changeant la quotité d'un de ces facteurs, il faut modifier les autres au détriment du linge et du prix coûtant.

(1) Soude de St-Gobain, Malétra, Solvay et des produits connus sous le nom de Lessives dont le type est la Lessive Phénix qui réunit toutes les conditions désirables et assure un bon lessivage.

(1) M. Chevreul considère comme nécessaire une température de 100° pour que la saponification soit faite d'une manière complète.

Pour couler la lessive, deux appareils sont nécessaires, le cuvier et l'appareil ; dans le cuvier s'encuve le linge et l'appareil sert au jeu de la lessive ; pour les petites quantités de linge on peut réunir les deux appareils en un seul.

APPAREILS et CUVIERS

Les systèmes d'appareils à lessive sont nombreux, nous croyons que ceux dits par ébullition ou ceux à jet continu et température graduée doivent être préférés.

Chaque cuvier est muni d'un double-fond composé soit d'un grillage, d'une tôle perforée, de barres de bois, voire même de briques ; c'est dans cette partie vide de linge servant de réservoir que vient se concentrer la lessive après sa circulation au travers des couches de linge ; on ménage des prises d'air sur le côté du cuvier.

Les cuviers peuvent être, soit en bois, avec le bord garni de plomb, soit en tôle galvanisée, soit en cuivre, soit en métal avec garniture en bois. Ces cuviers seront munis de couvercles guidés, avec cheminée centrale, mus par des treuils ou un système de contre-poids.

Il sera bon, dans toute buanderie, d'avoir au-dessus des cuviers des hottes, avec aspirateur, pour l'enlèvement de la buée, laquelle, si elle n'est pas entraînée au dehors, se condense sur les charpentes, bois ou métal, pour retomber sur le linge en gouttelettes formant des taches difficiles à enlever.

L'action dissolvante de la buée a bien d'autres inconvénients sérieux au point de vue des locaux, il faut donc s'en débarrasser.

Suivant la quantité de linge à blanchir, on adoptera l'un ou l'autre des trois types d'appareils qui suivent.

Un point très important est de bien proportionner la quantité de sel de soude à employer.

Pour le linge du personnel, il faut monter une petite buanderie spéciale dans une partie réservée de la buanderie générale.

Dans cette petite buanderie, pour tout le linge fin du personnel, pour faire des savonnages, l'emploi des lessiveuses-savonneuses est indiqué.

APPAREILS A LESSIVER

A ÉBULLITION

Les appareils à lessive dits à ébullition comportent une chaudière en tôle forte dans laquelle le liquide lixiviel directement chauffé par un foyer quelconque est porté à l'ébullition et monte par pression dans le tube central pour se déverser sur la surface du linge qu'il traverse pour rentrer dans la chaudière.

Le fonctionnement est intermittent par jetées successives.

L'appareil à ébullition est réuni au cuvier ou séparé de celui-ci.

La première disposition ne s'emploie que pour les appareils de petites dimensions tels que les **Lessiveuses-Savonneuses** qui sont assez connues pour que nous n'ayons pas besoin de les décrire.

Dans l'Album des machines de blanchisserie, on trouvera page 31 et suivantes les dimensions les plus employées et les instructions nécessaires pour l'usage des lessiveuses-savonneuses.

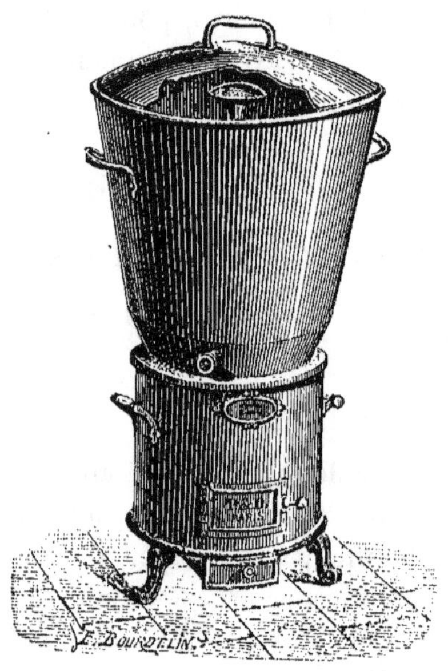

Fig. 63. — Lessiveuse-Savonneuse

Pour des installations plus importantes l'appareil à ébullition est monté séparément du cuvier avec, suivant les cas, un foyer en tôle installé au-dessus du sol, ou un foyer en maçonnerie encastré dans le sol.

La première de ces dispositions convient surtout pour : petites blanchisseries, les communautés religieuses, les pensionnats, lycées, collèges, hôpitaux, prisons, casernes de peu d'importance.

La seconde disposition s'emploie dans les établissements de moyenne importance où l'on n'a pas encore la vapeur.

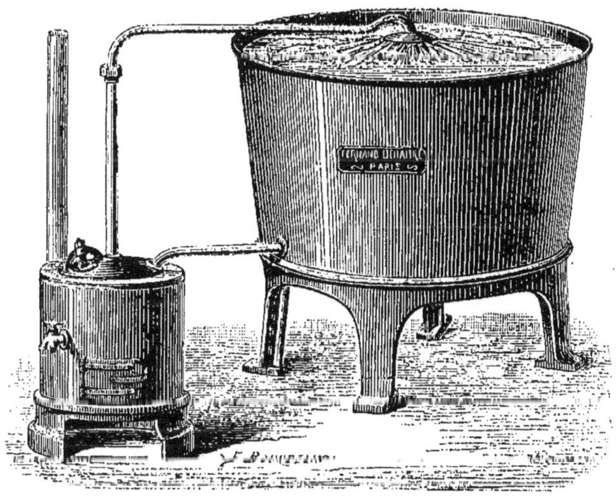

Fig. 64. — **Appareil à ébullition avec fourneau en tôle.**

Le col de cygne de l'appareil à lessive tourne et fonctionne tantôt sur un cuvier, tantôt sur l'autre.

L'installation fig. 65 est représentée avec une disposition d'utilisation des chaleurs perdues du foyer pour chauffer un réservoir à eau chaude.

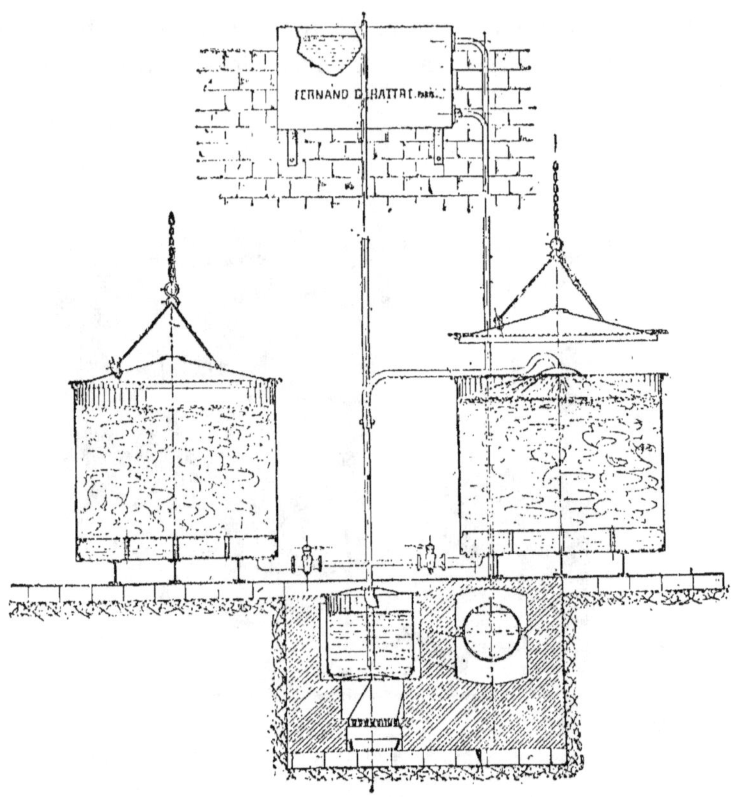

Fig. 65 — **Appareil à ébullition avec fourneau en maçonnerie,
et disposition pour chauffer l'eau par thermo-siphon.**

APPAREILS A LESSIVER

MARCHANT A LA VAPEUR

Partout où l'on disposera de la vapeur en quantité suffisante il y aura intérêt à remplacer les appareils à lessive fonctionnant à l'ébullition, par des appareils à jet continu fonctionnant par la vapeur.

La manœuvre en est des plus simples puisqu'elle se réduit à l'ouverture du robinet de prise de vapeur placé à portée du cuvier

La circulation du liquide lixiviel s'établit immédiatement à travers le linge et le liquide ne s'échauffant que graduellement on n'a aucune crainte de cuire les taches.

Pour les blanchisseries de grands établissements où le personnel est nombreux, c'est ce type d'appareil qui convient exclusivement.

Dans certaines applications l'on combinera l'appareil à circulation avec l'appareil à ébullition : on commencera avec l'éjecteur et on terminera par l'ébullition de façon à obtenir vers la fin de l'opération une plus haute température du liquide lixiviel.

Cette disposition est celle employée dans l'importante installation de la nouvelle Buanderie de l'Hôpital Laënnec à Paris.

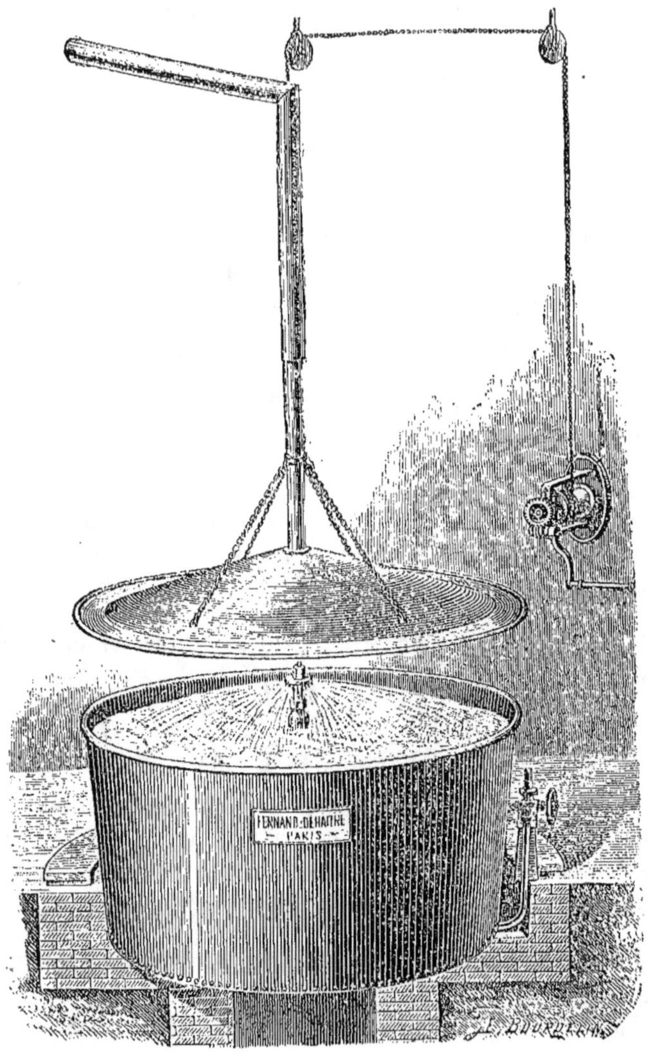

Fig. 66 — **Cuvier à lessiver avec appareil à projection marchant par la vapeur, circulation continue et température graduée.**

Elle est spécialement destinée aux installations d'hôpitaux car elle permet de graduer la température de la lessive et d'obtenir la température de 100° nécessaire à la désinfection complète du linge ce que ne permet pas de faire l'appareil précédent.

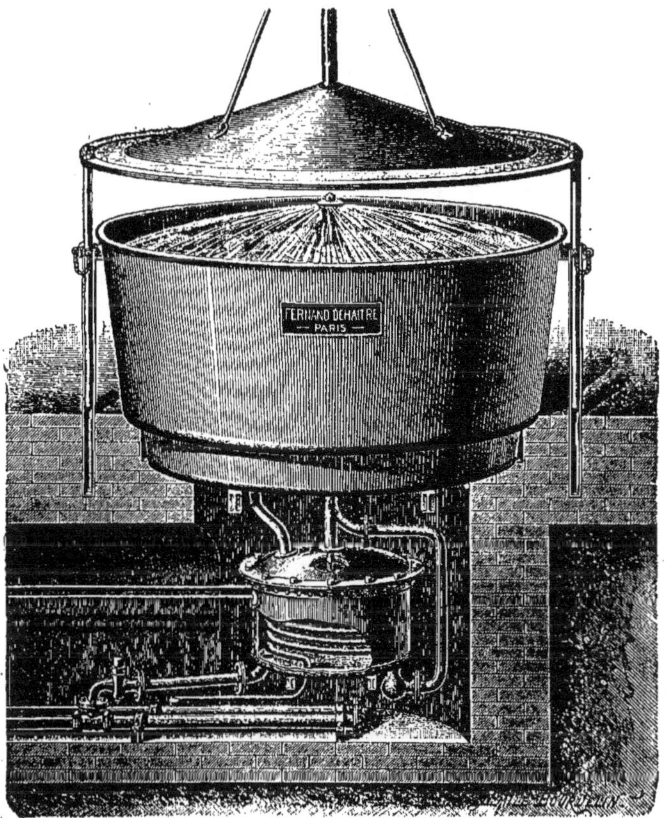

Fig. 67. — **Cuvier à lessiver avec appareil combiné à circulation et à ébullition.**

La chaudière à ébullition est dans ce cas chauffée par serpentin de vapeur.

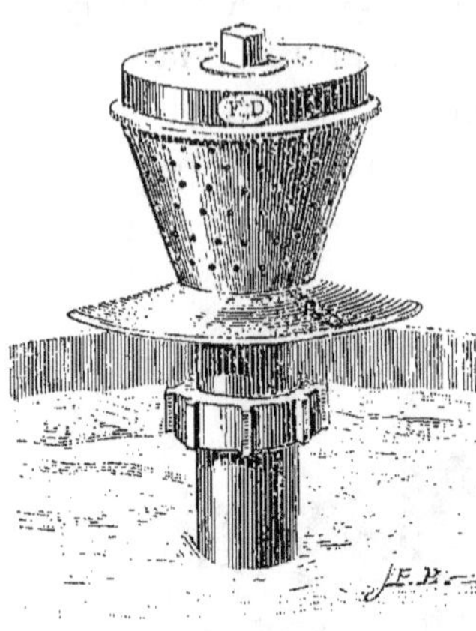

Fig. 68.
Injecteur Morin Cométy.

Un certain nombre des injecteurs ou champignons employés dans les cuviers des blanchisseries présentent l'inconvénient de déverser la lessive fort irrégulièrement sur la surface du linge.

Avec une forte pression le liquide forme « parapluie » et n'arrose que les bords du cuvier, — sous une faible pression, au contraire, il n'arrose que le centre du cuvier.

Le nouvel Injecteur à pluie continuelle, système Morin et Cométy (b. s. g. d. g.) remédie à ces inconvénients au moyen d'une disposition ingénieuse qui force la lessive à se diviser et à retomber en pluie uniformément sur toute la surface du linge encuvé, même lorsqu'elle arrive avec une faible pression.

On évite de cette façon les taches de lessive ; le lessivage est égal pour tout le linge du cuvier et se fait par suite plus rapidement et plus économiquement.

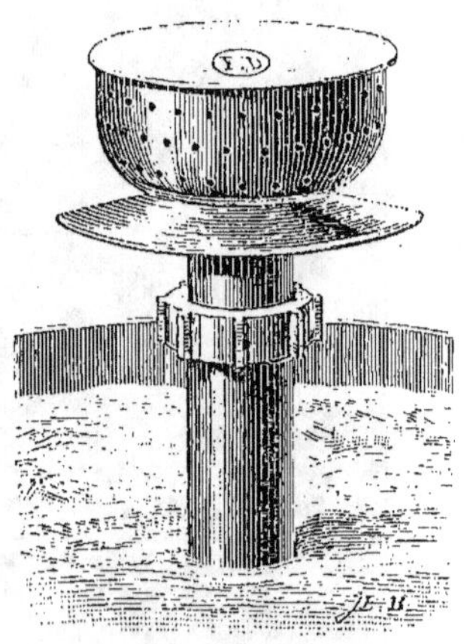

Fig. 69.
Injecteur Morin Cométy
pour grands cuviers.

LAVAGE

Après le lessivage ou coulage, on devra laver le linge, afin d'enlever les traces de matières saponifiées que la lessive n'a pas entraînées ; ce travail se faisait autrefois à la main au grand détriment du linge, car rien ne le détériore plus vite que la brosse, le battoir ou le tordage.

Le travail à la main revenait aussi beaucoup plus cher que le travail mécanique, tout le savon dépensé était absolument perdu ; avec la machine, au contraire, les bains de savon peuvent resservir : on commence par le linge blanc, le moins sale, le plus fin, on finit par le gros linge, torchons ou autres.

De plus, on ne pouvait donner au bain, dans le travail à la main, une température suffisamment élevée.

Avec les machines, aucun de ces inconvénients ne se présente, on produit infiniment plus et infiniment mieux ; une bonne ouvrière ne peut laver, par exemple, dans une journée, que 80 pièces au plus, une machine fera le même travail et beaucoup mieux en moins d'une demi-heure. Une machine fait donc le travail de 20 femmes.

Aussi toutes les administrations hospitalières, tous les établissements militaires, maritimes, pénitentiaires, d'instruction et autres ont-ils adopté d'une façon exclusive la machine à laver.

Il y a bien des systèmes de machines à laver : à 5 pans, cylindriques, en bois, en métal etc. ; elles peuvent se diviser en trois grandes classes :

1° Les machines dites à simple enveloppe avec portes, fonctionnant ou non avec un courant d'eau continu.

2° Les machines dites à ouverture libre ou sans portes également à simple enveloppe.

3° Les machines dites à double enveloppe.

Suivant l'importance des buanderies, on montera l'un ou l'autre des systèmes que nous allons présenter :

MACHINES A LAVER
MARCHANT A BRAS

Tout en faisant beaucoup mieux, plus rapidement qu'en travaillant à la main, ces machines ne fatiguent nullement

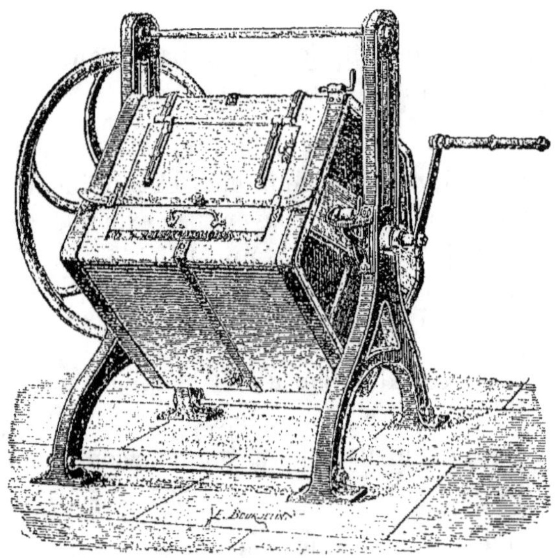

Fig. 70. — Laveuse à cinq pans marchant à bras.

le linge, même le plus délicat Tous ceux qui ont de ces machines sont unanimes à le reconnaître et peuvent le certifier.

Ces machines conviennent dans les petites blanchisseries, pour marcher à bras, elles peuvent facilement être manœuvrées par une femme.

La machine la plus employée est la Laveuse à cinq pans en bois fig. 70 avec porte.

Elle mesure : 0^m95 de diamètre sur 0^m75 de longueur, et peut contenir 6 kilogs de linge environ. — Durée de l'opération : de 5 à 10 minutes (suivant le linge et la force du bain). Quantité de savon : 100 gr. (1).

La même machine se fait également en tôle galvanisée.

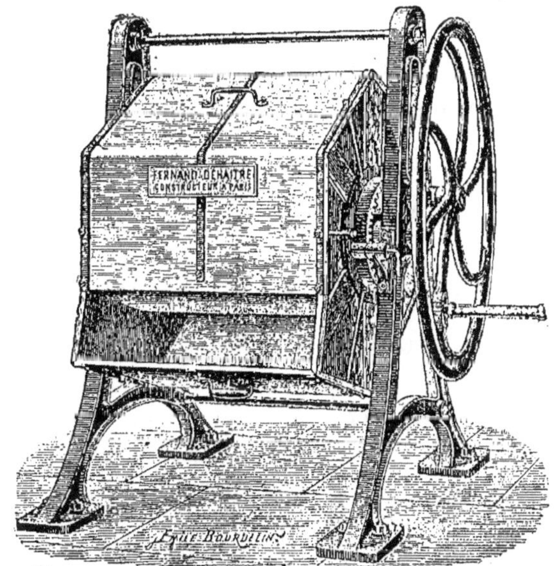

Fig. 71. — Laveuse sans porte à double battage

Un autre type de laveuse marchant à bras tend à se répandre dans les petites blanchisseries.

C'est la machine à laver nouveau modèle sans porte à double battage, fig. 71.

(1) Ces chiffres ne sont qu'approximatifs, ils dépendent absolument de la manière de travailler.

Elle donne le même travail que la laveuse précédente, mais l'absence de porte ne permet pas aux bains de se conserver aussi chauds.

La décharge du linge se fait en tournant la laveuse dans le sens opposé à celui de la marche : le linge tombe de lui-même dans un petit chariot placé sous la machine.

Cette laveuse comprend une caisse en bois ou en tôle galvanisée de 0^m90 de diamètre sur 0^m70 de largeur, montée sur deux bâtis en fonte.

Un levier d'arrêt rend la machine fixe pendant le char-gement.

Sa contenance est d'environ 16 chemises d'homme ou l'équivalent d'autre linge.

Les machines sans porte par leur double battage convien-nent parfaitement pour le rinçage.

MACHINES A LAVER
MARCHANT AU MOTEUR

Lorsque l'installation de la buanderie comportera chau-dière et machine à vapeur, on emploiera des machines à laver marchant au moteur soit par courroie, soit dans des cas spéciaux par moteur direct, directement fixé sur la machine.

La machine à laver à cinq pans est également dans ce cas l'une des plus employées et une de celles qui donnent le meilleur travail.

Elle se fait en bois, en tôle galvanisée et même ce qui est préférable tout en cuivre avec barres de battage embouties.

Elle mesure en général de 1^m10 à 1^m30 de diamètre sur 0^m90 à 1^m00 de largeur, et la charge ordinaire est de 30 à 50 chemises d'homme par opération ou l'équivalent d'autre linge.

Elle peut être munie d'un dispositif breveté s. g. d. g. permettant de laver au moyen d'un courant continu de lessive entrant et sortant par l'un des tourillons.

La porte est d'une manœuvre simple et facile.

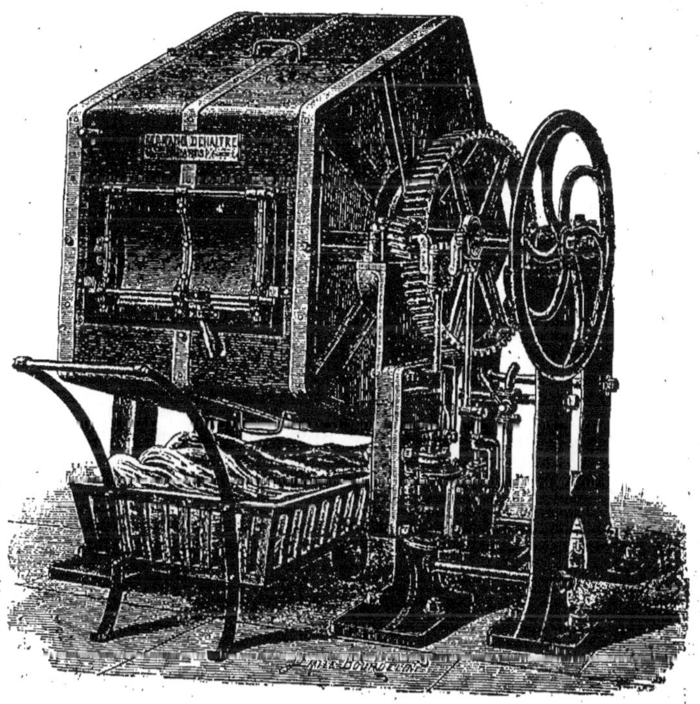

Fig. 72. — Laveuse à cinq pans commande par moteur direct.

Ces laveuses à cinq pans ou tonneaux laveurs sont montées dans les meilleures conditions ; elles résument toutes les opérations du travail à la main.

Les laveuses métalliques ont une durée que l'on ne rencontre pas dans les laveuses en bois, lesquelles ne résistent qu'imparfaitement aux influences atmosphériques ; elles leur sont donc de beaucoup supérieurs comme solidité, elles lavent aussi bien et sont également munies de barres de battage qui rendent le lavage irréprochable par suite du passage incessant du liquide au travers du linge.

Ces machines peuvent marcher à l'aide d'un moteur direct ainsi que le représente la fig. 72.

L'eau salie peut se vider sans ouvrir l'appareil, et être remplacée par de l'eau propre au moyen d'un dispositif spécial b. s. g. d. g. On peut y envoyer un jet de vapeur.

Ces machines, comme les suivantes, présentent beaucoup de chute, de plus étant galvanisées, imperméables, elles conviennent aussi pour l'essangeage du linge contaminé.

On leur applique également un mouvement de va-et-vient, c'est-à-dire que ces machines font un nombre déterminé de tours dans un sens et ensuite automatiquement le même nombre de révolutions en sens inverse.

Ces machines lavent parfaitement ; pouvant opérer avec de l'eau très chaude, étant bien fermées, le bain ne se refroidit pas, comme dans les laveuses sans portes, elles économisent et le temps et le savon, elles conservent le linge qui se trouve soustrait à l'action si funeste de la brosse ou du battoir.

LAVEUSES A OUVERTURE LIBRE

Ces laveuses n'ont pas de porte, celle-ci étant remplacée par une simple cloison fixe partant d'un bord de l'ouverture pour se diriger vers l'intérieur de la roue.

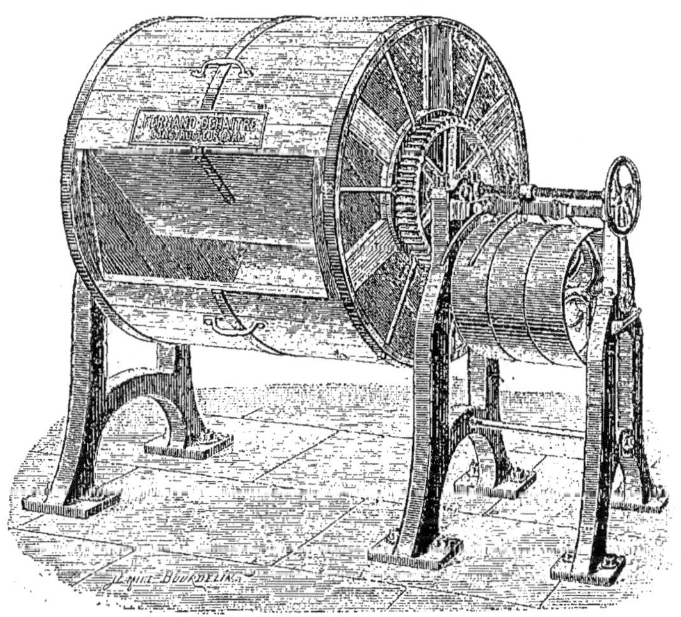

Fig. 73. — Laveuse à ouverture libre.

En faisant tourner la laveuse dans un certain sens le contenu se met en mouvement sans qu'il s'échappe de liquide malgré l'absence de porte et, au contraire, par une simple révolution en arrière le tout sort.

Cette laveuse peut également être disposée pour laver au moyen d'un courant continu de lessive entrant et sortant par un tourillon, disposition brevetée (s. g. d. .).

DÉGUEULEUSES

Pour faire de grandes quantités et pour du linge commun la dégueuleuse présente le grand avantage d'être un appareil continu, le linge mis d'un côté sort de l'autre lavé plus

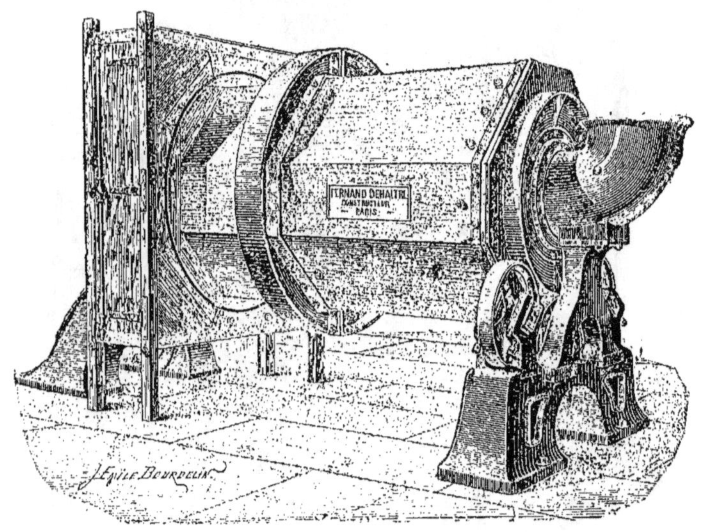

Fig. 74. — **Dégueuleuse**.

ou moins bien suivant la quantité d'eau et de savon que l'on a employée, cet appareil est peu répandu à cause de la place qu'il occupe et de la production considérable qu'il faut avoir pour en tirer un bon effet utile.

LAVEUSES A DOUBLE ENVELOPPE, A 2 COMPARTIMENTS

Brevetées (s. g. d g.)

Ces machines se composent d'une enveloppe fixe et d'un tambour cylindrique tournant dans cette enveloppe.

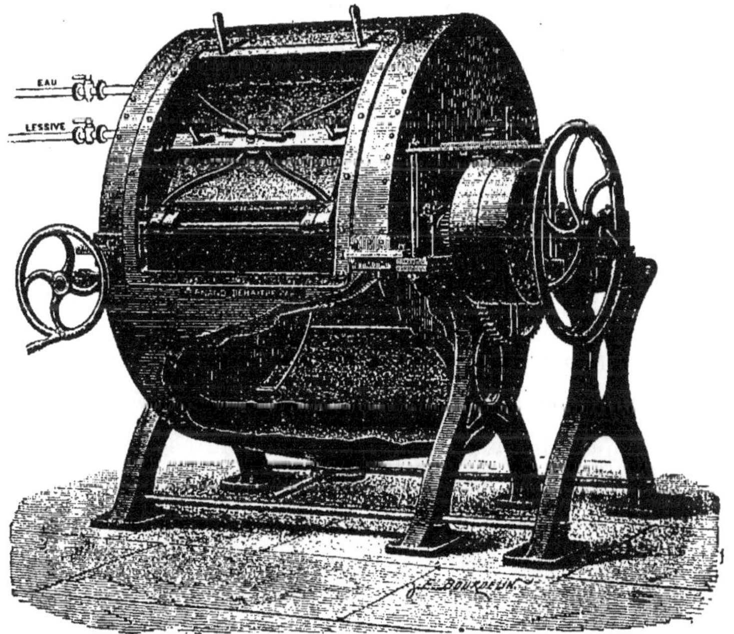

Fig. 75. — Laveuse à double enveloppe marchant par courroie.

Le liquide est contenu dans l'enveloppe fixe, le linge à laver est placé dans le tambour mobile ; on saisit de suite le très grand avantage d'une telle disposition, la seule dans laquelle le liquide et le linge ne sont pas agités ensemble.

Le linge, au contraire, emporté par le mouvement du cylindre, passe et repasse sans cesse dans la partie supérieure du liquide qui est la plus propre et subit ainsi le lavage le plus complet et le plus rationnel qu'on puisse désirer.

On peut, si on veut, couler et rincer dans ces machines ; il est facile d'y envoyer de l'eau chaude, de l'eau froide ou de la vapeur ou de vider le liquide sans arrêter ; on y maintiendra telle température demandée.

Ces différents avantages donnent à ce modèle une supériorité incontestable et incontestée, consacrée par de nombreuses applications dans les plus grands établissements montés suivant les progrès du jour.

Ce modèle spécial pour les grandes Blanchisseries est divisé en deux compartiments, la production est double, le travail obtenu est de beaucoup supérieur au travail à la main, le bénéfice réalisé est considérable, facile à constater et peut être établi par des chiffres. Aucune perte de temps, aucun organe délicat, tout est simple et facile.

La durée du lavage est de 8 à 10 minutes suivant le linge ; on peut mettre 15 kilogs environ de linge plat par compartiment soit 100 serviettes à 150 grammes ou 25 chemises d'hommes à 400 grammes, poids moyen. Pour un lavage extra, il faut compter en moyenne de 1 à 1 kil. 50, de savon première qualité, pour 100 kil. de linge ; la quantité est naturellement variable suivant le lessivage fait préalablement.

Il a été créé un nouveau modèle à moteur, offrant, indépendamment des résultats excellents donnés par les machines à laver à double enveloppe marchant par courroie, l'avantage de pouvoir s'installer partout sans transmission aucune ; dans une blanchisserie même, où il y a un moteur, une telle machine peut rendre de grands services en cas d'arrêt du moteur ; et si, dans un moment de presse, on est

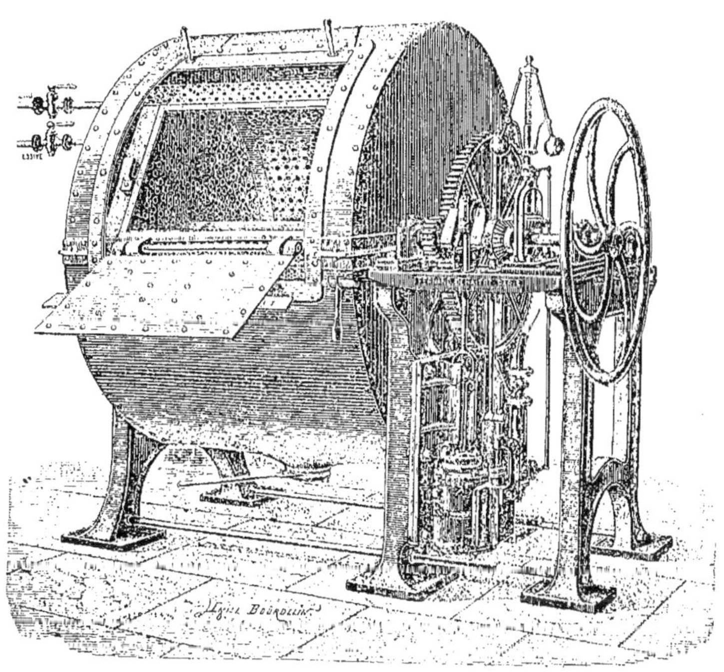

Fig. 76. — Laveuse à double enveloppe à moteur direct.

obligé de faire des heures supplémentaires, on n'est pas tenu alors de faire marcher le moteur de l'usine, on profitera de la vapeur contenue dans le générateur ; de même le dimanche matin, quand il reste quelques parties de linge à laver.

Les roues américaines à 4 compartiments sont peu employées, elles manquent de chute et de plus, nécessitent un temps assez long pour charger et décharger l'appareil,

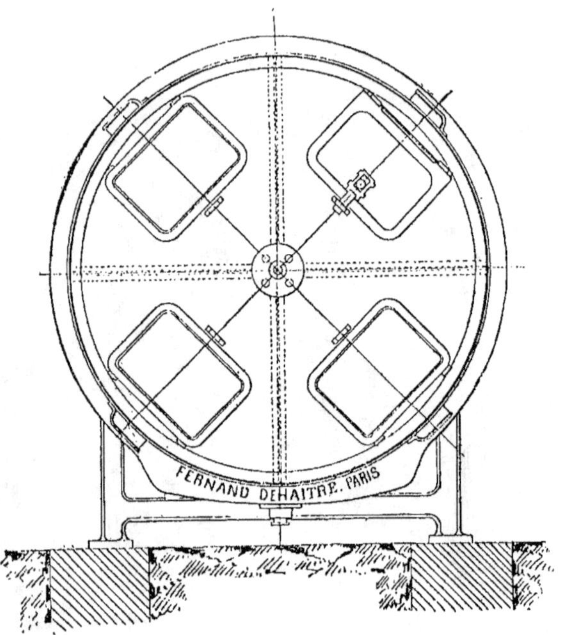

Fig. 77. — Roue américaine.

fermer et ouvrir les quatre portes ; elles ne peuvent pas lutter contre les laveuses simples et à plus forte raison contre les machines à laver à double enveloppe.

Le service des machines à laver exige l'emploi de chariots spéciaux pour recevoir le linge bouillant au sortir de la laveuse. Ces chariots varient de formes et de dimensions, suivant le type des laveuses qu'ils sont appelés à desservir.

Un modèle des plus commodes est celui fig. 78 entièrement métallique, monté sur galets tournants et dont la table se

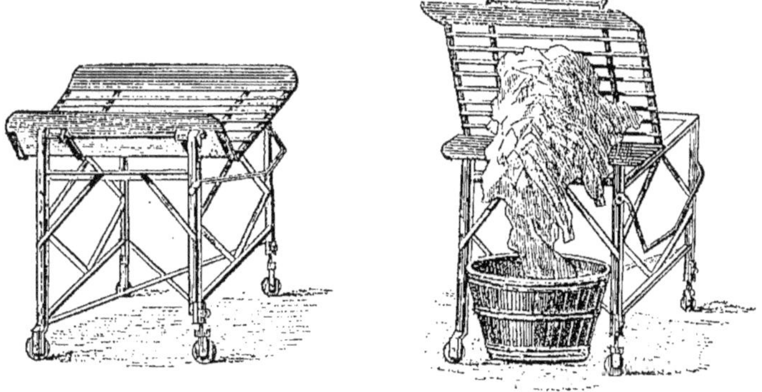

Fig. 78. — Chariot en fer à bascule pour le transport du linge.

bascule pour renverser le linge dans les bacs de rinçage.

RINÇAGE ET AZURAGE

Les pièces sortant de la machine à laver passent au rinçage, qui se fait dans des bacs construits de la même manière que les bacs d'essangeage, l'eau de ces bacs peut être tiéde.

Le but du rinçage est d'enlever toutes les matières solubles et savonneuses retenues sur le linge ; le rinçage fait à grande eau est préférable, il est bon d'avoir, quand on le peut, plusieurs bacs contenant de l'eau de plus en plus propre pour finir le linge.

On peut rincer facilement dans les machines à laver munies d'une disposition spéciale (b. s. g. d. g.) permettant d'utiliser ces machines comme rinçeuses ou comme laveuses, ou bien dans des rinçeuses spécialement construites dans ce but.

Ces machines sont de deux sortes, ou avec portes ou sans portes.

Elles sont exactement semblables aux machines à laver mais avec un dispositif spécial, (b. s. g. d. g.) permettant l'introduction et l'évacuation continue de l'eau de rinçage par l'un des tourillons.

Le type le plus couramment employé est le tonneau rond sans porte que nous avons décrit précédemment (fig. 73).

Lorsque l'on a de grandes quantités de linge à laver on emploie pour le rinçage la machine dite « Dégueuleuse » (fig. 74). — Une très bonne disposition dans ce cas est de conjuguer ensemble deux dégueuleuses pour le lavage et le rinçage en continu.

Le linge mis d'un côté est lavé dans la première machine, passe automatiquement dans la seconde où a lieu le rinçage et sort à l'autre extrémité prêt à être essoré.

Le rinçage est le complément indispensable des opérations que nous venons de décrire, il les complète et ne saurait être supprimé.

C'est en rinçant le linge que les ouvriers le visitent et s'assurent qu'il n'a plus de taches ayant résisté aux opérations précédentes.

Si elles ont été bien faites, conduites avec sagacité, après ces opérations, il ne doit rester aucune tache et l'on n'aura pas besoin d'avoir recours à *l'eau de Javelle* ou à d'autres ingrédients nuisibles non seulement au linge, mais aussi, à ceux qui les emploient.

AZURAGE OU PASSAGE AU BLEU

A la suite des bacs à rincer doivent se trouver les bacs au bleu.

L'azurage n'est qu'une teinture légère destinée à couvrir, à masquer la teinte bise que prend le linge par le lessivage ; on obtient ainsi un plus beau blanc, il est plus employé dans le Nord que dans le Midi.

On obtient cette teinture en faisant dissoudre dans de l'eau une petite quantité d'indigo soluble ou de bleu d'outremer, il suffit que le liquide soit légèrement coloré.

En sortant du bac au bleu, on laisse égoutter sur un plan incliné à claire-voie ou sur des tréteaux pour éviter les marbrures.

ESSORAGE

L'essorage est une opération indispensable du blanchissage, il assure la conservation et la durée du linge, il supprime le tordage à la main, si nuisible au linge qu'il use et fatigue, tout en y laissant trois fois plus d'eau que par l'essorage.

L'essorage ne peut se faire sérieusement qu'au moyen de machines basées sur le principe de la force centrifuge.

Nous ne parlerons donc ici que pour mémoire des Essoreuses-exprimeuses à cylindres garnis de caoutchouc souple.

On n'emploiera ce genre d'essoreuse que pour un travail peu important, ou pour exprimer le linge au sortir de l'azurage.

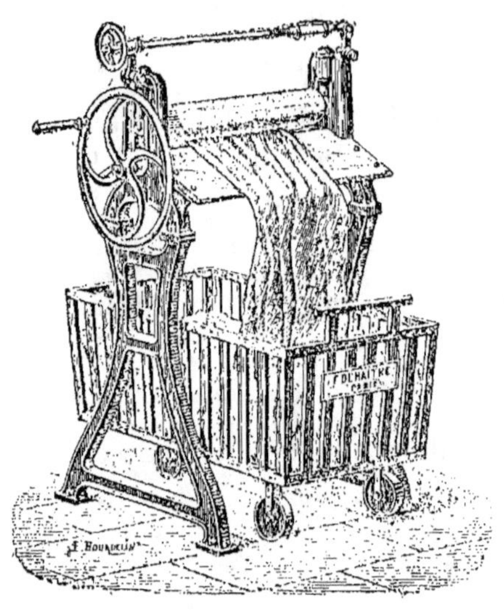

Fig. 79. — Essoreuse exprimeuse à cylindres caoutchouc.

En toutes autres circonstances on emploiera de préférence l'essoreuse centrifuge.

Nous donnons ci-après les dessins des meilleurs types d'essoreuses employées dans l'industrie du blanchissage et qui conviennent absolument pour les installations de blanchisseries dans les établissements dont nous nous occupons en ce moment.

ESSOREUSES, HYDRO-EXTRACTEURS

TURBINES OU CENTRIFUGES

Toutes ces appellations diverses s'appliquent aux mêmes machines, elles reposent toutes, comme nous le disions, sur l'effet produit par la force centrifuge, on utilise en même temps la faculté que possède l'eau, sous cette action, de se séparer du linge.

Le linge est placé dans le panier perforé de l'essoreuse ; par sa rotation, l'air se trouve violemment aspiré, le linge se comprime sur les parois, l'eau entraînée par l'air sort par les trous du panier.

L'opération ne dure que 5 à 6 minutes environ.

Avec une essoreuse de 60 $^c/_m$, on peut faire 8 à 10 tournées à l'heure.

Après l'essorage, le linge ne contient plus guère que de 40 à 50 % d'eau.

Le linge fin peut être repassé au sortir de l'essoreuse, l'autre linge devra être complètement séché, soit à l'air libre, soit à l'air chaud.

Au point de vue du séchage à air chaud, l'essorage est de première nécessité ; il rend le séchage plus rapide et surtout infiniment plus économique, la quantité d'eau à évaporer étant beaucoup moindre que si le linge n'avait pas été essoré.

Pour les petites blanchisseries sans force motrice, on installera des essoreuses à bras de 45 à 60 cent. de diamètre de panier ; au-dessus de 60 $^c/_m$, il ne faut pas compter marcher à la main.

Quand on possède un moteur, on peut monter des essoreuses jusqu'à 1 mètre de diamètre, soit à arcade, soit à
mouvement par dessous, soit à moteur direct; dans chaque
cas particulier, il faudra étudier le modèle convenant le
mieux. Nous estimons que le modèle d'un mètre est un maximum pour le blanchissage.

ESSOREUSES A FRICTION MARCHANT A BRAS

De tous les types d'essoreuses, celui à friction est sans
contredit le plus solide, exigeant le moins de réparations et
le plus facile à manœuvrer, c'est le type le plus recommandable qui mérite d'être préféré.

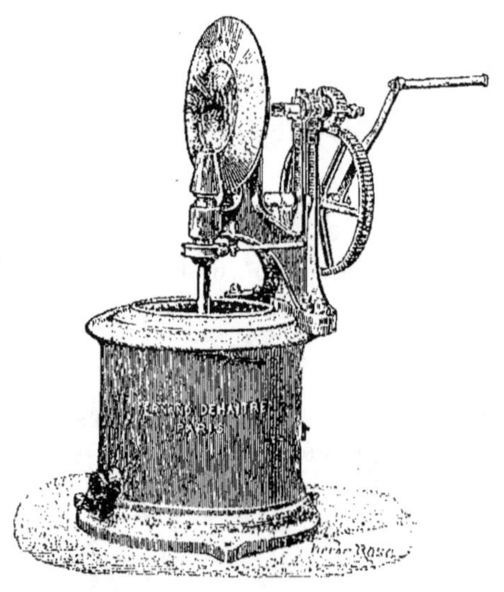

Fig. 80. — Essoreuse à friction, à bras, à arcade simple.

Pour la marche à bras les essoreuses se font à arcade
simple ou à arcade double, à une ou deux manivelles.

La disposition d'arcade simple, comme on le voit, a le grand avantage de laisser le panier entièrement dégagé.

Les essoreuses avec panier de 0^m45 de diamètre se font exclusivement à arcade simple, une femme peut facilement les manœuvrer.

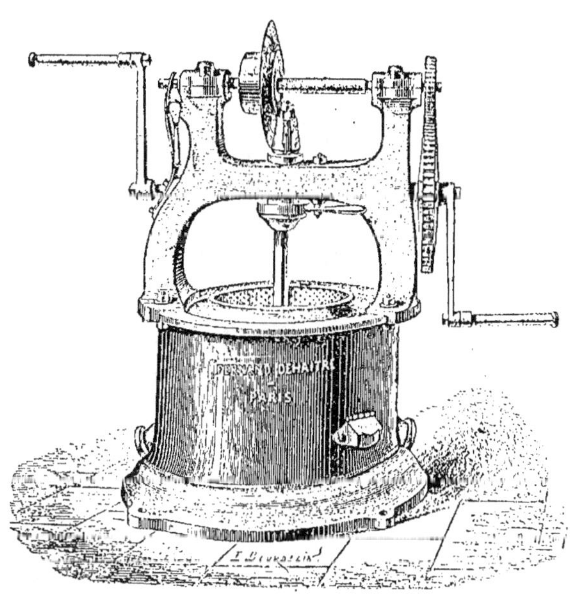

Fig. 81. — Essoreuse à bras à arcade double.

Les essoreuses avec panier de 0^m50 de diamètre se font à volonté avec arcade simple ou arcade double.

Les essoreuses à bras avec panier de 0^m55 et 0^m60 de diamètre se font exclusivement avec arcade double et deux manivelles.

Dans ces machines comme dans celles qui suivent, l'embrayage et le débrayage se font instantanément en agissant sur un levier.

Les essoreuses à bras se font également avec mouvement en dessous.

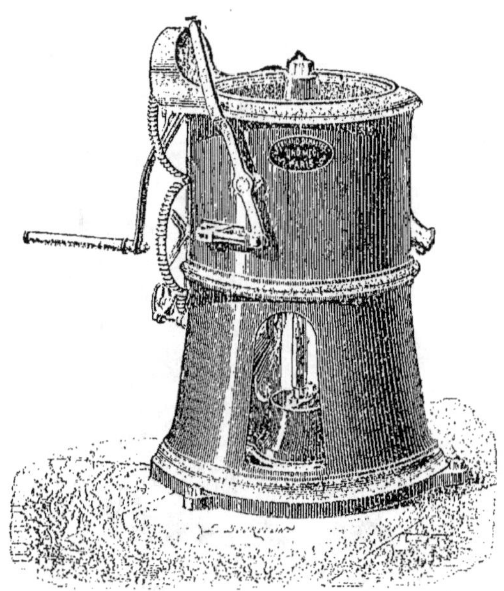

Fig. 82. — Essoreuse à mouvement en dessous marchant à bras.

Ce modèle d'essoreuse réunit tous les avantages et perfectionnements désirables, la suppression de l'arcade rend le chargement et le déchargement des plus faciles.

ESSOREUSES A FRICTION

MARCHANT PAR COURROIE

Lorsque l'établissement disposera d'une transmission on installera des essoreuses fonctionnant par courroie et d'un diamètre de 0^m500 à 1^m00 suivant l'importance du service.

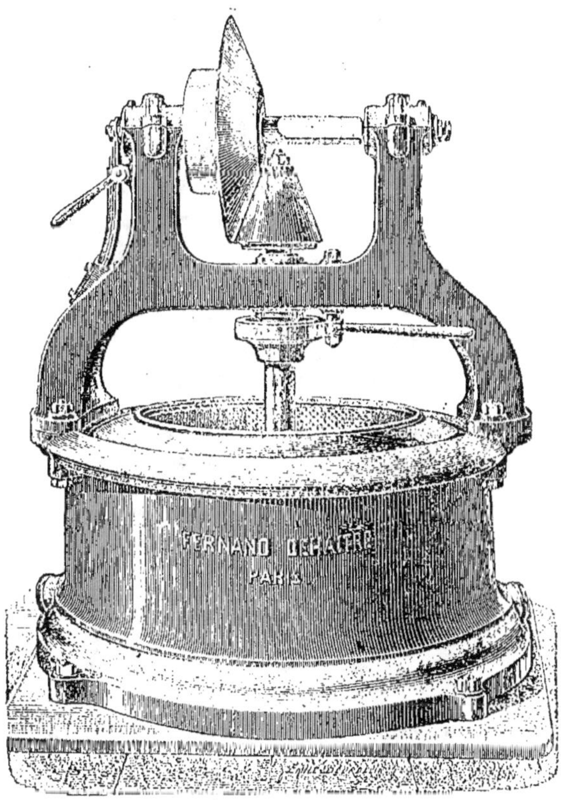

Fig. 83. — Essoreuse à arcade double marchant par courroie.

Ces essoreuses sont à arcade double ou à arcade simple.

Le modèle le plus couramment employé est l'essoreuse à arcade double (fig. 83).

.Si on désire que le panier soit plus accessible pour le chargement et le déchargement du linge, on peut installer des essoreuses à arcade simple. Ces essoreuses sont également recommandables et présentent toutes les garanties désirables de bonne marche et de sécurité.

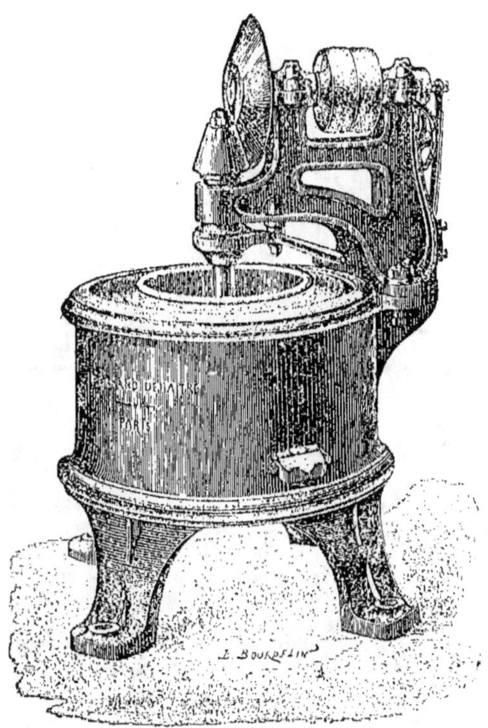

Fig. 84. — Essoreuse à arcade simple marchant par courroie.

Le modèle à arcade simple le plus courant pour la marche par courroie est celui de 0ᵐ60 de panier.

Ce type se fait également mais plus rarement en 0ᵐ70 et 0ᵐ80 de panier.

Au-dessus de ces dimensions les essoreuses sont toujours à arcade double ou à mouvement en dessous.

Le type d'essoreuse à mouvement en dessous est certainement celui qui donne le plus de facilité pour le chargement et le déchargement du linge, toute la partie supérieure de la machine se trouvant entièrement dégagée.

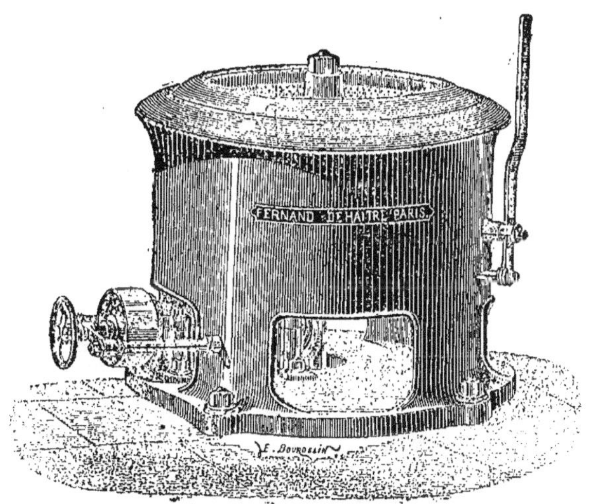

Fig. 85. — **Essoreuse à friction à mouvement en dessous marchant par courroie.**

Cependant ce modèle, malgré ses avantages, n'a pas encore conquis la même faveur que les modèles à arcade, peut-être, et c'est là une simple remarque, qui ne préjuge en rien de la valeur de la machine, la disposition des cônes dans la partie basse de la machine, hors de la vue, moins accessible, rend l'entretien un peu moins facile que dans l'essoreuse à arcade. Malgré cela, ce genre de machines est très recommandable, très solide et peut rendre d'excellents services ; elles possèdent un frein et un débrayage instantanés comme dans les autres modèles.

ESSOREUSES A MOTEUR DIRECT

Ces essoreuses pouvant se placer partout, n'entrainant ni transmission de mouvement, ni courroie, sont actuellement de plus en plus employées, elles rendent de grands services ; une simple prise de vapeur, un robinet que l'on ouvre ou que l'on ferme et l'essoreuse se met en route ou s'arrête

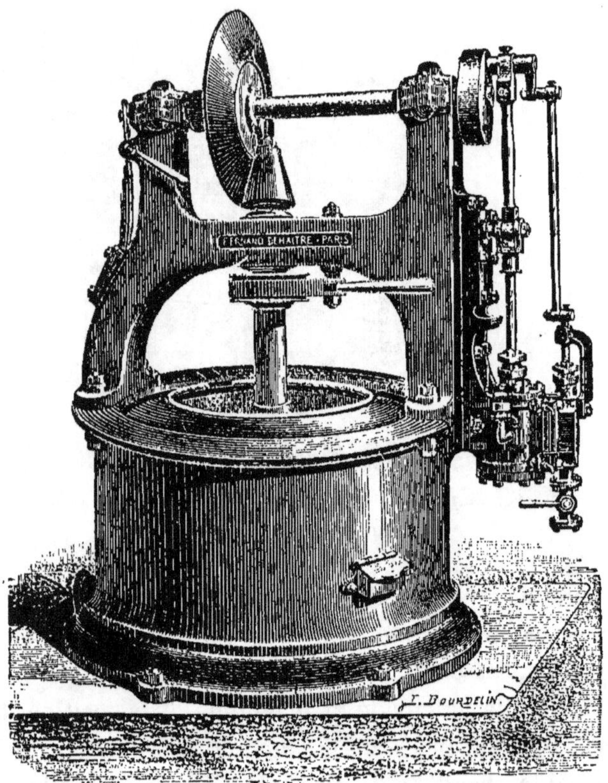

Fig. 86. — **Essoreuse à arcade double à moteur direct.**

La suppression de la courroie a une grande importance, dans les buanderies, blanchisseries, où il y a toujours de la buée, et où les courroies s'allongent et tombent souvent.

Les essoreuses à moteur direct se font avec mouvement au-dessus (arcade double) ou mouvement en dessous.

Cette dernière turbine a tous les avantages du modèle précédent, elle est très employée et possède les avantages que nous avons relatés plus haut.

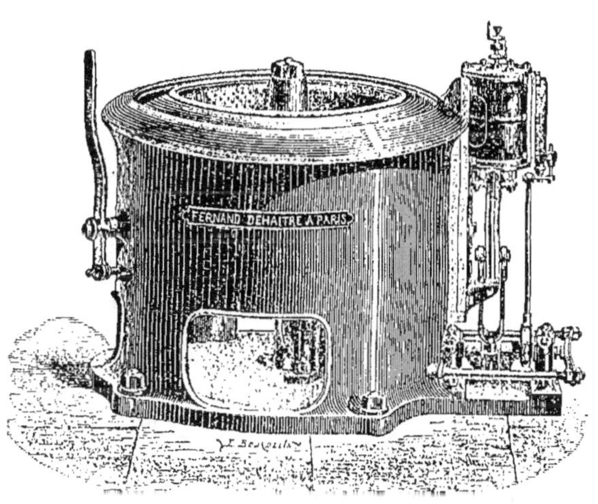

Fig. 87 — Essoreuse à friction à mouvement en dessous
(Système à Moteur direct)

Quelquefois, le moteur actionnant l'essoreuse, au lieu d'être directement fixé sur le bâti même de l'essoreuse en est complètement indépendant.

Dans ce système, c'est un petit moteur genre pilon, à cylindre renversé, qui actionne par des poulies et une courroie l'arbre même de l'essoreuse ; par suite de la disposition

par poulies, on a certainement l'inconvénient d'avoir une
courroie qui peut tomber ce qui n'a pas lieu avec le moteur
direct, puisqu'alors la courroie est supprimée, mais les dimensions qu'il est loisible de donner aux poulies permettent
de faire tourner l'arbre moins vite, ce qui assure une plus
longue durée à l'ensemble de la machine.

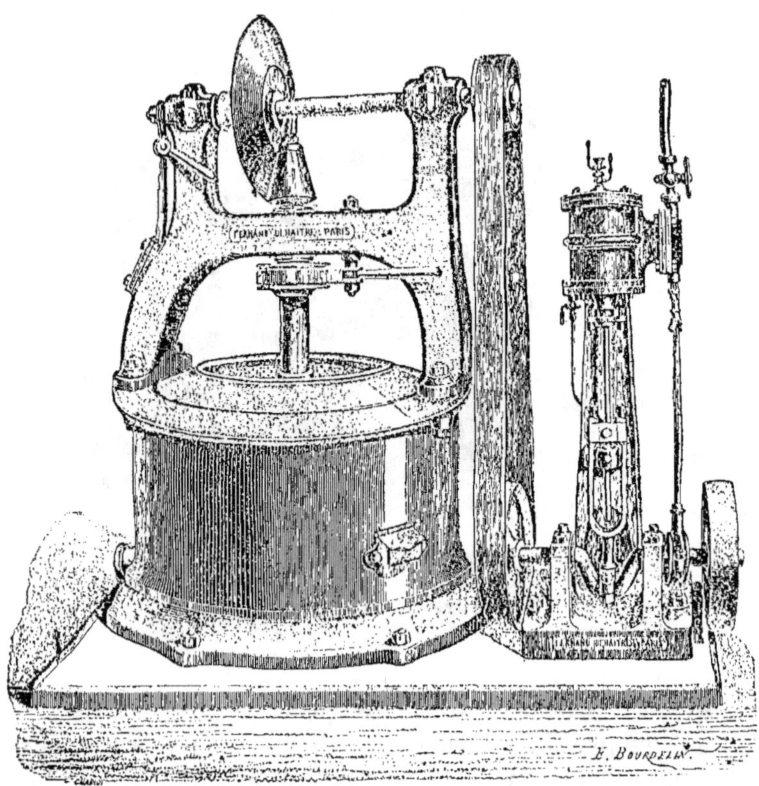

Fig. 88. — Essoreuse à moteur indépendant.

On peut avoir deux poulies sur l'arbre du moteur, et conduire ainsi deux essoreuses à la fois, ou bien cette deuxième
poulie peut commander une transmission quelconque et

actionner d'autres outils ; dans bien des cas, et pour les raisons que nous venons d'exposer, nous donnerions la préférence aux essoreuses à moteur indépendant.

Dans certains établissements anciens souvent la place fait défaut et comme il est toujours prudent d'avoir deux

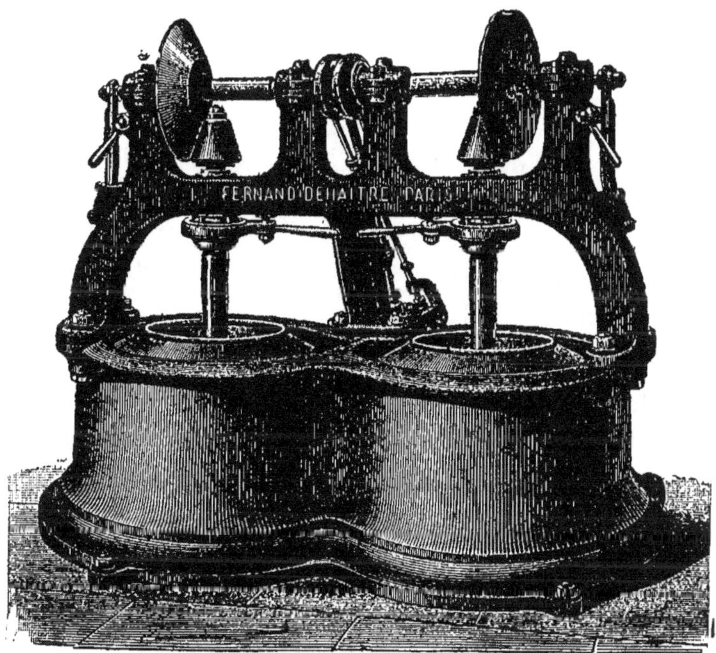

Fig. 89. — **Essoreuse double à moteur direct.**

essoreuses on peut alors installer des essoreuses doubles. Dans ce nouveau modèle (b. s. g. d. g.) les deux essoreuses ne tiennent guère plus de place qu'une seule.

Les essoreuses doubles se font avec commande par courroie ou commande par moteur direct, ce dernier modèle est employé avec grand succès dans les lavoirs publics de Paris où il économise la place souvent si restreinte.

En terminant ce chapitre sur les essoreuses, il est bon de rappeler que le linge doit être porté aux essoreuses tel qu'il sort des bacs de rinçage.

En le plaçant dans le panier de l'essoreuse, le placer autant que possible verticalement afin d'éviter la torsion des fibres.

SÉCHAGE

Nous venons de voir que le linge, en sortant de l'essoreuse, contient encore trop d'humidité (40 à 50 °/₀ environ), pour pouvoir être plié tel quel, il faut parfaire ce séchage ; diverses méthodes se présentent que nous étudierons successivement.

La première est le séchage à air libre, en plein air, soit dans des cours ou jardins, etc., soit dans des greniers disposés à cet effet ;

2° Le séchage à air chaud ;

3° Le séchage par contact, réalisé par de nouvelles machines.

Séchage à air libre

Le séchage à air libre est naturellement le meilleur. Toutes les fois que l'on aura un emplacement suffisant, et le temps nécessaire, on devra établir un étendoir ou gymnase où le linge sera étendu, mais ce n'est pas toujours possible.

L'emplacement fait souvent défaut, les terrains sont chers et il faut compter aussi et avant tout avec l'état de l'atmos-

phère, souvent trop chargée d'humidité pour pouvoir sécher.
Si le temps est pluvieux, on ne peut sécher à l'air libre, on
ne peut non plus conserver le linge humide ; on a donc dû
établir des séchoirs couverts, des greniers à vent, comme
on les appelle. Dans ces greniers, les parois sont garnies
de persiennes mobiles, ou d'un système de fenêtres à trois

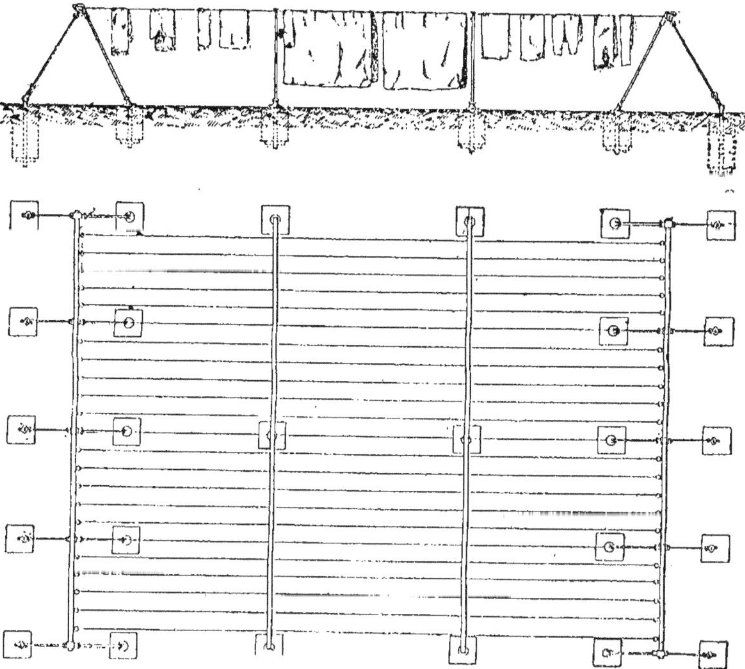

Fig. 90. — Etendoir ou gymnase à air libre.

parties, glissant l'une sur l'autre, maintenues par des contre-poids, que l'on ouvre ou l'on ferme suivant la direction
des vents. Quelquefois aussi, ces séchoirs sont installés pour
être chauffés avec de la vapeur, mais ce moyen est dispen-
dieux.

Dans les greniers à vent ou séchoirs, on dispose de chaque côté, avec une allée dans le milieu, une série de fils métalliques galvanisés ou de joncs sur lesquels on étend le linge.

Le séchoir à air libre ou grenier à vent, doit exister dans toutes les blanchisseries.

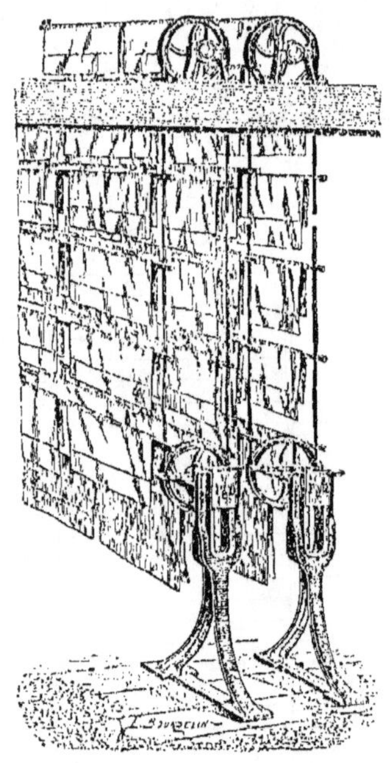

Fig. 91. — Etendoirs mécaniques continus (b. s. g. d. g.)

Pour utiliser toute la hauteur intérieure du séchoir, on établit de faux planchers, mais nous croyons préférable d'avoir recours aux étendoirs mécaniques qui simplifient la manœuvre de l'étendage.

Les étendoirs mécaniques continus suppriment les faux planchers, la poussière et surtout les causes d'incendie, ils permettent d'utiliser toute la hauteur des séchoirs, d'étendre plus de linge, de sécher plus vite.

L'ouvrier peut étendre jusqu'en haut et cueillir le linge sans dérangement. Il y a donc économie de temps et de main-d'œuvre.

Les étendoirs mécaniques peuvent s'appliquer partout, la course des supports d'en bas étant libre, les cordes ou les chaines sont toujours également tendues.

Ils peuvent se monter sur roues, être couverts et se placer dans les champs où on les oriente suivant la direction du vent.

Une dernière condition qui est, pour les établissements hospitaliers et autres, la nécessité absolue de livrer le linge blanchi à heure fixe, quel que soit l'état de l'atmosphère, oblige à posséder un moyen certain d'avoir du linge sec quand on le désire, c'est ce que l'on obtient par le séchage à air chaud.

Séchage à air chaud

Le séchage à air chaud se pratique dans des étuves dont l'air est chauffé, d'où le nom de Calorifères à air chaud à tiroirs.

A tiroirs, parce que le linge est suspendu sur des tringles montées sur des cadres composant une sorte de tiroir qui se tire ou se pousse, suivant que l'on place le linge à sécher ou que l'on retire le linge séché ; le dessin de la figure 92 est assez explicite pour faire comprendre la manœuvre de cet appareil.

Ce modèle, dit à tiroirs, est le plus généralement employé dans les blanchisseries.

Ces calorifères, suivant les emplacements, s'établissent avec un ou plusieurs tiroirs, ces tiroirs sont munis de barres en bois ou métalliques, de tringles, quelquefois ces tringles ont un mouvement alternatif permettant de sortir une

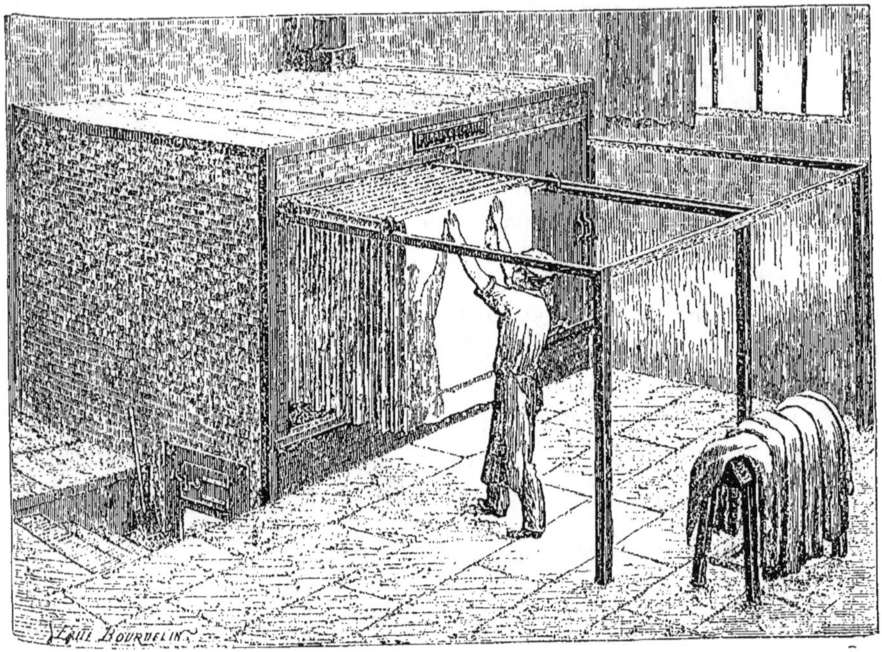

Fig. 92. — Séchoir à grands tiroirs, chauffage par cloche.

moitié des tringles pendant que l'autre est dans le calorifère ; on évite ainsi toute déperdition de calorique. Le séchage y gagne aussi en rapidité.

Dans les séchoirs à grands tiroirs il y a toujours une partie de la chambre chaude inoccupée puisque l'un des tiroirs est sorti au dehors pour le déchargement et le rechargement pendant que le second tiroir se sèche à l'intérieur de la chambre chaude.

Quand on est limité par l'espace et obligé cependant à une production assez grande en linge séché on utilise cette

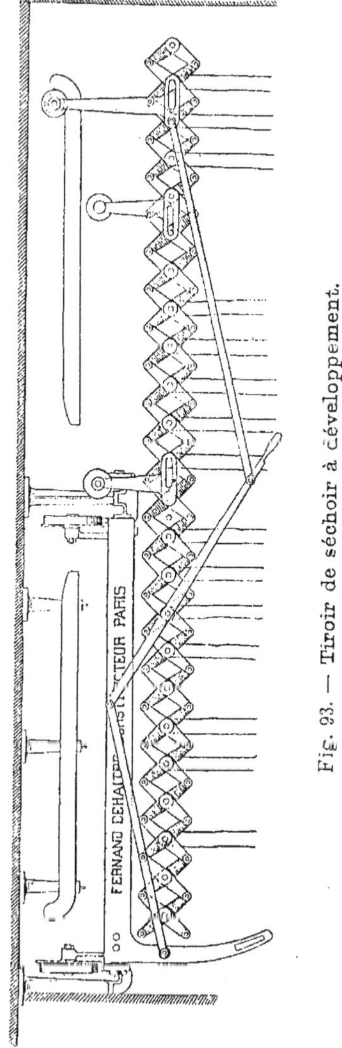

Fig. 23. — Tiroir de séchoir à développement.

place perdue de la chambre chaude au moyen des tiroirs à *développement*.

Les tringles d'étendage au lieu d'être fixées sur les cadres des tiroirs ou chariots sont montées sur un système de supports articulés qui permet de les resserrer l'une contre l'autre pour passer dans l'encadrement des portes du séchoir, puis une fois à l'intérieur du séchoir de les écarter, de les *développer* de manière à occuper toute la partie intérieure de la chambre chaude. On arrive ainsi à une plus grande production qu'avec les tiroirs ordinaires dans le même espace.

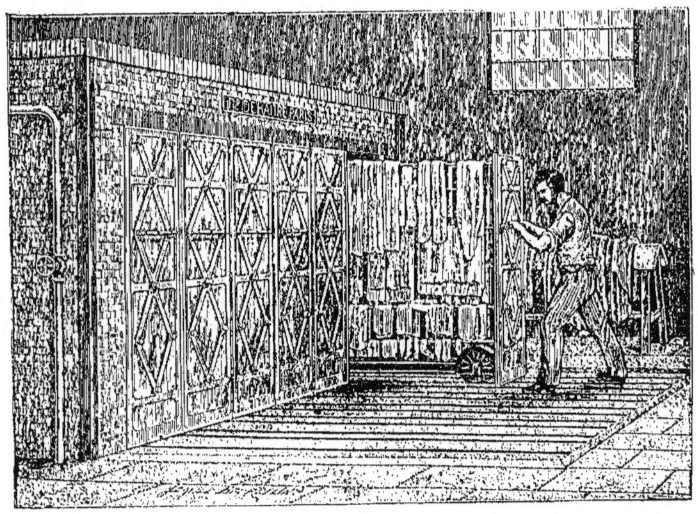

Fig. 94. — Séchoir à tiroirs multiples, chauffage à vapeur.

Quelquefois aussi on fait rouler les tiroirs sur le sol, sur des rails, cette disposition a l'avantage d'éviter aux ouvriers la peine de lever les bras ; deux personnes peuvent étendre à la fois, elles s'aideront et produiront davantage ; dans cette disposition, déjà ancienne, abandonnée, puis reprise, on a un nombre quelconque de tiroirs, chaque tiroir est construit de façon, qu'ouvert ou fermé, il ferme le calorifère pour éviter toute déperdition de chaleur.

Le séchoir à tiroirs multiples est de plus en plus employé dans les établissements hospitaliers où il est d'une manœuvre plus facile que les autres types de séchoirs pour les femmes, vieillards ou convalescents chargés du service.

Chaque tiroir présente les barres d'étendage tout à la portée de la main et l'on peut y étendre aisément les différentes pièces de linge sans lever les bras, ce qui est fatiguant et nuisible pour la santé des femmes.

Les grandes pièces, draps, etc., se mettent sur les barres supérieures ; — les menus objets : bas, chaussettes, mouchoirs, bouts de manches, etc., sur les barres inférieures.

Le Calorifère à air chaud est **indispensable** dans une blanchisserie, buanderie ; il permet de livrer, quel que soit le temps, le linge à heure fixe.

La consommation de charbon **est peu importante**, mais il faut que le linge ait été préalablement bien essoré à **l'aide d'hydro-extracteurs.**

En outre, le linge *non essoré* jaunit et se durcit dans le séchoir à air chaud.

Il ne faut pas dépasser 60° à 70°.

PRODUCTION DE L'AIR CHAUD

Pour produire l'air chaud, on peut employer une simple cloche en fonte avec un jeu de tuyaux, ce moyen est simple, d'une installation peu coûteuse, et est très employé, c'est le type représenté ci-dessus. (Fig. 92).

On peut chauffer l'air par la vapeur circulant dans des tuyaux à ailettes ; ce moyen a ses partisans, mais il coûte plus cher.

Depuis quelque temps, on applique au chauffage des séchoirs, et avec un succès complet, les foyers à étages multiples ou à plans inclinés.

Au point de vue d'une économie bien entendue, aucun mode de chauffage ne peut entrer en ligne ; en se repor-

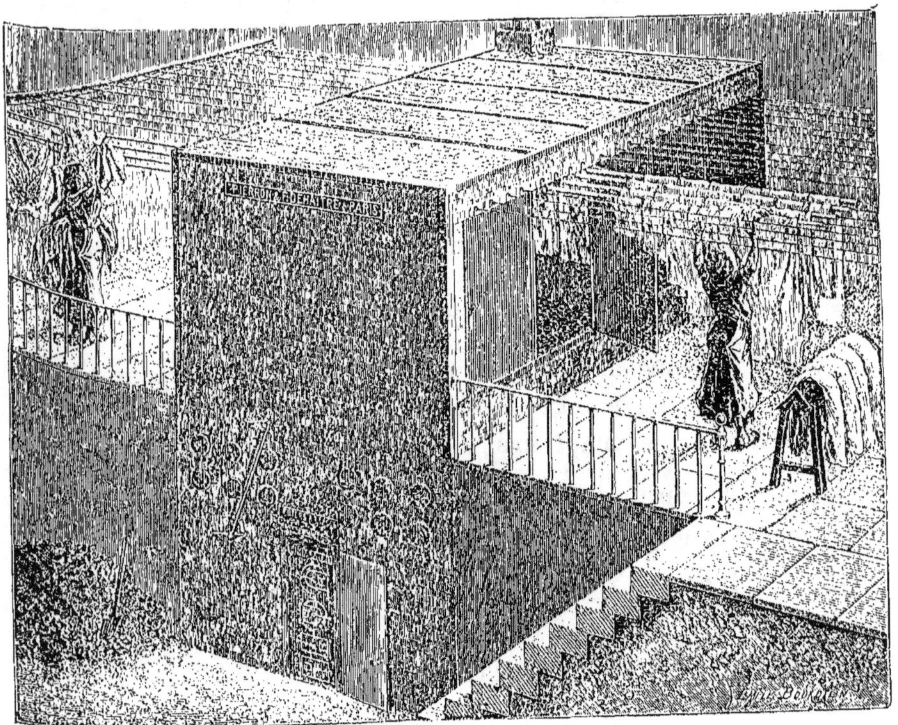

Fig. 95. — Séchoir à tringles chauffé par foyer à étages.

tant au chapitre sur le chauffage on en sera convaincu. Le dessin est assez explicite pour qu'il soit facile de se rendre compte de son fonctionnement.

Nous rappellerons que les foyers à étages ne brûlent que des combustibles pulvérulents et bon marché.

Les combustibles pulvérulents sont extrêmement abondants, soit comme déchets d'exploitation de mines, soit comme résidus de combustibles déjà utilisés en partie.

Pour les menus de houilles plus ou moins grasses, on parvient bien à les utiliser, grâce à la fabrication des briquettes ; mais si l'on veut agglomérer des poussiers de houilles maigres ou de cokes, on n'obtient guère que la combustion de l'agglomérant et on rejette avec les cendres une portion considérable du combustible employé.

Il en est de même pour la tourbe menue, le fraisil des forges, et, à plus forte raison, pour des matières absolument dédaignées jusqu'ici, comme les suies de locomotives et la plupart des résidus des foyers, malgré leur teneur relativement importante en carbone. Pour ces derniers, en effet, il convient de remarquer qu'après triage des plus gros mâchefers, ils renferment encore 30 à 35 de combustible.

Nous citerons notamment l'application qui a été faite des foyers à étages à la blanchisserie de Courcelles pour donner la chaleur nécessaire aux séchoirs à linge.

Avant l'emploi du foyer à étages multiples, on traitait par jour 2.800 de linge par étuve qui demandaient une consommation *de 350 kilos de COKE à 1 fr. 65 l'hectolitre de 40 kilogrammes*, **soit 14 fr. 45.** Aujourd'hui pour la même quantité de linge, on consomme 350 kilos de *poussier de coke* à 0 f. 65 l'hectolitre de 50 kilogrammes, soit **4 fr. 55 ;** l'économie est donc de plus de **68 p. 100** (1)

Nous n'ajouterons rien à ces chiffres, ils parlent d'eux-mêmes et comme le premier gagné est ce que l'on ne dépense pas, nous ne doutons pas que l'exemple de la blanchisserie de Courcelles qui possède actuellement sept foyers à étages multiples ne trouve de nombreux imitateurs.

(1) Voir *Moniteur Industriel.* (Vol. IX N° 50. — 14 décembre 1882).

En effet, cette application, s'est depuis considérablement répandue, les références à donner sont très nombreuses. On verra plus loin dans la notice consacrée à la nouvelle buanderie de l'Hôpital Laënnec, que c'est ce modèle de chauffage qui a été exclusivement adopté

Ajoutons en passant qu'au-dessus des séchoirs on peut installer un grand réservoir d'eau chauffée par la chaleur perdue des calorifères quand il n'y a pas de linge à sécher, on a ainsi de l'eau chaude en quantité et à bon compte.

Séchage par contact

La nécessité de produire beaucoup et rapidement a fait adopter dans les blanchisseries importantes le séchage par

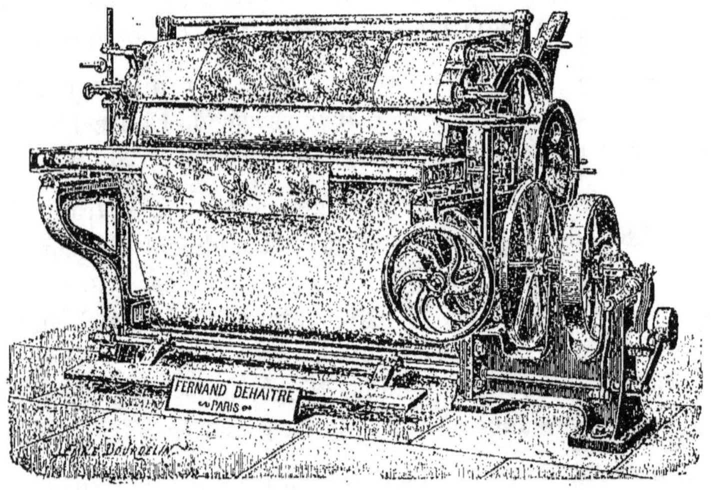

Fig. 96. — Sécheuse repasseuse par contact.

contact employé couramment dans le blanchiment et l'apprêt des tissus en pièces.

Ce séchage convient surtout pour le linge plat, il évite la main-d'œuvre pour étendre le linge au séchoir à air chaud, manœuvrer les tiroirs et recueillir le linge sec : il produit beaucoup plus dans le même temps.

Les sécheuses repasseuses se construisent avec un ou plusieurs cylindres sécheurs suivant la production à obtenir.

La machine avec un seul cylindre est la première machine à sécher par contact qui ait été livrée dans l'industrie du blanchissage et ce modèle a été créé par la maison Dehaitre.

Il a été depuis imité plus ou moins grossièrement, mais a toujours conservé sa supériorité sur tous les autres modèles.

La nécessité de plus grandes productions a amené la création de machines à sécher à cylindres multiples.

Le séchage s'opère au contact de cylindres en cuivre rouge chauffés à la vapeur et contre lesquels les pièces de linge sont appliquées par un coursier sans fin.

Le linge pris au sortir de l'essoreuse est engagé à l'entrée de la machine entre le cylindre et le coursier sans fin et parcourt toute la longueur de la machine en s'appliquant successivement sur chacun des cylindres.

Le parcours du linge sur le coursier entre chaque cylindre permet à la buée de s'échapper.

Le linge sort parfaitement sec à l'arrière de la machine et peut être immédiatement plié.

Cette machine peut être complétée par une machine à repasser comme on le verra plus loin, quand il sera question du repassage du linge.

Les cylindres sont en cuivre, en tôle d'acier ou en fonte ; il peuvent être étamés.

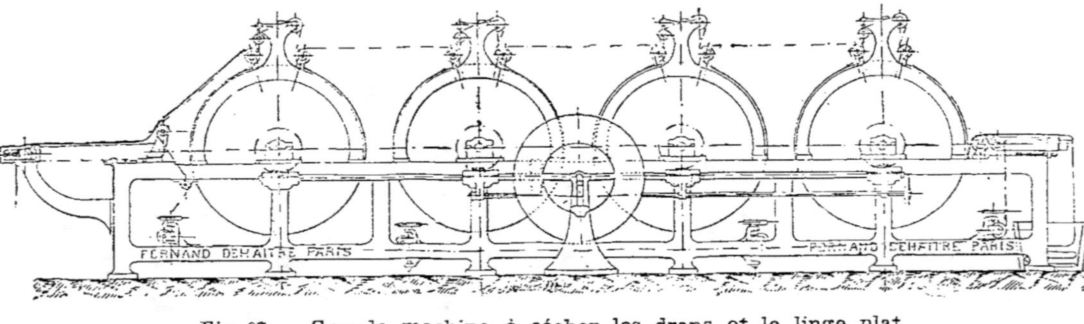

Fig. 97. — Grande machine à sécher les draps et le linge plat
à cylindres multiples et coursier sans fin.

Une disposition spéciale permet de régler la marche du coursier sans fin et de le tendre à volonté.

La machine est commandée par un mouvement progressif permettant d'en varier la vitesse de marche.

Cette machine fonctionne à la nouvelle buanderie de l'Hôpital Laënnec, à Paris.

MISE EN PRESSE, PLIAGE

Une fois le linge bien sec, suivant sa nature, sa destination, il sera plié et mis en presse, ou bien il sera repassé, puis plié et pressé, ou enfin calandré, puis plié et pressé.

Dans beaucoup d'établissements hospitaliers dépendant de l'Assistance publique, le linge est simplement plié une fois sec.

Généralement, tout le linge plat est plié, puis pressé. Pour le plier, il se construit en ce moment une machine à plier les serviettes qui sera appréciée des blanchisseurs; mais dans les établissements faisant l'objet de cet ouvrage, le travail manuel sera conservé encore pendant de longues années : on n'est pas en présence d'un nombre assez considérable de serviettes à plier.

La mise en presse se fait suivant l'importance des blanchisseries, buanderies, soit avec des presses dites à percussion, des ais, des billots, des zincs, soit avec des presses hydrauliques.

Quand on opère sur des quantités on a généralement recours à ce dernier genre de presses.

La presse hydraulique est commandée ou par une pompe à bras à un piston avec un levier, ou par une pompe à deux pistons, à mouvement continu, au moteur, qu'une simple courroie fait mouvoir ; un robinet de décharge, une soupape de sûreté empêchent de briser la machine et de dépasser la pression moyenne nécessaire à une bonne mise en presse, les plis doivent être marqués, mais rien de plus ; si on exagérait la pression, on risquerait de couper les ourlets

Il est bon d'avoir deux presses, on en charge une pendant que l'autre est en pression.

La presse hydraulique a beaucoup plus de puissance que la presse à percussion ; à l'inverse de celle-ci, elle n'exige aucun effort de la part de l'ouvrier.

C'est ce qui explique que la presse hydraulique a été adoptée exclusivement dans presque toutes les blanchisseries importantes, et son emploi se généralise de plus en plus.

La presse à percussion est un outil déjà très ancien, inventé par Beugé ; il rend d'excellents services et est toujours employé.

Le linge ordinaire se place entre des ais en bois : on fait un lit composé de piles de serviettes, par exemple, et on met un ais garni d'un zinc et ainsi de suite ; les serviettes ordinaires et de toilette se plient en briques.

Le linge calandré se presse entre des zincs, on met une rangée de serviettes entre deux zincs, des ais dessus et dessous et ainsi de suite.

Les serviettes de table se plient en carré ; on laisse le linge en presse pendant plusieurs heures, la pression que l'on peut obtenir est très énergique.

La presse à percussion s'emploie partout, mais surtout dans les installations modestes en raison de son prix modéré.

Dans tous les établissements d'une certaine importance, on doit monter et la presse hydraulique et la presse à percussion, afin de n'être jamais arrêté.

Les ais se placent entre les lits de serviettes que l'on veut presser ; pour le linge damassé, on met des zincs sur les ais, quelquefois aussi entre chaque serviette.

On emploie du zinc de choix n° 16.

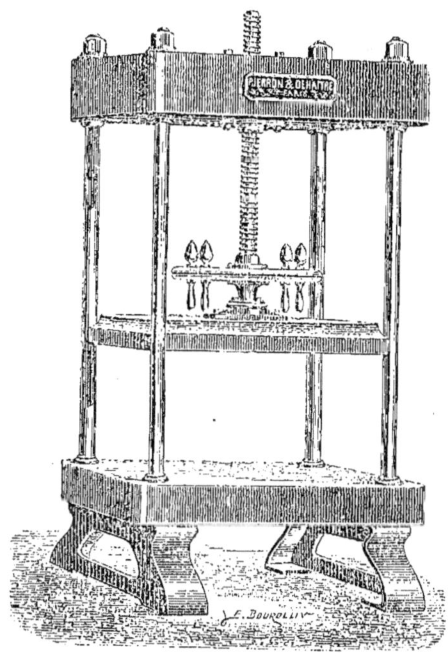

Fig. 98. — Presse à percussion.

Les ais sont des planches solidement établies de 3 à 4 cent. d'épaiseur ; les billots sont des pièces de bois carré de 10 cent. sur 10 cent. et de la largeur des ais, qui se placent entre ces derniers pour égaliser la pression.

AMIDONNAGE, REPASSAGE

S'il est parlé dans ce chapitre sur le blanchissage de l'apprêt du linge, c'est que dans les établissement dont il est question, il y a toujours une partie du linge qui demande plus de soins; il est destiné au service du personnel ou des pensionnaires payants et exige l'amidonnage et même le repassage.

· En effet, le linge lavé et séché est mou, chiffonné, il n'a aucune fermeté, et pour le linge de corps, le linge fin, il serait difficile de l'employer ainsi.

L'expérience prouve que le linge mal empesé, mal repassé, bien que très bien blanchi, n'a aucun cachet et offre, en outre, l'inconvénient fort grave de se salir beaucoup plus vite ; chacun a pu constater que du linge bien repassé, au contraire, durait davantage ; il faut donc, après le blanchissage, faire l'apprêt du linge, qui se décompose en plusieurs opérations:

1° Le tablage qui consiste à étirer le linge afin de redonner au fil de la trame et de la chaîne leur véritable position.

2° L'empesage ou amidonnage qui a pour but de donner de la fermeté au tissu en garnissant les fibres de la matière d'apprêt; généralement on emploie pour cet usage de l'amidon ; il y a un certain nombre de compositions employées avec succès, presque toujours du borate de soude avec une autre substance pour donner de la souplesse.

Le linge étant bien amidonné, on peut donc procéder au repassage qui se subdivise en repassage à la main et repassage à la machine.

Repassage à la main

Le repassage se fait à l'aide de fers chauffés, soit en les chauffant directement sur un poële, soit en introduisant dans le corps du fer une source de chaleur : boulon rougi au feu, gaz, etc., on a fait des fers avec poignée mobile, on a fait des fers avec surface ondulée.

Le degré de chaleur est une affaire que l'habitude seule permet d'apprécier.

Le repassage n'a pas cessé d'être et sera toujours un travail délicat où l'habileté de l'ouvrière jouera toujours un rôle prépondérant. C'est pour cela qu'en présence de la cherté croissante de cette main-d'œuvre, devant aussi l'inconstance du travail manuel sur lequel il n'est plus permis de compter, devant aussi l'impérieuse nécessité de produire bien et vite, économiquement, on a cherché par des machines à remplacer cette coûteuse opération.

Nous croyons être utiles en recommandant tout spécialement, pour le chauffage des fers à repasser, les appareils Chambon Lacroisade, aujourd'hui connus du monde entier et très appréciés des personnes qui en font usage.

Quelque limités ou quelqu'étendus que soient les besoins du repassage, on ne peut rester indifférent à l'application de procédés qui ont pour effets certains de réduire de plus des trois quarts les frais de chauffage de chaque jour, tout en favorisant le travail et en supprimant les causes d'insalubrité.

Par leur fabrication supérieure, les appareils Chambon-Lacroisade ont une longue durée et une pièce hors de service peut se remplacer isolément.

Les fers, dont les tables ou surfaces lissantes sont perfectionnées avec le plus grand soin, ne sont point exposés au contact direct du feu, et par conséquent leur poli ne peut être altéré pour cette cause.

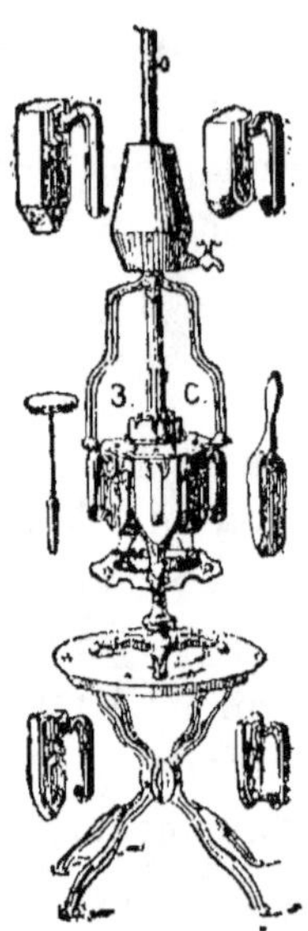

Fig. 99. — Appareil à chauffer les fers, système Chambon-Lacroisade.

En vingt minutes et avec une dépense très minime en coke (40 à 50 centimes au maximum par jour), on peut chauffer et entretenir constamment chauds les fers nécessaires à six personnes des plus actives.

Repassage à la Machine

Étant donnée que c'est *la surface lisse et polie du fer* qui donne, par une pression proportionnelle, le lustre au linge en glaçant l'amidon ou l'apprêt dont le linge a été préalablement imprégné, on est arrivé aux machines à repasser dans lesquelles on a cherché à reproduire autant que possible par des organes et mouvements mécaniques appropriés le travail manuel.

Une machine ne peut, ainsi que la main de l'ouvrière, suivre les froncés, ruchés, plissés ; on a dû jusqu'à présent avec ces machines se borner au linge plat.

On peut donc dire que les machines à repasser ne sont que de grands fers à repasser.

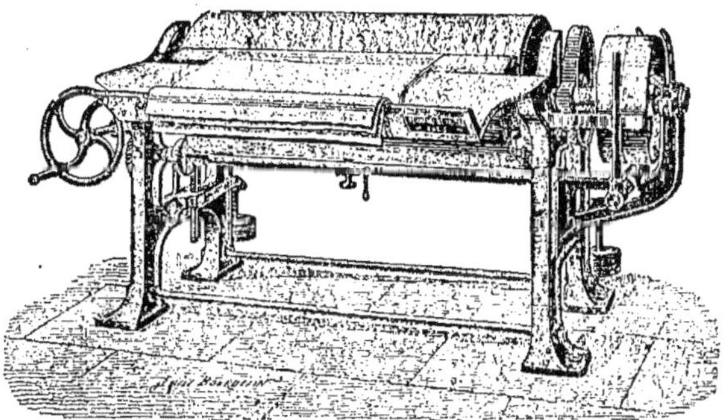

Fig. 100. — Machine à repasser à cuvette.

La partie polie du fer est remplacée par une surface convexe, cylindrique ou autre, polie et chauffée ; la pression s'obtient par une autre partie appuyant plus ou moins sur la première par un jeu de leviers, vis, etc.

La cuvette de la machine qui constitue le fer à repasser est chauffée à la vapeur ou au gaz : les petites machines sont chauffées au gaz et les grandes à la vapeur.

La machine se fait en toutes largeurs : dans les grandes machines plusieurs ouvrières peuvent travailler de front.

La machine à repasser à cuvette est aujourd'hui indispensable dans toute blanchisserie : dans les établissements hospitaliers son emploi permettra de repasser rapidement et économiquement tout le linge du personnel.

Le linge que l'on repasse doit être légèrement humide ; comme en sortant du séchoir il a perdu cette humidité, il faut le rendre de nouveau humide, ce qui se fait à la main, à la mouillette et fort inégalement ; on a pensé, avec juste raison, que l'on pourrait économiser la main-d'œuvre occasionnée par la mise et le retrait du linge au séchoir et par le mouillage après séchage ; il est évidemment illogique de sécher une pièce de linge, de dépenser l'argent pour cela, et d'en dépenser ensuite pour mouiller à nouveau ce que l'on a séché.

Certains praticiens, amis de leurs intérêts et comprenant qu'ils avaient avantage à supprimer ces fausses manœuvres, emploient des machines sécheuses-repasseuses ; avec ces machines, on prend le linge sortant de l'hydro-extracteur et on le sèche en le repassant tout à la fois.

La sécheuse-repasseuse est une combinaison de la machine à sécher par contact et de la repasseuse à cuvette.

La production est très grande et la manœuvre très facile.

L'emploi de cette machine se généralisera : on peut augmenter ou diminuer à volonté le nombre de cylindres.

L'effet obtenu est très satisfaisant et la machine débitant beaucoup sera un auxiliaire précieux dans toute blanchisserie bien organisée.

Cette nouvelle machine à sécher et à repasser, à coursier sans fin (b. s. g. d. g.) réunit tous les perfectionnements désirables.

Étudiée dans tous ses détails, elle ne laisse rien à désirer comme fonctionnement.

Son rendement constaté dans de nombreuses applications est considérable.

Les praticiens les plus compétents ont reconnu l'excellence de son travail pour les serviettes, draps, nappes et tout le linge plat.

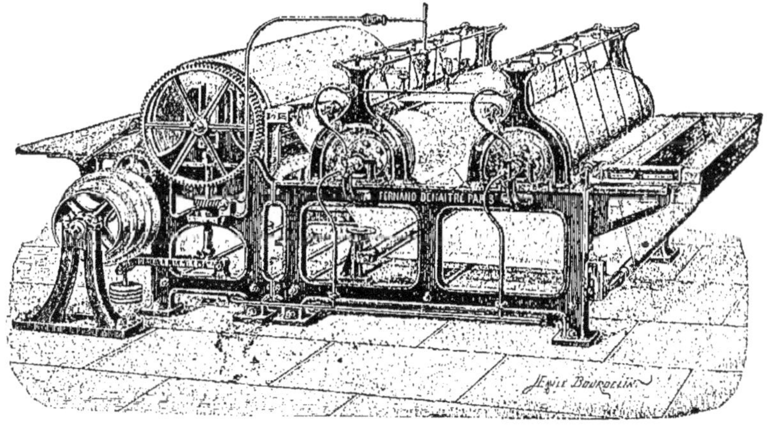

Fig. 101. — Machine continue à grand débit pour sécher et repasser le linge plat.

L'apprêt obtenu sur les serviettes et nappes damassées dispense la plupart du temps du calandrage.

Le linge est pris directement au sortir de l'essoreuse, sans passer au séchoir, d'où économie considérable de main-d'œuvre, de temps et de charbon.

Tout le linge plat : serviettes, draps, nappes, tabliers, taies d'oreiller, mouchoirs, etc., est séché et repassé en continu.

Le linge peut être plié et mis en presse au sortir de la machine.

NETTOYAGE DES COUVERTURES, FLANELLES

On a souvent, dans les établissements hospitaliers, des couvertures à nettoyer et à blanchir.

Nous indiquons ci-après des procédés faciles pour ce travail, ainsi que pour le nettoyage des gilets et caleçons de flanelle, brassières, fichus, foulards, etc.

POUR LES COUVERTURES DE LAINE :

1° Un premier trempage à froid pendant une couple d'heures dans une eau saturée de 1 % de la liqueur « d'Inoffensive » ou un bain très léger de carbonate de soude.

2° Laver ensuite à la machine à double enveloppe avec un bain de savon, en chauffant à une température de 40 à 45°, si on reconnaît que les couvertures soient imprégnées de cire ou de bougie.

Rincer à l'eau chaude, essorer et sécher.

On peut, avant séchage, laisser macérer les couvertures dans un bain d'eau froide saturé d'acide sulfureux.

POUR LES COUVERTURES DE COTON ;

Même traitement, mais chauffer à une température de 60 à 70°.

On peut essayer de procéder par un premier essangeage dans la machine, puis un second, si on reconnaît que le dégorgeage soit incomplet, puis procéder au lavage en chauffant à la température indiquée plus haut, rincer ensuite à l'eau chaude.

POUR LES ARTICLES DE LAINE BLANCHE, tels que :

GILETS ET CALEÇONS DE FLANELLE, BRASSIÈRES, FICHUS,
FOULARDS DE SOIE, ETC.

On opère exactement de la même manière que pour les laines douces ordinaires, c'est-à-dire un bain ou deux de carbonate de soude, deux bains de savon ; on rince sur deux eaux tièdes, on laisse égoutter et on met au soufre, soit à l'acide sulfureux liquide — dans ce procédé, on laisse tremper les articles pendant douze heures, soit dans un grand vase en grès, ou un tonneau propre que l'on tient bien fermé, — soit à l'acide sulfureux gazeux.

On retire, on rince sur deux ou trois eaux et on étend.

Les articles de flanelle se repassent humides.

Comme on le voit, pour les couvertures, il faut les laver à la machine à double enveloppe que nous avons décrite plus haut.

Comme il est démontré qu'un battage énergique est nécessaire pour le lavage des couvertures, l'on emploie aussi et d'une façon avantageuse le foulon à maillets représenté ci-après.

On peut traiter dix couvertures à la fois dans un foulon ; on laisse couler une pluie d'eau et au bout de 10 à 15 minutes, on opère avec de l'eau glaisée à l'état de bouillie claire et on termine le nettoyage par un bon rinçage à l'eau claire, puis on essore et on sèche en plein air.

Cette machine présente toutes les conditions de rigidité et de solidité désirables.

Le graissage de tous les organes est facile, aucun entrainement d'huile ne peut se faire dans la caisse.

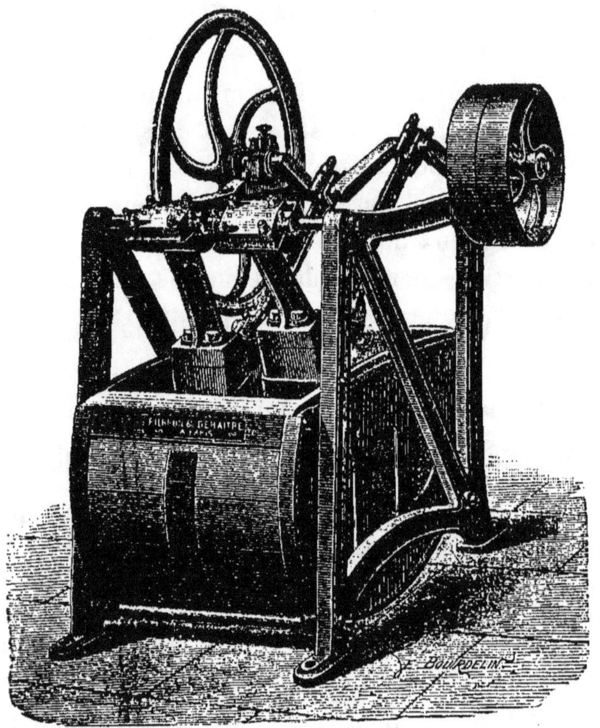

Fig. 102. — Foulon perfectionné à maillets.

Tous les organes sont disposés de façon à permettre de rattraper aisément le jeu qui se produit inévitablement.

SOUFROIRS

Pour le traitement des Articles de Laine
par l'acide sulfureux gazeux, voici comment on s'y prend :

Dans un petit cabinet ou chambre bien close, voir le desssin ci-contre, on installe à hauteur d'homme des barres de bois blanc destinées à recevoir les objets que l'on y veut étendre ; on les place à la suite les uns des autres, quelquefois les uns sur les autres, selon la quantité que l'on a ; cela achevé, on fait brûler du soufre en canon (2 kilogrammes environ de soufre pour 100 pièces de flanelle) dans une terrine ou un vase en métal quelconque ; une fois le soufre allumé et bien pris, on ferme hermétiquement la porte en collant des bandes de papier sur les joints.

On laisse ainsi brûler jusqu'au lendemain matin, on retire le papier et on laisse évaporer quelques instants avant de s'introduire dans la chambre ; puis on rince comme suit, d'abord sur un piquage d'acide sulfurique (un verre d'acide pour un baquet de 100 litres environ), une eau tiède et deux eaux froides.

On obtient ainsi des flanelles d'une blancheur éclatante et à très bon marché.

Pour les articles tels que foulards, cravates blanches, etc., on donne un peu de bleu pour les azurer et les terminer.

Le meilleur est de faire une composition dont voici la recette : moitié cochenille ammoniacale dissoute dans l'eau et filtrée et moitié carmin d'indigo pour un litre ; bien entendu, il faut agir avec une extrême précaution, parce que l'article se sentant toujours un peu d'acide, le bleu et le rouge mon-

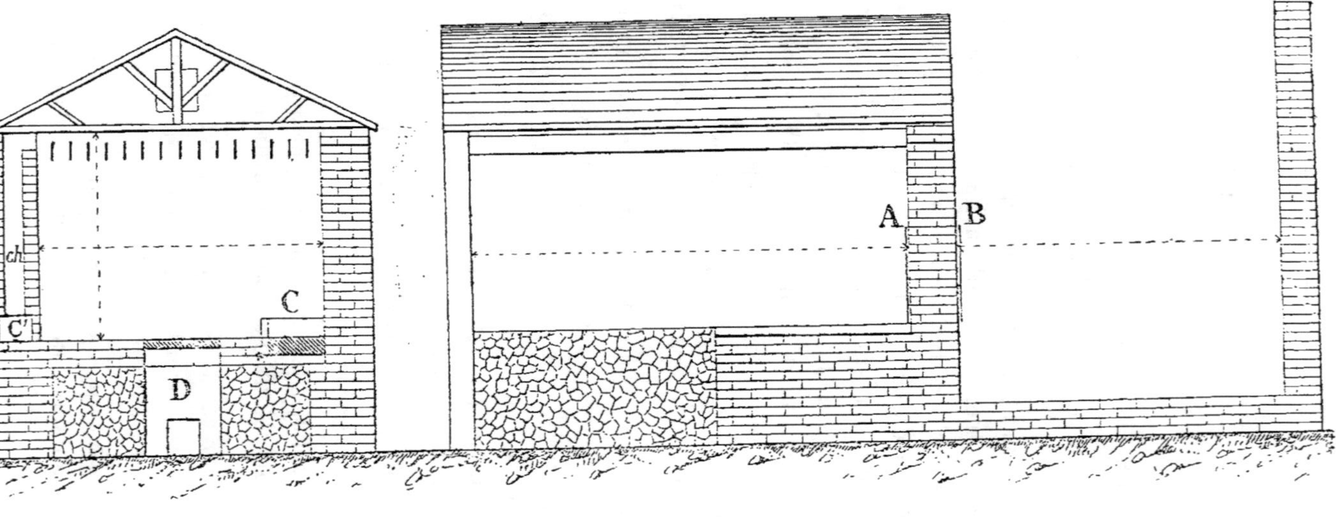

Fig. 103. — Soufroir.

teraient trop vite et il serait teint au lieu d'être simplement azuré ; par ce moyen, on obtient les plus beaux résultats comme blancheur. *(Manuel du Teinturier-Dégraisseur de C. Batifois, 2ᵉ édit.)* (1).

Nettoyage et Cardage des Matelas

Dans certains établissements, on a aussi de la literie à nettoyer, il faut alors démonter les matelas et recarder la laine.

On lave les toiles, on les lessive, la laine est recardée et au préalable nettoyée dans des appareils spéciaux, de même que la plume des oreillers et traversins.

La laine, comme on le sait, est une matière qui absorbe les miasmes et les infiltrations putrides et donne asile à des insectes Il est de toute nécessité, aussi bien pour la salubrité que pour le confort, d'aissainir la laine des matelas.

On ne doit jamais laisser les matelas tachés ou humides entassés, il se produit une fermentation putride donnant naissance aux vers.

Il faut donc les désinfecter complètement (2).

Cette opération a une importance capitale. Elle permettra d'éviter les épidémies et de diminuer la mortalité, les expériences les plus concluantes ont été faites à ce sujet. (Voir le chapitre suivant.)

Les machines dont on fait usage pour la préparation de la laine sont les griffeuses et les cardeuses.

(1) Librairie Jamati, Paris.

(2) Au chapitre suivant, où il est question de la « Désinfection », il sera donné une monographie des appareils de désinfection les plus répandus et appropriés à chaque cas particulier.

Les griffeuses ont pour but d'étirer et paralléliser les fibres de la laine. Elles débitent par heure 33 kilogs de laine et par journée de 11 heures de travail environ 400 kilogs. La laine neuve devant être passée deux fois, le débit de la laine neuve griffée est par jour de 200 kilogs.

La laine griffée neuve aussi bien que la laine ayant servi doivent recevoir un cardage avant d'être confectionnées en matelas.

Les cardes employées en France sont de deux systèmes :

Des cardes balancières, débitant 400 kilogs de laine par journée de 11 heures.

Ces machines assez répandues n'ouvrent pas suffisamment la laine ; par les balancements des pointes de cardes, la laine se roule sur elle-même.

Les cardes à pointes construites par Delalande débitent 200 kilogs de laine par jour.

Le déchet de la laine dans le cardage est de 5 % 1/2.

Dans les ateliers de cardage, il se dégage de la poussière nuisible à la santé des ouvriers, on l'évacue de la façon suivante :

Les cardes sont renfermées dans des enveloppes en bois communiquant toutes par des conduits à un ventilateur aspirant qui chasse la poussière à l'extérieur.

Une chambre de repos est placée entre le ventilateur et la cheminée d'évacuation pour recueillir les flocons de laine entraînée (1).

---

(1) Les renseignements qui précèdent sur le cardage des matelas ont été empruntés à l'ouvrage très intéressant de M. Serguéff " *Études sur le blanchissage du linge* ,, — (Imp. E. Capiomont et V. Renault, Paris).

BLANCHISSAGE DU LINGE DE PANSEMENT
OU PROVENANT
DE MALADES ATTEINTS DE MALADIES INFECTIEUSES

Au chapitre suivant, on verra que la Laveuse-désinfecteuse est la seule machine pouvant faire ce travail dans toutes les conditions d'hygiène et de sécurité qu'il est nécessaire d'obtenir.

Certains établissements emploient avec succès la laveuse à double enveloppe, disposée spécialement pour cet usage, au lavage du linge ayant servi pour les cataplasmes.

Sans ignorer que les traitements phéniqués ont rendu moins important le rôle du cataplasme, dans nombre d'affections il est encore en faveur, et une machine, spécialement affectée au nettoyage du linge de cataplasmes rendra de bons services dans les établissements hospitaliers d'une certaine importance.

COMPOSITION DES SAVONS [1]

Le savon est d'un si grand emploi dans le blanchissage qu'il est intéressant à plus d'un titre d'en connaître la composition.

Les savons renferment tous de l'eau, mais non en égales proportions. Très souvent les fabricants cherchent à y en introduire la plus grande quantité possible, afin d'augmenter leur poids. Ils réussissent très bien pour le savon blanc de Marseille et les savons unicolores, qui peuvent en rece-

[1] Extrait des leçons de Chimie Industrielle de Girardin.

voir des quantités assez considérables ; mais il n'en est pas de même pour le savon marbré, qui ne peut en admettre qu'une proportion fixe, au-delà de laquelle la marbrure se dépose.

Voici quelles sont les quantités relatives d'acides gras, d'alcali et d'eau contenues habituellement dans les savons du commerce :

DÉSIGNATION DES SAVONS	Alcali	Acides gras	Eau
I. — Savons durs à base de soude			
Savon de Marseille marbré, d'après Thenard	6	64	30
— — — d'après d'Arcet.	6	60	34
— — blanc, d'après Thenard.	4 6	50 2	15 2
— de Castille, marbré.	9	76 5	14 3
— de suif, marbré	8	62	30
— — — anglais.	10 5	75 2	14 3
— — blanc, anglais	6	52	42
— blanc ordinaire de Glascow	6 4	60	33 6
— de coco anglais	4 5	22	73 5
— — français.	10	30	60
— d'acide oléique	7	65	28
— de palme, d'Elbeuf.	8 7	62 8	28 5
— unicolore, d'Elbeuf.	7 8	65 77	26 43
— — blanc, des Chartreux (Rouen).	»	»	31 9
— — jaune	»	»	28 3
— — du Pont-de-Flandre (La Villette)	»	»	58 59
— — d'Amiens	»	»	63 9
— — de Calais.	»	»	51 21
II. — Savons mous à base de potasse			
Savons verts de Marseille	9 5	44	46 5
— — de Picardie.	9 2	42 8	48
— — —	8 8	39 2	52
Savon demi-dur de Verviers (Belgique).	11 5	62	26 5
Savons mous de Londres.	8 5	45	45 5
— — de Belgique	7	36	57
— — d'Écosse.	8	47	45
— — —	9	34	57
— d'huile d'olives d'Écosse	10	48	42
— — de navettes d'Écosse	10	51 57	38 33

Sous le point de vue économique, il est donc préférable d'acheter du savon marbré, puisqu'il renferme moins d'eau que le savon blanc de Marseille, sous le même poids.

Les marchands qui vendent ce dernier avec une surcharge d'eau le conservent dans de l'eau saturée de sel marin.

Au bout d'un mois, il éprouve une telle augmentation de poids que 100 parties de savon sec, qui ne devraient retenir que 82,5 d'eau, pèseront 254.

C'est encore une mauvaise spéculation, pécuniairement parlant, que de remplacer le savon marbré par les savons unicolores préparés à la petite chaudière, puisque ceux-ci sont, pour ainsi dire, abreuvés d'eau, et que malgré leur bas prix, ils n'offrent en réalité qu'un bon marché apparent.

Rien de plus facile à démontrer, en mettant en regard le prix de vente et la composition des deux sortes de savon.

Le savon marbré bleu pâle se vend, en moyenne, 76 fr. les 100 kilogrammes, tandis que le prix du savon unicolore dépasse rarement 60 fr.

Or, voici leur composition, moyenne respective :

SAVON MARBRÉ

Eau	34
Corps gras	57
Alcali	7
Sels divers	2
Total	100

SAVON UNICOLORE

Eau	55.0
Corps gras	35.0
Alcali	4.0
Soude libre	1.5
Glycérine	2.5
Sels divers	2.0
Total	100.0

Il y a donc dans le savon marbré 64 $^o/_o$ de matières utiles, tandis que le savon unicolore n'en renferme dans l'échantillon analysé, que 30 $^o/_o$; car il est bien évident que la valeur réelle du savon réside toute entière dans la proportion du corps gras et de l'alcali combinés chimiquement et qui constituent le savon anhydre.

Il sera bon, de temps à autre, de faire analyser les savons employés, on se rendra ainsi compte si leur composition se rapproche plus ou moins des données scientifiques.

ÉTABLISSEMENT & SITUATION D'UNE BLANCHISSERIE

Nous avons déjà parlé de la question de l'eau, nous n'y reviendrons pas.

Qu'il nous soit permis de donner ici quelques avis très succints sur l'établissement d'une blanchisserie, de dire brièvement quelles sont les prescriptions légales auxquelles il est bon de se conformer.

Une blanchisserie peut s'établir partout, et pour s'en convaincre, il suffit de parcourir les environs de Paris et l'on trouvera partout des établissements de blanchisseries, ce qui ne veut pas dire qu'ils soient tous dans de bonnes conditions.

Nous croyons qu'il sera toujours bon de se mettre près d'un cours d'eau, dans une localité où il y a de l'eau facilement et à bon marché, en temps que cette eau réunit les qualités nécessaires ; de se placer dans un milieu où l'on puisse trouver aisément des ouvriers ; dans ou tout près d'une ville pour diminuer autant que possible les frais de transport du linge.

L'eau est un élément important du prix de revient du blanchissage, on doit donc en tenir compte.

Si malheureusement on n'a pas cette eau naturellement, il faut l'acheter ou lui donner les qualités requises.

La buanderie qui se trouve être la partie de la blanchisserie où se font les six premières opérations du blanchissage du linge devra, autant que possible, n'avoir pas d'étage, afin de rendre facile l'échappement des buées.

On peut la construire suivant les matériaux que fournit la localité, en prenant les précautions voulues ; la charpente peut être en bois ou en métal.

Le sol recevant constamment de l'eau est par conséquent toujours humide. Il faut qu'il soit assez résistant pour ne pas être détérioré par la circulation des tricycles, tréteaux, brouettes et autres, servant au transport du linge. Il faut qu'il soit imperméable.

On peut l'établir :

En béton, avec dalles de granit, carreaux de Maubeuge,

briques sur champ, en ciment ; mais il faut éviter à tout prix les fentes, fissures, permettant les infiltrations.

Établir un bon système de pentes, afin que l'écoulement des eaux se fasse rapidement par des caniveaux recouverts de plaques en fonte ajourée, mobiles, s'enlevant aisément, pour que le nettoyage des caniveaux, conduites à l'égoût, puisse se faire rapidement.

Nous trouvons, dans un livre de M. Bunel sur les établissements insalubres, incommodes et dangereux, des indications précieuses sur les buanderies, qui sont classées dans les établissements de 3° classe.

Les inconvénients que le conseil d'hygiène publique et de salubrité du département de la Seine reproche aux buanderies sont :

INCONVÉNIENTS

Altération des eaux ;

Odeurs insalubres par l'écoulement et l'altération des eaux savonneuses ;

Fumée des fourneaux ;

Humidité dans les maisons voisines ;

Buées abondantes.

PRESCRIPTIONS

Ventiler ces établissements par des lanterneaux à lames de persiennes ou de larges trémies d'aération.

Ne pas ouvrir de jour sur les voisins ou sur la voie publique, si les buées doivent incommoder le voisinage.

Rendre le sol imperméable, et écouler souterrainement les eaux à l'égout ou à la rivière, ou n'autoriser qu'à la condition que les ruisseaux de la rue sont en bon état, qu'ils ont une pente rapide, que l'égout ou la rivière seront proches et que l'écoulement de ces eaux ou leur stagnation n'incommodera pas les habitants des maisons devant lesquelles elles doivent couler.

Munir les cuves de couvercles et les surmonter de hottes conduisant les buées au dehors.

Elever les cheminées à hauteur des souches des cheminées voisines dans un rayon de 50 mètres.

S'il y a une habitation mitoyenne, construire un contre-mur en briques ou en meulières hourdées en ciment ou, tout au moins, enduire en ciment les murs mitoyens dans toute la hauteur de la buanderie.

S'il y a habitation au-dessus, construire le plancher haut en fer et le hourder plein.

On devra se préoccuper aussi de la question de jour et orienter l'établissement de façon que les séchoirs soient bien aérés et ventilés.

MONOGRAPHIES DE QUELQUES BLANCHISSERIES
D'ÉTABLISSEMENTS HOSPITALIERS

Nous terminerons le chapitre traitant du blanchissage du linge par de courtes monographies des blanchisseries que nous venons d'installer récemment à l'Hôpital International du docteur Péan et à l'Hôpital Laënnec à Paris, cette dernière sous l'habile direction de M. Krémer, ingénieur de l'Assistance publique.

BUANDERIE DE L'HOPITAL INTERNATIONAL
DU Dr PEAN [1]

La question de l'assainissement du linge est une des questions les plus importantes pour un hôpital, aussi est-ce une opération que l'on ne peut donner en toute confiance à l'industrie privée et que tout établissement bien conçu doit comporter dans son installation.

La Buanderie de l'Hôpital Péan a été installée par M. Fernand Dehaitre dans les meilleures conditions au point de vue de l'assainissement du linge et au point de vue de sa conservation, autre point très important en pareille matière.

Cette Buanderie installée dans un sous-sol très clair comprend dans un espace restreint tous les appareils nécessaires à un bon traitement du linge.

Un grand bac en tôle galvanisée pouvant recevoir de l'eau chaude et de l'eau froide à volonté permet d'essanger le linge avant sa mise en cuvier. Le cuvier également en tôle galvanisée avec couvercle étanche au moyen d'un joint en caoutchouc fonctionne avec un éjecteur.

Le couvercle est muni d'une cheminée qui conduit les buées dans une des cheminées du bâtiment spécialement affectée à cet usage.

Au sortir du cuvier le linge passe dans une roue à laver en tôle galvanisée mue mécaniquement où il se lave complètement en très peu de temps, puis ensuite il est rincé dans le bac dont nous avons déjà parlé et dont l'eau à été renouvelée et coule constamment pendant cette opération.

(1) Nous devons cette notice à l'obligeance de M. Paul Hippeau, et nous tenons à l'en remercier.

Il est porté de là à l'essoreuse, également mue au moteur, et y perd la moitié de l'eau qu'il renferme ; il ne reste plus qu'à lui enlever cette dernière moitié et c'est ce que l'on fait dans le séchoir à vapeur établi contre le fourneau des chaudières.

Ce séchoir, chauffé par une batterie de tuyaux à ailettes où la vapeur circule, présente toute sécurité au point de vue de la conservation du linge ; les buées sont évacuées par une cheminée spéciale ménagée dans le bâtiment même. Le système adopté est celui des tringles isolées présentant l'avantage de pouvoir sortir à un moment quelconque une pièce de linge séchant plus vite sans être obligé comme dans le chariot de sortir toutes les pièces à la fois.

L'installation est complétée par un petit moteur incliné, de la force de deux chevaux, véritable bijou qui donne la vie à cette coquette usine.

BUANDERIE NOUVELLE DE L'HOPITAL LAËNNEC

L'Administration de l'Assistance Publique vient de faire construire à l'Hôpital Laënnec, 42, rue de Sèvres, une buanderie modèle destinée à traiter le linge de quatre de ses hôpitaux : la Charité, Cochin, Laënnec et Necker, soit au total 6,000 k. par jour.

Le programme de cet établissement dressé par M. Krémer, Ingénieur de l'Administration, a été mis au concours et c'est M. Fernand Dehaitre, qui a été déclaré adjudicataire comme ayant donné la meilleure solution des questions posées au programme.

L'établissement, ou pour mieux dire l'usine, a été édifié sur les plans de M. Belouet, architecte de l'Administration, qui a fait là un bâtiment à la fois pratique et élégant, couvrant une superficie de 1,300 mètres.

Tout a été prévu et exécuté dans cette usine pour répondre aux exigences d'un travail continu qui ne peut souffrir aucun arrêt, et le constructeur, avec sa grande expérience de ces sortes d'installations, a apporté un soin minutieux dans l'exécution du matériel de cette buanderie ; nous ne croyons pas inutile d'entrer dans quelques détails qui montreront à nos lecteurs toute l'importance de cette nouvelle installation.

L'usine comprend d'abord, près de la porte d'entrée, un vaste local qui renferme deux chaudières multitubulaires avec réservoir d'eau et de vapeur, chacune de ces chaudières pouvant fonctionner isolément ou être accouplée à sa voisine suivant les besoins ; chaque chaudière a une surface de chauffe de 69 mètres carrés. L'alimentation est faite au moyen de deux pompes, dont l'une de rechange, pouvant donner chacune 2,800 litres à l'heure.

La vapeur produite par ces chaudières est à la pression de 12 k. et est envoyée aux services de la Buanderie par deux conduites maitresses dont l'une dessert la buanderie proprement dite et l'autre la machine à vapeur, chacune de ces conduites est munie d'un détendeur de vapeur ramenant la pression à 6 k.

Avant de quitter le local des chaudières et pour ne pas avoir à y revenir, nous voyons la batterie d'appareils de chauffage destinés à donner la chaleur aux étuves à linge.

Elle est composée de six foyers à étages, système Albert Robin, comprenant deux foyers pour chacune des étuves, ces appareils brûlent comme on le sait, du poussier de coke ou des fines maigres et permettent de réaliser une économie de 50 °/₀ sur le chauffage, tout en assurant une régularité de température qu'il est impossible d'obtenir avec tout autre système ; c'est là une application très remarquable de ce genre de foyer qui permet d'abaisser considérablement le prix de revient du blanchissage.

La batterie telle qu'elle est constituée permet de sécher 6,000 k. de linge par journée de 10 heures, y compris le garni de nuit, et la consommation de poussier de coke ne dépasse pas 1,400 k. par jour.

Si nous quittons la salle des chaudières pour entrer dans la buanderie même, nous trouvons là, disposés dans un ordre méthodique, tous les appareils nécessaires que nous examinerons en passant.

Tout d'abord le moteur à vapeur, genre Corliss à 4 distributeurs (construction Farcot), magnifiquement installé dans une salle spéciale. Ce moteur de la force de 40 chevaux est à condensation et à détente variable. Dans la même salle se trouve une dynamo fournissant l'éclairage électrique à toute l'usine ainsi qu'à une batterie d'accumulateurs destinée à parer aux arrêts accidentels qui peuvent se produire.

Attenant à cette salle se trouve un puits foré descendant jusqu'à 64 mètres de profondeur dans lequel est placé une pompe à fourreau donnant 40 mètres cubes à l'heure ; cette eau est refoulée dans un réservoir placé en élévation au-dessus de la salle des chaudières, réservoir d'une capacité de 64 mètres cubes.

Voilà pour les services généraux, quant au service de la buanderie proprement dite, il comporte une salle de réception et comptage du linge de 120 mètres de superficie, une buanderie comprenant quatre grands bassins en maçonnerie destinés à l'essangeage, alimentés d'eau froide et de vieilles lessives, sept cuviers en fonte d'une contenance de 1,000 kg. avec couvercles en tôle et marchant avec éjecteur et serpentins, de manière à pouvoir graduer la température et ne pas étendre la lessive. Cette disposition présente en outre un point de vue économique très intéressant car la vapeur condensée dans le serpentin est recueillie et renvoyée à la chaudière de telle sorte que la consommation de vapeur est considérablement diminuée. Le coulage une fois terminé la lessive est envoyée par une conduite dans un puisard d'où elle est remontée dans un réservoir par une pompe.

Six laveuses en bois à ouverture libre avec alimentation d'eau chaude et eau froide par le tourillon, permettent le lavage du linge coulé et quatre rinceuses également en bois à ouverture libre achèvent l'opération de lavage.

Deux bacs en maçonnerie servent aussi au lavage et au rinçage des pièces qui ont besoin d'être traitées à la main.

Trois essoreuses à arcade double avec panier en cuivre étamé de $1^m,00$ de diamètre complètent le matériel.

Le séchage comprend trois étuves munies chacune de deux chariots de $4^m,00$ sur $2^m,50$, ces étuves sont chauffées au moyen des foyers Robin dont nous avons déjà parlé. Elles sont surmontées d'un grand réservoir de 20^{m3} de capacité chauffé dans le jour par les gaz se rendant à la cheminée et la nuit par les gaz des foyers que l'on envoie directement par une conduite spéciale sous ce réservoir afin de chauffer plus fortement et d'utiliser la chaleur produite par les foyers pendant la nuit, on a ainsi le matin au moment où l'on commence à travailler une provision de 20,000 litres d'eau presque bouillante.

Le séchage est complété par une machine sécheuse à trois cylindres, destinée à sécher 120 draps à l'heure, en ne consommant que 240 kg. de vapeur à l'heure.

Cette machine qui présente le plus grand intérêt au point de vue du séchage économique se compose de trois tambours en cuivre rouge de 1^m,00 de diamètre et 2^m,30 de longueur utile, tambours disposés de telle sorte que le linge dans son parcours à travers la machine les embrasse entièrement, utilisant ainsi d'une façon complète toute la surface de chauffe. Ces cylindres sont chauffés à la vapeur à la pression de 3 kg. et l'eau de condensation est évacuée au moyen d'un purgeur automatique.

Enfin une vaste salle de pliage communiquant avec la salle des séchoirs forme le dernier échelon des opérations.

Il ne nous reste plus pour terminer ce rapide exposé de cette belle installation qu'à signaler un point très important qui a été étudié d'une façon toute spéciale, c'est la question de la distribution d'eau.

Il est puéril de dire que la première condition pour bien blanchir est d'avoir beaucoup d'eau, mais ce qu'il faut surtout prévoir dans un établissement hospitalier qui ne peut jamais arrêter, c'est de ne jamais en manquer.

A cet effet l'installation comporte trois grands réservoirs en tôle de 60^{m3} chacun, susceptibles de communiquer entre eux, mais qui, en marche normale, sont alimentés par trois eaux différentes, l'un par l'eau de l'Ourcq, l'autre par l'eau de Seine et le troisième par l'eau du puits foré.

Toutes les canalisations communiquant entre elles, le service peut toujours être assuré au moyen de l'une quelconque de ces eaux.

En résumé l'installation de la Buanderie de l'hôpital Laënnec telle qu'elle a été conçue et exécutée, répond d'une façon complète, tant au point de vue de la sécurité et de la continuité de la marche, qu'au point de vue de l'économie dans le travail, à tout ce que l'on peut désirer actuellement en fait de perfectionnements.

LISTE

de quelques Installations de Buanderies récemment faites par la Maison

Fernand DEHAITRE

Buanderie centrale des Hôpitaux de Bucharest (Roumanie).
— de l'Orphelinat Prévost, à Cempuis (Oise).
— des Hôpitaux de St-Spiridon, à Jassy (Roumanie).
— de l'Hôpital Hospice des Enfants, à Bordeaux.
— de la Maison de Retraite de Villers-Cotterets (Aisne).
— de l'Asile-Ouvroir de Femmes Enceintes, 37, rue Fessart, Paris.
— de l'Etablissement Saint-Nicolas, Issy (Seine).
— de l'Hôpital Militaire du Val-de-Grâce, Paris.
— de l'Asile d'Aliénés Sainte-Anne, Paris.
— de la Maison Centrale, Poissy (Oise).
— de l'Hospice Général, Rouen.
— de l'Hospice Civil, Le Havre.
— de l'Hospice Général, Nantes.
— de l'Hospice des Vieillards, Soissons.

Buanderie de l'Hospice Civil, Saint-Quentin.

    —   des Hospices Civils, Clermont-Ferrand.

    —   de l'Hôpital Civil, Melun (Seine-et-Marne).

    —   de l'Hospice Civil, Louviers (Eure).

    —   de l'Hospice Civil, Saint-Brieuc (Côtes-du-Nord).

    —   de l'Hôtel-Dieu, Reims (Marne).

    —   de l'Asile d'Aliénés, Saint-Lizier (Ariège).

    —   de l'Asile d'Aliénés, Saint-Dizier (Haute-Marne).

    —   de l'Asile d'Aliénés, Prémontré (Aisne).

    —   du Magasin de Corps d'Armée, Besançon.

    —   du Magasin de Corps d'Armée, Limoges.

    —   du Magasin de Corps d'Armée, Lyon.

    —   de l'Ecole Militaire, Modène (Italie).

    —   de l'Hôpital Militaire, Bruxelles.

    —   de l'Hôpital Maritime, Rochefort.

    —   de l'Hôpital Maritime, Brest.

    —   des Nouvelles Casernes, Barcelone.

    —   de l'Hôpital Stuyvenberg, Anvers.

    —   des Hospices, Marennes (Charente-Inférieure).

    —   de l'Hôpital des Enfants Tuberculeux d'Ormesson, Villiers-s/-Marne.

    —   de l'Administration des Pauvres, Maestricht.

         de l'Hospice, Bône (Algérie).

    —   de l'Asile d'Aliénés Saint-Luc, Pau.

    —   de l'Hospice Civil, Pau.

    —   de l'Œuvre des Sept-Douleurs, Neuilly.

    —   du Refuge de la Miséricorde, Laval.

    —   du Couvent des Saints-Anges, Rouen.

         Etc., etc.

DÉSINFECTION — STÉRILISATION

Différentes méthodes employées dans la désinfection.

Antiseptiques.

Chaleur sèche.

Chaleur humide.

Procédés et appareils employés pour la stérilisation des instruments de chirurgie et des pièces de pansement.

Antisepsie.

Asepsie.

Désinfection des murailles.

Pulvérisateurs.

Désinfection des vêtements, de la literie, etc.

Etuves à désinfection.

Appareils pour la désinfection et le nettoyage des crachoirs de phtisiques.

Stérilisation de l'eau.

DIFFÉRENTES MÉTHODES

EMPLOYÉES DANS LA DÉSINFECTION

Antiseptiques — Chaleur sèche — Chaleur humide

> « Les maladies épidémiques sont la
> « conséquence de l'ignorance et la pu-
> « nition de l'incurie des peuples et des
> « individus »
> (DUCLAUX. — *Le microbe et la maladie)*

On comprend aujourd'hui sous le nom de **désinfection** (1),
l'ensemble des procédés employés pour détruire les **germes
ou microbes,** qui se trouvent partout en abondance : dans
l'air, dans l'eau, à la surface du sol, sur les objets qui nous
entourent et avec lesquels nous sommes en contact, sur nos
vêtements, sur nos mains, etc.

Le mot **désinfection,** est devenu synonyme de **stérilisation.** On dit qu'un corps, l'eau, par exemple, est stérilisé,
quand il ne contient plus un seul germe. Si l'on vient à
verser une petite quantité d'eau stérilisée dans un bouillon

---

(1) On désignait autrefois sous le nom désinfection, l'action d'enlever à l'air
d'un appartement des gaz dangereux ou de mauvaise odeur.

de culture, où les microbes de l'eau trouvent les meilleures conditions de développement, aucun germe ne doit se développer; le bouillon restera stérile.

Les procédés employés pour la désinfection, sont nés de la connaissance des propriétés biologiques des germes. On a recherché, en agissant sur des microbes préalablement isolés et cultivés dans des milieux nutritrifs bien appropriés, les conditions qui favorisent ou arrêtent leur développement.

On a déterminé expérimentalement l'influence qu'exercent sur leur développement les agents physiques ou chimiques, et on a pu établir ainsi la température à laquelle le développement de chaque germe est le plus actif, et, ce qui nous intéresse particulièrement au point de vue de la désinfection, on a déterminé la température la plus élevée compatible avec la vie, et au-dessus de laquelle tous les germes sont tués.

Des expériences faites sur des microbes placés dans les mêmes conditions, ont montré qu'il suffit d'ajouter au milieu nutritif, où on les cultive en abondance, une très faible quantité de certaines substances (sublimé, acide phénique), pour les tuer tous très rapidement.

On peut dire que les procédés pratiques de désinfection se réduisent à deux (1) qui sont :

(1) Nous ne parlons ici bien entendu, que des procédés de désinfection employés pour les usages domestiques, de ceux pour lesquels la science a demandé le concours de l'industrie. Il ne nous appartient pas de parler des procédés de laboratoire, tels que : flambage, stérilisation par la méthode de Tyndall, etc... C'est pour la même raison que parmi les agents physiques qui agissent sur les microbes pour les détruire, nous ne mentionnons que la chaleur, ne pouvant rien dire ici de la lumière solaire et des expériences faites à ce sujet par M. Duclaux (voir bibliographie). La désinfection par les gaz (AzO_4, SO_2, etc.) est en général abandonnée comme étant un procédé très infidèle et très peu recommandable.

1° Désinfection à l'aide d'une substance soluble dont la solution tue les microbes qui arrivent à son contact.

Ces substances sont généralement désignées sous le nom de **substances antiseptiques**.

2° Désinfection à l'aide de la **chaleur**, soit sèche, soit humide.

La chaleur sèche a une application relativement restreinte dans la désinfection, elle est surtout employée à la stérilisation des instruments de chirurgie. (Voyez antisepsie chirurgicale).

Ces deux méthodes de désinfection ont chacune des applications particulières: toutes les fois qu'il s'agit de désinfecter des objets capables de supporter sans s'altérer une température élevée et l'action de la chaleur humide, il y a avantage à employer ce procédé, et à soumettre ces objets pendant un certain temps dans une étuve, à l'action de la vapeur sous pression. C'est là le procédé d'élection pour la désinfection des vêtements, du linge, des objets de literie, des chiffons, etc.; la vapeur sous pression pénètre rapidement entre les fibres du tissu, une partie se condense abandonnant sa chaleur latente de vaporisation, pour repasser de nouveau à l'état de vapeur, à la fin de l'opération. (Voir plus loin : les grandes étuves à désinfection).

On comprend facilement à quelles difficultés on se heurterait si l'on voulait désinfecter un matelas avec une solution d'un antiseptique, comme le sublimé par exemple. Il faudrait dépenser une quantité considérable de cette solution, pour être certain de la faire pénétrer dans toute l'épaisseur du matelas, il faudrait ensuite vaporiser tout le liquide employé ce qui demanderait un temps considérable, et nécessiterait un séchoir à air chaud.

Mais il est impossible dans certains cas d'employer la vapeur sous pression, quand, par exemple, on se propose de désinfecter les papiers, les tentures d'un appartement, un parquet ou des objets que la chaleur humide altérerait rapidement. On se sert alors avec avantage de solutions antiseptiques, projetées sous forme d'une pluie fine, avec des instruments spéciaux. C'est également à cette méthode qu'on a recours aujourd'hui pour la désinfection des navires, des wagons, des écuries, etc. (Voir plus loin : désinfection des murailles).

Ces considérations ne sont pas les seules qui doivent faire employer telle méthode de préférence à telle autre.

On sait que certaines espèces de microbes se présentent sous deux états différents : à l'état adulte et à l'état de spores. Or le microbe adulte est autrement sensible que ne l'est sa spore. Tandis qu'en effet la plupart des bactéries ne résistent pas à une température de 100°, il faut pour tuer la spore à laquelle cette bactérie a donné naissance, la maintenir pendant quelques minutes à une température de 110° et même quelquefois 120°. C'est pour cette raison qu'il est prudent de ne pas se contenter de la vapeur sans pression à 100°, mais de soumettre à la température de 115°, c'est-à-dire à la vapeur sous pression, les vêtements, les objets de literie ayant servi à des malades atteints de maladies contagieuses, il est d'autant plus prudent d'agir ainsi, que malgré les recherches nombreuses dirigées dans ce sens, le microbe de certaines maladies épidémiques comme les fièvres éruptives auxquelles on a tout lieu d'attribuer une origine microbienne, a jusqu'ci échappé à l'investigation des microbiologistes.

D'autre part les antiseptiques même les plus actifs ne

paraissent pas agir aussi sûrement soit sur les microbes soit sur leurs spores que la chaleur humide (1).

Ces diverses constatations ont amené à préférer la vapeur sous pression aux autres agents de désinfection.

PROCÉDÉS ET APPAREILS

EMPLOYÉS POUR LA STÉRILISATION

DES

INSTRUMENTS DE CHIRURGIE ET DES PIÈCES DE PANSEMENT

Antisepsie et Asepsie

Après les travaux et les découvertes de Pasteur, en 1865, Lister, (alors chirurgien de Glascow) pénétré des doctrines du savant français, eut la pensée que les germes de l'air qui arrivaient au contact des plaies, devaient en se développant à leur surface, les **influencer** d'une manière défavorable, et produire ces complications si fréquentes et si redoutables que l'on observait à cette époque.

Il chercha alors à mettre les plaies à l'abri de ces germes, et il inventa à la fois un pansement et une méthode, qui firent faire à la chirurgie operatoire un immense progrès. Son premier mémoire fut publié en 1867 dans le journal « The Lancet », mais ce n'est qu'en 1870 qu'il donna la description complète de sa méthode.

(1) DUCLAUX. — *Sur les antiseptiques.* An. Inst. Pasteur, t. 3, p. 671.

En 1868, M. J. Lucas-Championnière après un voyage à Glascow publiait dans son *journal de médecine et de chirurgie pratique*, le premier article qui parut en France sur ce mode de pansement. Cette méthode fut vulgarisée chez nous par MM. Jamain et Terrier et surtout par M. J. Lucas-Championnière dans son traité de chirurgie antiseptique.

Si, depuis son apparition, le pansement de Lister a été souvent modifié par les chirurgiens qui l'ont employé et par son auteur lui-même, la méthode antiseptique, elle, est restée comme une conquête assurée de la chirurgie.

MÉTHODE ANTISEPTIQUE

Quand on emploie la méthode antiseptique, on se propose de détruire à l'aide de substances solubles tous les microbes qui peuvent se trouver (et se trouvent toujours en abondance) sur les instruments, les objets de pansements, sur les mains du chirurgien, enfin sur la peau ou la plaie du malade.

Les substances chimiques qui possèdent la propriété de détruire ainsi les germes qui arrivent à leur contact sont appelées **substances antiseptiques**.

Les susbstances antiseptiques les plus employées sont : **l'acide phénique** et le **sublimé**.

Le sublimé est un antiseptique plus énergique que l'acide phénique, mais il a le double inconvénient d'être un poison dangereux pour l'homme, et de détériorer très rapidement les instruments d'acier.

Il ne nous appartient pas de dire comment les chirurgiens utilisent la méthode antiseptique pendant les opérations (1).

(1) Voir sur ce sujet :
Lucas-Championnière, *chirurgie antiseptique* 1880.
Terrier, *Pathol. chirurgicale générale*. T. 1er 1885.
M. Baudoin, *l'asepsie et l'antisepsie à l'hôpital Bichat* 1890.

Nous nous bornerons à donner le titre des solutions antiseptiques les plus employées.

Sublimé (Hg Cl) $\frac{1}{1000}$

Acide phénique $\left\{ \begin{array}{l} \text{solution faible } \frac{1}{40}. \\ \text{solution forte } \frac{1}{20}. \end{array} \right.$

Malgré toutes les précautions employées dans cette méthode, on eut encore quelques insuccés, et l'on fut conduit à faire de nouvelles recherches, pour contrôler la valeur antiseptique des substances employées et reconnues comme telles.

Des nombreuses expériences faites dans ce but, il résulte que les substances dont nous venons de parler (sublimé, acide phénique), sont bien des antiseptiques, qu'elles sont bien des poisons qui tuent les microbes pathogènes à l'état adulte, mais qu'elles sont impuissantes cependant à tuer les spores de ces mêmes microbes et que si ces spores, qui ont ainsi échappé à l'action des antiseptiques, viennent à se trouver dans des conditions favorables, elles pourront germer et donner naissance à des microbes pathogènes adultes ; dès lors toutes les précautions prises avant l'opération n'auront servi à rien.

Nous venons de voir que les antiseptiques sont des poisons pour les germes, il le sont malheureusement aussi pour l'homme.

Pour ces différentes raisons on fut conduit à rechercher si l'on ne pouvait pas obtenir par des moyens différents un résultat plus complet et tuer à la fois les germes et les spores.

ASEPSIE

STÉRILISATION PAR LES AGENTS PHYSIQUES

C'est alors que l'on s'est adressé aux agents physiques et c'est à la chaleur qu'on a eu recours.

L'expérience a montré d'une façon très certaine, que la chaleur humide à 116° suffit pour tuer tous les germes et leurs spores. La chaleur sèche au contraire agit avec bien moins d'intensité et ce n'est qu'entre 140° et 180° que l'on peut, par ce second procédé, obtenir une stérilisation absolue.

La chaleur soit sèche, soit humide, est maintenant couramment employée pour stériliser les instruments et les objets de pansement et remplace avantageusement les bains de solutions antiseptiques.

C'est là une nouvelle méthode bien différente de la méthode antiseptique que nous avons sommairement indiquée.

Les avantages de l'asepsie sur l'antisepsie seraient les suivants :

1° Garantie plus grande contre l'infection puisqu'il y a stérilisation absolue de tous les objets par la chaleur.

2° Suppression ou tout au moins réduction au minimum de l'emploi des antiseptiques, et par suite atténuation des inconvénients qui leur sont propres. Abaissement du prix de revient des pansements.

Mais hâtons-nous de dire, sans pouvoir entrer dans les détails, que l'asepsie et l'antisepsie ne sont pas deux méthodes qui s'excluent l'une l'autre.

Il nous reste à voir par quels procédés on arrive, soit avec la chaleur sèche, soit avec la chaleur humide, à stériliser les instruments et les objets de pansement.

STÉRILISATION DES INSTRUMENTS

La méthode la plus simple qui est employée pour stériliser les instruments consiste à les maintenir pendant un certain temps dans de l'eau à 100° c'est-à-dire dans de l'eau bouillante. Malheureusement cette température de 100° n'est pas suffisante pour tuer les spores des microbes, et l'eau qui bout sous une pression normale n'assure pas une asepsie absolue. On a cherché, il est vrai, à tourner cette difficulté, sinon pour les instruments, du moins pour certains objets comme les fils de soie, les crins de Florence ; pour ce faire, on soumet les objets à des ébullitions successives (méthode de Tyndall) plus ou moins rapprochées. On se propose **ainsi de laisser germer les spores** qui ont survécu à la première ébullition et de les tuer par une seconde opération alors qu'elles se sont transformées en organismes adultes.

Mais on conçoit facilement combien cette méthode si rationnelle qu'elle puisse paraître théoriquement devient aléatoire dans la pratique et combien il est difficile de saisir le moment précis où toutes les spores sont développées.

L'eau bouillant, sous une pression normale, à une température de 100°, insuffisante pour la stérilisation absolue, on a été conduit à soumettre l'eau à une certaine pression avant de la porter à l'ébullition et on a employé, pour arriver à ce but, des autoclaves dans lesquels on introduisait les instruments. Même avec une faible pression (500 gr.) on obtient rapidement dans ces appareils une température suffisante pour stériliser sûrement tous les objets qui y sont contenus (il s'agit ici de chaleur humide). Nous ne décrirons pas ici l'autoclave, nous y reviendrons dans un instant, disons seulement que la vapeur d'eau sous pression n'est guère employée aujourd'hui pour stériliser les instruments ; l'autoclave offrait pour ces derniers un double inconvénient : le plus grave est d'oxyder rapidement les instruments d'acier, l'autre tient à ce que l'appareil n'est pas facilement transportable.

Mais, si l'eau bout à la pression normale quand sa température atteint 100°, il n'en est pas de même de tous les liquides, l'huile par exemple qui n'oxyde pas facilement l'acier bout à 328° (1), la glycérine à 200° ou 280°. Enfin la paraffine qui fond à 40° ne bout qu'à 300°. On a cherché à utiliser ces liquides dont le point d'ébullition est très élevé.

Le bain d'huile est encore employé, croyons nous, dans le service de M. Tripier de Lyon.

On a préconisé aussi un appareil qui permet de stériliser les instruments dans un bain de paraffine. Ces appareils sont passibles des mêmes reproches : ils ne permettent pas le transport facile des instruments et nécessitent des régulateurs délicats.

C'est à la chaleur sèche que l'on donne aujourd'hui la préférence pour la stérilisation des instruments. Toutefois, nous devons dire que l'on n'a pas encore déterminé d'une manière bien précise la température minima à laquelle les spores et les germes périssent dans la chaleur sèche.

Koch adopte la température de 140° maintenue pendant 3 heures. La commission de Lyon dit qu'à 130° certains

______

(1) Huile d'olives.

germes échappent à l'action de la chaleur sèche. Pour Salomonsen l'air sec doit être porté à 150°.

Une étuve à air sec très employée aujourd'hui pour la stérilisation des instruments est celle du Docteur Poupinel, dont nous donnons la gravure d'autre part (fig. 104) et qui a comme dimensions intérieures : largeur 0ᵐ40, hauteur 0ᵐ25,

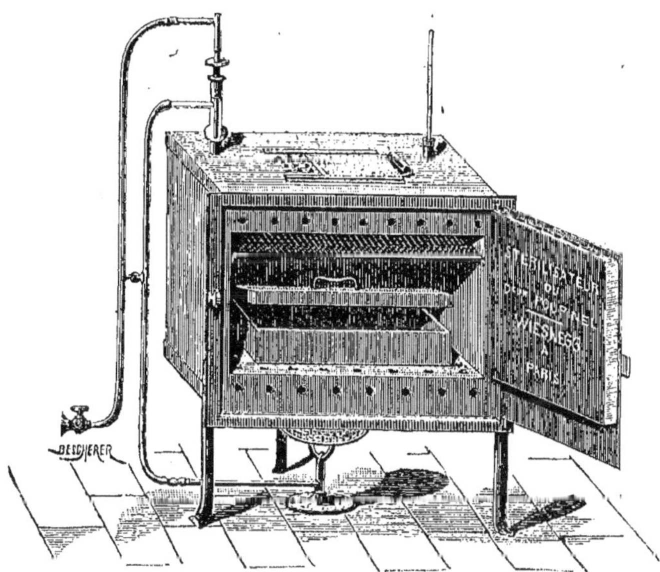

Fig. 104. — Étuve du Dr Poupinel

profondeur 0ᵐ25. C'est une étuve en cuivre rouge à double paroi, chauffée par un brûleur à gaz en forme de couronne ou à défaut de gaz par un petit foyer au pétrole. Les produits de combustion de la flamme cheminent entre les deux parois ce qui permet d'utiliser au maximum toute la chaleur produite et d'arriver facilement à produire à l'intérieur de l'étuve une température de 180° à 200° Une tablette divise l'étuve en deux étages.

Les instruments que l'on veut stériliser sont enfermés dans une boite de métal, (cuivre rouge nickelé ou nickel pur), que l'on introduit dans l'étuve. L'arrivée du gaz est réglée par un régulateur à vis de réglage. Un thermomètre donne la température intérieure de l'étuve.

Voici la marche que M. Poupinel conseille de suivre pour stériliser les instruments avec son étuve.

« On commence par allumer le brûleur à gaz ou le foyer au pétrole disposé sous l'étuve. Pendant le temps nécessaire pour échauffer l'étuve, 5 à 10 minutes environ, on dispose les instruments dans la boite ou dans les tubes.

« Les instruments soigneusement lavés, essuyés avec un linge bien propre et passés à la peau pour conserver leur poli, sont placés à même la boite métallique ; il ne convient pas de mettre au fond de la boite une couche d'ouate ou d'en interposer entre les divers lits d'instruments : l'ouate serait en effet carbonisée et les instruments se trouveraient tout couverts de noir de fumée.

« Il vaut donc mieux mettre les instruments à même la boite. La boite garnie des instruments nécessaires est alors mise ouverte à l'étuve et exposée pendant quarante cinq minutes à la température de 180-200°. La boite ne doit pas être fermée car le couvercle s'opposerait à l'évaporation rapide de l'humidité qui peut être restée, malgré un essuyage soigneux, adhérente aux instruments, et ceux-ci se rouilleraient infailliblement.

« En même temps que la boite qui occupe l'étage inférieur de l'étuve, on placera à l'étage supérieur de celle-ci un morceau d'ouate de dimensions suffisantes pour servir de couvercle à la boite et on le chauffera en même temps que celle-ci. L'ouate sera quelque peu roussie, mais n'étant

pas au contact des instruments, elle ne pourra pas, si elle
se carbonise les salir.

« Au bout du temps voulu d'exposition à la température de
180°, on procèdera à la fermeture de la boite d'instruments.
Pour cela on disposera au-dessus des instruments de l'ouate
stérilisée en couche assez épaisse de façon à bien fermer la
boite, puis on rabattra sur le tout le couvercle métallique et
on laissera la boite et son contenu se refroidir dans l'étuve
et en même temps que celle-ci. L'air qui pénètrera jusqu'aux instruments à travers les joints du couvercle sera
donc seulement de l'air de l'étuve, de l'air stérilisé et devra
de plus filtrer à travers l'ouate. Ainsi stérilisés et renfermés
à l'abri du contact des germes, les instruments pourront
attendre assez longtemps que l'on veuille s'en servir. »

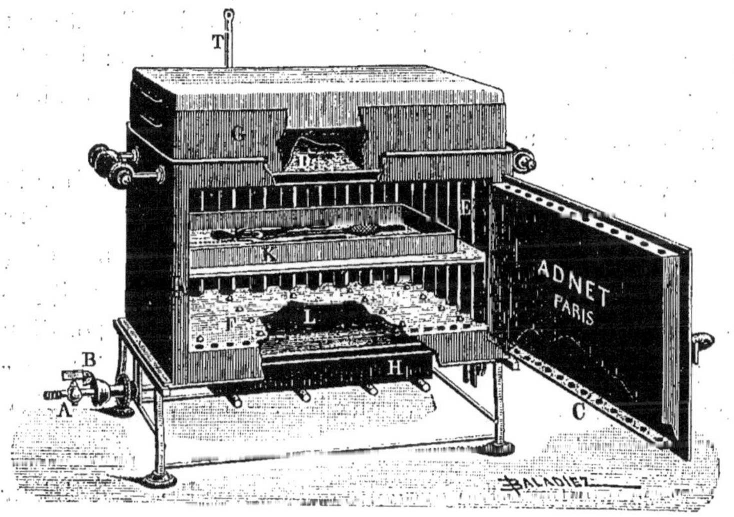

Fig. 105. — **Etuve Sèche Adnet**

Nous citerons encore comme étuve à stériliser les instruments l'étuve construite par la maison Adnet où la double

paroi est remplacée par une série de tubes en cuivre, on a cherché à obtenir ainsi une température très uniforme dans toute l'étuve.

Sur la demande de M. le docteur Quenu, qui a été le promoteur de la méthode aseptique en France, M. Sorel a fait construire pour le dispensaire Isaac Péreire, deux appareils très ingénieux : une étuve à air sec pour la stérilisation des instruments et un stérilisateur muni d'une trompe à eau qui permet de dessécher les objets de pansement préalablement stérilisés dans la vapeur d'eau sous pression ; ces appareils sont assez intéressants pour que nous en donnions la description.

1° Etuve de M. Sorel pour stériliser les instruments.

« Les étuves à enveloppe d'air ordinairement employées, ne présentent pas toute garantie de sécurité au point de vue de la stérilisation, les différents points de l'étuve étant à des températures très inégales (près de 20° de différence (Sorel). La nouvelle étuve de M. Sorel évite cet inconvénient en ce que les boites d'instruments sont enfermées chacune dans un compartiment spécial et en contact direct avec les parties chauffées. Le volume de chaque compartiment étant très petit et toutes les parois ayant la même température, le chirurgien est assuré qu'il a réellement porté à tous les points de l'étuve la température désirée. »

« Pour le chauffage on emploie le xylène dont les vapeurs circulant autour de toutes les parois viennent se condenser dans un réfrigérant de forme spéciale. L'étuve une fois garnie peut fonctionner un temps indéfini sans qu'il y ait lieu de renouveler le xylène. On chauffe au moyen d'un brûleur à gaz, remplacé au besoin par un brûleur à pétrole ou à alcool, avec lesquels on obtient un fonctionnement aussi

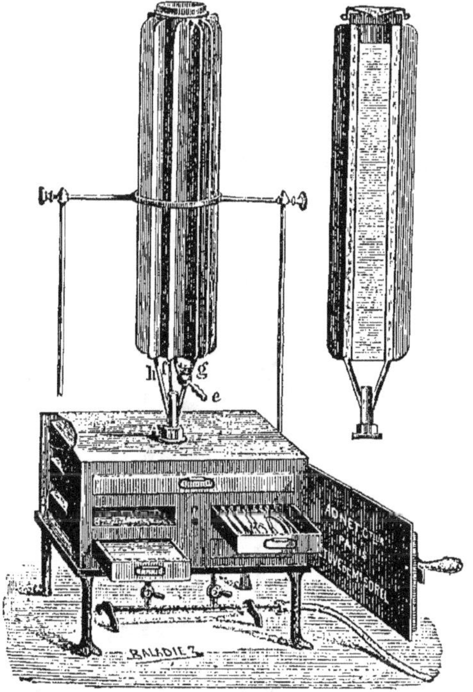

Fig. 106. — **Etuve Sorel,** *modèle de la fondation Isaac Péreire.*

régulier, puisque la température étant réglée par le point d'ébullition d'un liquide stable, il n'y a pas besoin de régulateur. »

2° Etuve de M. Sorel, pour stériliser et dessécher les pièces de pansement.

« Cet appareil présente le grand avantage de stériliser dans toutes ses parties et à la même température, l'ouate, les pansements, et de les sécher complètement, ce qui n'a pas encore été réalisé jusqu'à ce jour, puisque deux appareils ont toujours été nécessaires pour ces opérations. »

L'appareil comprend une double paroi que l'on remplit d'eau au début de l'opération et qui communique avec le corps de l'appareil par un tube muni d'un robinet.

Ce robinet est ouvert pendant l'opération de la stérilisation et la vapeur d'eau sous pression qui se forme dans la double paroi pénétre dans le corps de l'étuve où se trouvent les objets à stériliser.

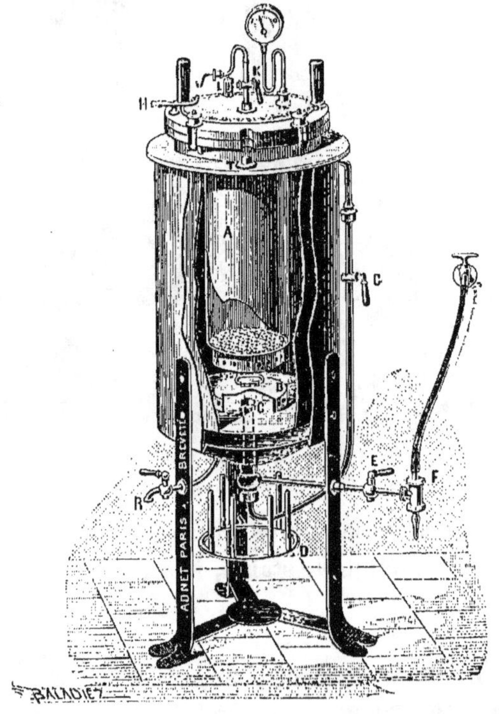

Fig. 107. — **Stérilisateur Sorel,** *modèle de la fondation Isaac Péreire.*

Une fois la stérilisation opérée on ferme le robinet de communication et l'eau contenue dans la double paroi maintient l'étuve à une température suffisante pour assurer l'évaporation de l'eau qui a pu se condenser dans les objets à stériliser.

Le séchage complet est assuré par une trompe à eau qui en faisant le vide dans l'intérieur fait distiller l'humidité fixée sur les fibres. Enfin, pour rétablir la pression normale, on introduit de l'air stérile par un tube de platine porté au rouge, de cette façon les opérations peuvent se succéder sans arrêt. »

Nous ne décrirons pas ici l'autoclave employé partout pour la stérilisation des compresses et autres objets de pansement. C'est l'autoclave ordinaire plus ou moins modifié par les différents constructeurs.

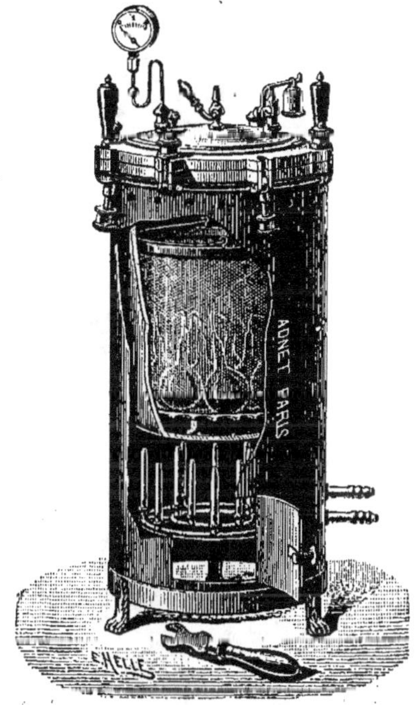

Fig. 108. — **Autoclave Adnet.**

Nous mentionnerons cependant l'autoclave construit par la maison Adnet (fig. 108) et les autoclaves système Geneste et Hescher (fig. 109 et 110), qui sont très bien compris.

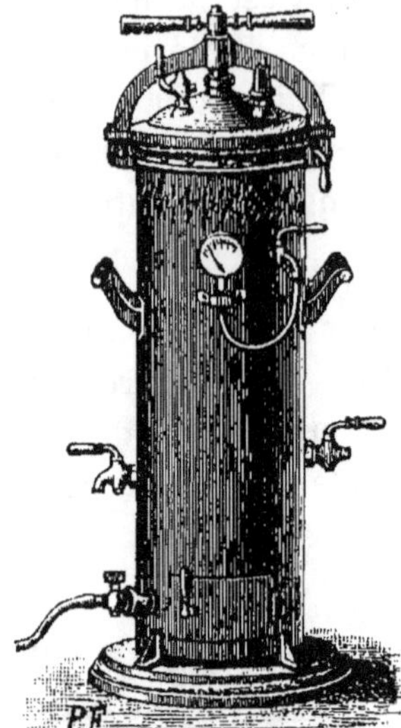

Fig. 109. — **Autoclave Geneste et Herscher. Type N° 1.**

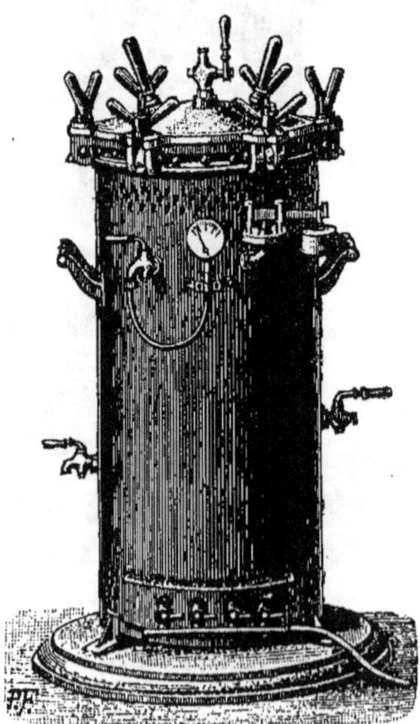

Fig. 110. — **Autoclave Geneste et Herscher. Type N° 3.**

Ces derniers se font avec chauffage par lampe à gaz ou chauffage par lampe à alcool et même avec chauffage combiné à volonté au gaz ou à l'alcool.

Ils comprennent deux modèles courants composés l'un et l'autre, d'un cylindre en cuivre étamé avec couvercle hermétique et d'une enveloppe extérieure en tôle ajourée munie d'une porte pour l'allumage et de poignées pour permettre le transport. Ils sont munis de robinets de niveau d'eau, de purge d'air et d'échappement ainsi que des appareils de sûreté réglementaires : manomètre et soupape de sûreté.

Les deux modèles ne diffèrent que par la capacité du cylindre intérieur et par le mode de fermeture du couvercle qui se fait dans le plus petit modèle (fig. 109, type n° 1) par un étrier avec vis de serrage et dans le modèle supérieur (fig. 110, type n° 3) par des boulons de serrage à bascule.

DÉSINFECTION DES MURAILLES

(Hôpitaux - Appartements - Navires)

DÉSINFECTION DES ÉCURIES, DES WAGONS A BESTIAUX, ETC.

La désinfection des murailles, si peu employée, et si mal faite, au moins jusque dans ces dernières années, est cependant d'une importance capitale.

Elle est le complément indispensable de la désinfection d'une pièce habitée par un malade atteint d'une maladie contagieuse, car les murs ne sont pas moins riches en microbes que les rideaux, que les objets de literie, que l'on n'hésite pas aujourd'hui à envoyer à l'étuve à désinfection.

C'est par centaines que l'on a compté les microbes qui se trouvent sur l'unité de surface des murs d'une chambre d'habitation, et encore dans une remarquable revue critique sur le sujet qui nous occupe, revue à laquelle nous ferons de nombreux emprunts, M. le professeur Duclaux a montré que les chiffres trouvés dans les expériences faites à ce sujet sont certainement trop faibles (1).

Ces microbes que l'on trouve sur les murs en si grande quantité, ne sont heureusement pas tous pathogènes pour

____

(1) Duclaux, *Revue critique.* in Ann, Inst, Pasteur T. VI n° 2.

l'homme, mais l'expérience a montré que ceux qui sont pathogènes pour nous s'y rencontraient aussi, et même en grand nombre, après le séjour dans un appartement de malades atteints de maladies contagieuses.

C'est ainsi qu'on a pu recueillir sur les murs, le microbe de la pneumonie, le streptocope de l'érysipèle, le bacille de la tuberculose qui diffuse avec une très grande facilité dans les locaux habités par les phtisiques.

Le nombre des microbes qui se trouvent à la surface des murailles augmente très rapidement du plafond vers le plancher ; il n'y a que très peu de microbes sur les plafonds.

« C'est de tous ces éléments nocifs qu'une bonne désinfection du sol et des murailles doit réussir à nous protéger, non pas d'une façon absolue, car l'absolu n'est jamais réalisable, mais de façon à faire apprécier ses effets et à se concilier la faveur du public, qui ne craint rien tant qu'il n'a pas été échaudé, et qui craint tout ensuite. » (Duclaux).

Une bonne méthode de désinfection des locaux doit remplir les conditions suivantes :

1° Assurer l'intégrité absolue des parois et des matériaux qui les recouvrent, tentures, papiers.

2° Etre inoffensive pour ceux qui viendront habiter l'appartement désinfecté.

3° Etre d'une application facile et peu coûteuse.

4° Etre efficace.

« Il est clair pourtant que la condition d'efficacité prime toutes les autres, et l'expérience peut seule nous renseigner à son sujet, sans entrer dans les détails de toutes celles qui ont été faites, on peut dire qu'elles ont éliminé du concours les fumigations au chlore et à l'acide sulfureux, qui sont toujours difficiles à appliquer et irrégulières dans leurs effets, parce que la dissémination du gaz antiseptique n'est pas assurée. Ces pratiques doivent être réservées à quelques cas spéciaux, où les irrégularités, où les infractuosités du local sont telles, que les divers points n'en sont pas abordables. »

C'est donc aux liquides antiseptiques qu'il faut avoir recours pour la désinfection des murailles.

Parmi les liquides antiseptiques on a employé :

1° **L'acide phénique** à 5 %/₀, mais l'acide phénique a une odeur très désagréable et très persistante. Il a de plus l'inconvénient de coûter cher, il coûte 20 fois plus cher que le sublimé.

2° Le **lysol** est plus actif que l'acide phénique, il peut remplacer l'acide phénique. La solution de lysol à 3 % est aussi active que celle d'acide phénique à 5 % ; mais il a les mêmes inconvénients que ce dernier.

3° Le **sublimé** ou bichlorure de mercure est avec juste raison le seul employé aujourd'hui. Il remplit très bien, comme on le verra, les conditions que nous avons énoncées il y a un instant comme étant celles que doit présenter un bon antiseptique pour la désinfection des locaux.

I° — Le sublimé laisse intactes les parois et les matériaux qui les recouvrent ; tentures, papiers, etc. Il faut faire exception cependant pour les papiers à très bon marché et de qualité tout à fait inférieure, dont la couleur se détrempe. Les papiers ordinaires non seulement ne sont pas altérés, mais paraissent après une immersion dans une solution de sublimé au $\frac{1}{1000}$ plus neufs qu'avant l'opération, leurs couleurs sont avivées (Richard).

Il en est de même pour les tentures, les étoffes. Les expériences faites par MM. Richard et Mezer ont montré que des échantillons de drap de garance, immergés pendant 50 minutes dans une solution de sublimé au $\frac{1}{100}$ (solution bien plus concentrée que celle employée dans la désinfection) avaient après dessication exactement la même nuance que les échantillons témoins.

En résumé le sublimé laisse les parois intactes, le seul inconvénient qu'il présente c'est de noircir les dorures, ce qui en réalité importe peu.

II° — Une question à laquelle il semblait moins facile de répondre qu'à la précédente, devait se présenter à l'esprit de ceux qui les premiers préconisèrent l'emploi du bichlorure de mercure pour la désinfection des murailles. Pouvait-on impunément pulvériser dans un appartement une solution d'une substance aussi dangereuse, aussi toxique que le sublimé ; n'était il pas à craindre qu'après la dessication l'atmosphère de la chambre chargée de sublimé à l'état de poussière impalpable devint un poison qu'on ne devait impunément ni respirer ni avaler ?

L'expérience a montré qu'il n'en était rien. Les pulvérisations de sublimé ont été employées maintes fois pour la désinfection des baraques de l'hôpital Alexandre à Saint-Pétersbourg A Messine, pendant la dernière épidémie de choléra, on a employé 400 kilos de sublimé sans avoir d'accident.

A la Louisiane on a désinfecté des navires à raison de 26 kilos de sublimé par navire, et à Turin on a désinfecté avec la même substance des logements qui le lendemain recevaient de nouveaux locataires. Dans aucun de ces cas il n'est survenu d'empoisonnement.

On peut du reste neutraliser le sublimé qui reste sur les parois en opérant de la façon suivante (1) :

On fait après dessication de la solution antiseptique une seconde pulvérisation avec une solution de carbonate de soude à $\frac{1}{100}$, il se forme alors une poudre insoluble d'oxychlorure de mercure que l'on enlève en époussetant ou en brossant les tentures. Ce procédé n'a pas prévalu, c'est une précaution inutile.

Il ressort, en effet, d'expériences faites à Berlin par Guttermann et Merke, que 15 jours après une pulvérisation bien faite, on ne retrouve plus de sublimé sur les murs des appartements désinfectés.

III° — L'application de cette méthode se fait très simplement avec les appareils à pulvérisation dont on dispose.

IV° — Elle est la plus efficace, car le sublimé est le plus énergique des antiseptiques connus aujourd'hui.

La marche à suivre pour la désinfection des appartements est la suivante :

1° Enlever de l'appartement tout ce qui doit être envoyé à l'étuve de désinfection, et réunir au milieu de la pièce les autres objets.

2° Laisser la pièce fermée pendant 24 à 48 heures, temps nécessaire pour que les germes en suspension dans l'air puissent se déposer sur les parois.

(1) Vinay, L'Asepsie. J. Baillière, 1890.

3° Baigner le plancher avec une solution de sublimé de façon à ce que tout ce qui peut tomber des parois, vienne immédiatement au contact du liquide antiseptique. On pulvérise alors la solution sur les murailles jusqu'au moment où l'on voit le liquide se réunir en gouttelettes à la surface des papiers ou des tentures. Terminer par le plafond.

Il est bon, surtout pendant que l'on pulvérise au plafond, de se garantir par un masque des gouttes de sublimé qui peuvent tomber dans les yeux.

A quel titre doit-on employer la solution de sublimé ? La solution au $\frac{1}{1000}$ est un peu faible ; c'est la solution à $\frac{3}{1000}$ qu'il est préférable d'employer quand on désinfecte une pièce encore en assez bon état et dont le sol est fait soit en plancher de bois ciré ou verni, soit en briques vitrifiées, ciment ou asphalte.

Si le local est en très mauvais état et si le sol est fait en briques ordinaires très absorbantes on emploiera une solution à $\frac{7}{1000}$ ou $\frac{8}{1000}$.

APPAREILS

Employés dans la Désinfection des Murailles et des Parois.

PULVÉRISATEURS A LEVIER

(Système GENESTE et HERSCHER)

Ces appareils se composent de deux récipients superposés et communiquant entre eux par un tube ; le récipient inférieur muni d'un robinet spécial de remplissage contient en marche normale la solution désinfectante, le récipient supérieur communique avec le refoulement d'une petite pompe à air mue par un levier, l'air ainsi comprimé communique sa pression au liquide par le tube de communication.

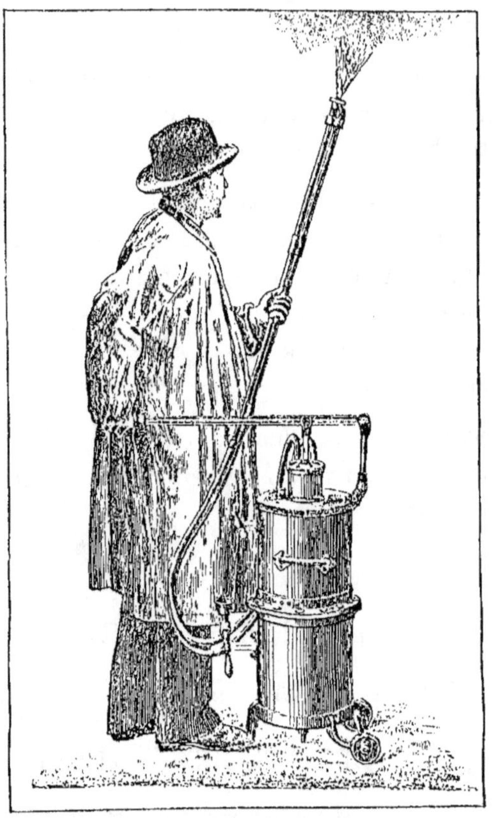

Fig. 111.

Appareil à désinfecter par pulvérisation de liquide antiseptique.

A la partie supérieure sont deux robinets permettant la prise du liquide et celle de l'air qui sont conduits par deux tubes en caoutchouc à l'extrémité d'une lance permettant d'obtenir un jet nébuleux suffisamment fort pour pénétrer dans les tissus et les fentes des parois.

La petite pompe ne pompant que de l'air ne peut être corrodée par le liquide employé et toutes les parties susceptibles d'être en contact avec le liquide sont construites en nickel ou en ébonitoïde.

Ces appareils sont destinés à détruire, par la pulvérisation de liquides antiseptiques, tous les germes ou micro-organismes pathogènes, pouvant exister en cas de maladies transmissibles, sur les murs et le sol des habitations, écoles, salles d'hôpitaux, casernes ; sur les parois des navires, des voitures affectées au transport des malades, des blessés et des voyageurs, ainsi que dans les écuries, les étables, etc.; micro-organismes qui rendent dangereux le séjour ou la fréquentation de ces locaux.

La désinfection effectuée par ces appareils est réalisée par l'action de jets pulvérisés humectant les parois et même les tentures, sans les détériorer.

L'emploi de solutions antiseptiques exige des précautions toutes particulières, si on ne veut pas appauvrir ou dénaturer les solutions, ni détériorer les appareils.

Ces pulvérisateurs sont spécialement établis pour employer un agent supérieur entre tous, le sublimé, qui appliqué en solution pulvérisée à la dose de 1/4 pour 1000 doit être préféré parmi tous les désinfectants.

Ce procédé ne détériore par les objets traités. Toutefois, pour que rien n'échappe à la désinfection, il est utile que la solution soit un peu acidulée.

D'autres motifs encore ont fait adopter comme agent antiseptique le composé qui comporte le nom de **Chlorol-Marye** (1).

Les Pulvérisateurs Geneste et Herscher se font sur plusieurs types appropriés aux divers usages auxquels ils sont destinés.

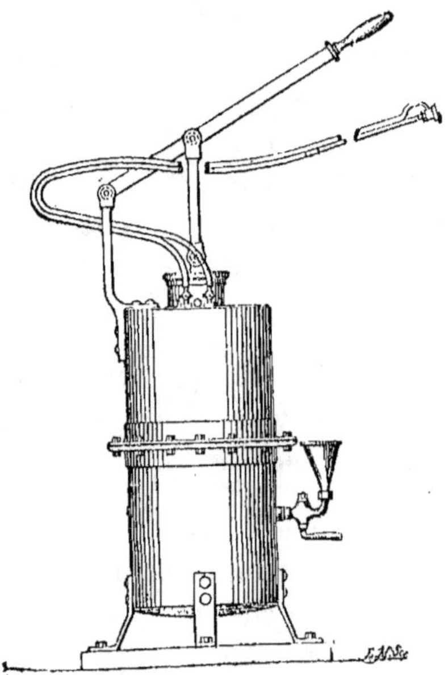

Fig. 112. — **Pulvérisateur N° 1.**

(1) Le **Chlorol-Marye** est une solution acidulée de bichlorure de mercure additionnée de sulfate de cuivre. Ce dernier agent donne au Chlorol-Marye d'énergiques propriétés vomitives qui rendent impossible l'absortion accidentelle du liquide. On fournit, sur demande, des flacons de Chlorol-Marye de manière à donner une solution au 1/4 de millième en versant le contenu d'un de ces flacons dans douze litres d'eau, volume réservé à cet effet dans les types courants de Pulvérisateurs à Désinfection (n⁰ˢ 1, 6, 11).

Le Pulvérisateur, type n° 1, est un appareil léger monté sur socle en bois, pouvant être transporté et manœuvré par un seul homme.

C'est ce type d'appareil qui est ordinairement employé pour accompagner l'étuve à désinfecter locomobile : il est alors fixé par une courroie derrière le siège du cocher.

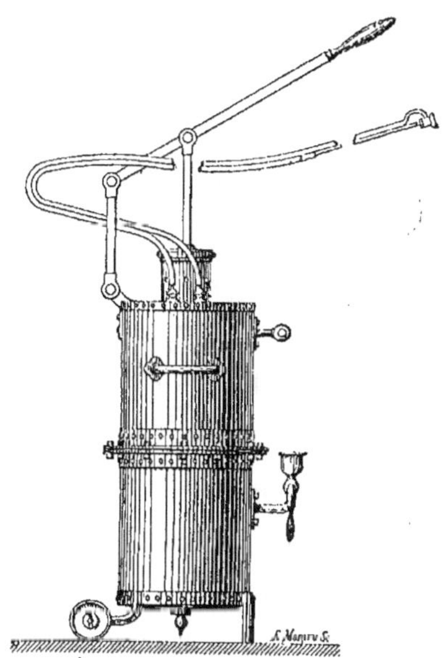

Fig. 113. — Pulvérisateur type N° 6.

Le Pulvérisateur n° 6 est également un appareil léger, mais monté sur deux galets de roulement et pédale d'arrêt, avec poignée spéciale de traction, poignées pour transport, il est généralement employé pour la désinfection des murs des habitations particulières, les casernes, hôpitaux, asiles, écoles, etc.

L'appareil nº 11 est monté sur brouette à deux roues, il est spécialement employé pour la désinfection des murs, des écuries, des parois de navires, des voitures servant au transport des malades et des blessés, des wagons de voyageurs, etc.

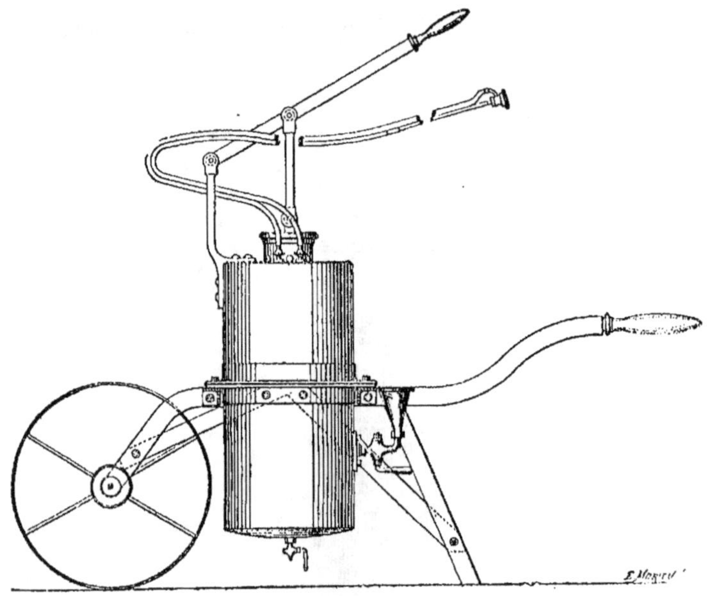

Fig. 114. — Pulvérisateur type Nº 11.

En dehors de ces types courants il se construit des pulvérisateurs grand modèle avec lance d'une longueur totale de 4^m 90, pour la désinfection des locaux à plafonds élevés et parois développées tels que casernes, hôpitaux, écoles, écuries, etc.

La lance de ces appareils est composée d'un tube en laiton traversé par l'air soufflé et d'un tube en caoutchouc pour le passage du liquide antiseptique ; le tout est très léger et soutenu par une armature en bois.

INSTRUCTION SUR LE FONCTIONNEMENT

DES APPAREILS A DÉSINFECTION PAR PULVÉRISATION

On ouvre les deux robinets supérieurs, puis le robinet de l'entonnoir *(le robinet de vidange étant fermé)*. On introduit par l'entonnoir la solution antiseptique et l'on ferme tous les robinets. On fait alors fonctionner la pompe en donnant une vingtaine de coups de piston.

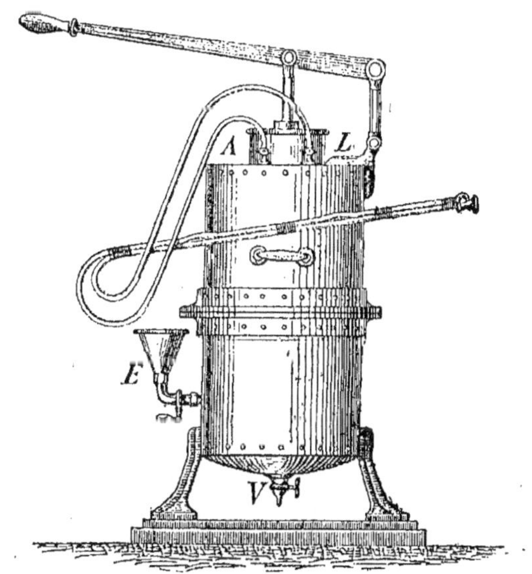

Fig. 115.

On ouvre ensuite les deux robinets supérieurs ; aussitôt le jet nébuleux s'échappe du pulvérisateur ; on dirige ce jet sur les surfaces à désinfecter, de façon à les humecter bien complètement et bien uniformément.

On tient le pulvérisateur d'une main et de l'autre main on fait fonctionner la pompe de temps en temps pour maintenir la pression.

Quand l'opération est terminée et que la pompe doit rester pendant un certain temps sans servir, on vide par le robinet de vidange le liquide qui reste et on le remplace par de l'eau ; puis on fait marcher l'appareil avec l'eau pour laver toutes les parties et on vide à nouveau.

Observations. — Avoir bien soin que le robinet L côté du liquide de la pompe soit relié au tuyau de caoutchouc latéral (caoutchouc rouge) du pulvérisateur et le robinet d'air au tuyau de caoutchouc axial (caoutchouc gris) du pulvérisateur.

Lorsque le piston de la pompe ne fonctionne pas bien, le graisser avec du suif.

APPAREILS A DÉSINFECTER ET NETTOYER

les Wagons à Bestiaux,

le Matériel des Marchés, Abattoirs, etc.

Pour compléter l'étude des appareils à désinfecter par pulvérisation d'un liquide antiseptique nous mentionnerons un très intéressant appareil pour la désinfection des wagons à bestiaux dû à MM. Geneste et Herscher et qui opère par l'action simultanée d'un jet d'eau bouillante sous pression et d'une solution antiseptique.

Le problème si considérable et si important au point de vue de l'alimentation générale, du transport des bestiaux préoccupe depuis longtemps les pouvoirs publics.

Une des grandes difficultés à vaincre est de combattre les maladies qui atteignent si gravement les bestiaux transportés dans les wagons des chemins de fer.

La désinfection de ces wagons présente dans la pratique des difficultés auxquelles le procédé Geneste et Herscher répond entièrement. Ces difficultés sont de différents ordres, car chaque opération doit être efficace, pratique et sûre, rapide, économique et sans inconvénient pour le matériel soumis à l'opération.

Le problème se complique de ce que les wagons à bestiaux sont salis sur les parois par des matières visqueuses, adhérentes, très difficiles à enlever et qui recèlent les organismes de transmission des maladies à détruire.

On voit que le problème est double : il faut à la fois nettoyer et désinfecter. Or, aucun des procédés usités ne donne satisfaction à l'ensemble des conditions à remplir. La vapeur d'eau est absolument inefficace, les agents chimiques ne le sont pas plus et, en outre, détériorent le matériel. L'eau bouillante est elle-même tout à fait insuffisante.

Avec l'appareil que nous allons décrire, une petite quantité d'eau bouillante projetée simultanément avec un mélange antiseptique remplit toutes les conditions désirées.

L'appareil se compose de trois éléments essentiels :

1° Une chaudière à vapeur légère, à vaporisation rapide, servant à l'alimentation des jets d'eau bouillante ;

2° Un réservoir de solution antiseptique, laquelle solution est projetée en mélange continu avec le jet d'eau bouillante ;

3° Une lance spéciale, placée à l'extrémité d'un tuyau en caoutchouc, permettant d'atteindre énergiquement toutes les parties des parois à nettoyer et à désinfecter.

Des expériences précise sont montré que, à quelques centimètres de l'extrémité de la lance, la température du jet est supérieure à 100 degrés. Cette température est donc tout à fait propre à stériliser les matières septiques que contiennent les parois, et toutefois elle n'est pas assez forte pour endommager le matériel, d'autant plus qu'avec le système de mélange employé, la durée de la projection d'eau bouillante est réduite au minimum.

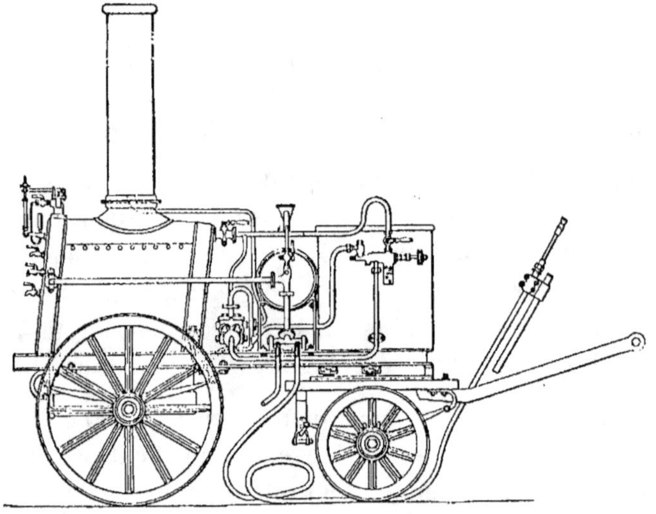

Fig 116. — Appareil pour la désinfection des wagons à bestiaux.

La pratique a aussi indiqué que le nettoyage et la désinfection se font d'autant mieux et d'autant plus vite lorsqu'on prend tout d'abord la précaution de faire effectuer un premier et rapide lavage superficiel à l'eau froide, par les hommes ordinairement chargés du balayage habituel et préalable des wagons à bestiaux.

19

La chaudière est suffisante pour alimenter quatre lances, ce qui permet de faire quatre opérations simultanées. Le tout est monté sur un chariot très léger à quatre roues, et assez maniable pour que deux hommes puissent déplacer entièrement l'appareil.

La durée nécessaire pour désinfecter un wagon à bestiaux est de 15 à 20 minutes. On voit qu'un seul appareil permet de faire le nettoyage de douze à seize wagons à l'heure.

Dans ces conditions, même à raison seulement de douze wagons à l'heure, et en tenant compte de la dépense de combustible qui est de 4 kilogr. par heure et par lance, le prix de revient total du nettoyage d'un wagon est sensiblement moins coûteux que lorsque cette opération est faite à la brosse par des équipes de nettoyeurs.

L'économie d'argent s'ajoute donc elle-même à l'économie de temps, ainsi que tous les autres avantages déjà indiqués en faveur de ce procédé.

Ce même appareil se construit également pour deux lances seulement.

DÉSINFECTION

des Vêtements — des Linges — des Objets de Literie

des Chiffons — des Objets de campement, etc.

Depuis longtemps les savants et hygiénistes ont entamé la lutte contre la propagation des affections infectieuses.

On a commencé par isoler les malades dans les pavillons dits d'isolement, système pratiqué très en grand (1) et avec succès en Angleterre.

De tous temps on a imposé aux navires l'usage des quarantaines, d'où sont venus les lazarets.

Mais ces mesures seraient incomplètes si on ne possédait pas des moyens énergiques et certains de désinfecter non seulement les locaux où les malades ont séjourné, mais encore tout ce qui a touché ou servi aux malades : les vêtements, le linge de corps, la literie, en un mot tout ce qui est supposé perméable et qui, en contact plus ou moins immédiat avec le malade, a pu s'imprégner de sécrétions morbides ou de déjections et recevoir ainsi à l'état de micro-organismes des germes infectieux qui ne tarderont pas à faire de nouvelles victimes, s'ils ne sont pas détruits.

(1) Voir à ce sujet le savant ouvrage du docteur Aug. Lutaud et Walter Douglas-Hogg. (J.-B. Baillière).

C'est ainsi que se propagent la variole, la scarlatine, la diphthérie, la fièvre typhoïde, le choléra, etc., etc. (1).

C'est pour opérer cette destruction certaine de tous les microbes pathogènes qu'ont été créées les Étuves à désinfection que nous allons décrire.

Ces Étuves sont maintenant entrées complètement dans le domaine de la pratique.

La ville de Paris met gratuitement à la disposition du public des étuves à désinfection à vapeur sous pression.

Tous les intéressés peuvent demander une désinfection soit pendant le cours d'une maladie, soit après sa terminaison. Aucun certificat, aucune justification d'aucune espèce n'est demandée.

Il suffit de formuler une demande, soit oralement, soit par lettre, soit par télégramme, soit par téléphone.

La Préfecture de police a créé depuis 1888 un service de désinfection dans la banlieue au moyen d'Étuves locomobiles à vapeur sous pression.

Ce service comprenait en 1892 treize étuves avec pulvérisateurs, une dans chaque chef-lieu de canton (2).

La plupart des grandes villes sont maintenant pourvues de stations de désinfection.

La ville de Rouen entre autres, qui avait devancé la capitale dans cette voie humanitaire par l'application des

(1) Voir: Instruction sur la prophylaxie des maladies contagieuses, publication ordonnée par le Conseil municipal de Paris, sur le rapport de. M. Thuillier, au nom de la Commission sanitaire dans la séance du 22 juillet 1892.

(2) Rapport de MM. les Médecins inspecteurs Dubief et Thoinot sur le service de désinfection dans la banlieue (août 1892).

premières étuves à air chaud, a maintenant un matériel complet de désinfection par la vapeur sous pression, comprenant Étuves et Laveuse-désinfectueuse.

Au Mont-de-Piété, on désinfecte la literie mise en gage.

Dans les grands établissements hospitaliers on développe l'installation d'appareils de stérilisation.

Dans les asiles de nuit, refuges, partout où il y a une agglomération humaine et par conséquent un foyer possible d'épidémie on introduit les appareils de désinfection.

Enfin sur l'initiative des conseils généraux, les communes seront successivement pourvues d'étuves soit fixes soit locomobiles.

Il est permis d'espérer que cette marche en avant, que ces progrès réalisés chaque jour, permettront d'avancer davantage dans le pays de l'inconnu, de diminuer les chances d'épidémie, d'augmenter les moyens de protection, de les rendre plus efficaces encore, de trouver ainsi le moyen d'enrayer la marche des maladies contagieuses qui désolent encore l'humanité.

ÉTUVES A DÉSINFECTION

Dans le principe, on employait uniquement la chaleur sèche ; mais depuis, des expériences très complètes faites à Berlin par MM. les docteurs Robert Kock, Gustave Wolffhügel, Gaffky et Lœffler, ont démontré que la chaleur sèche ne suffisait pas et qu'il fallait avoir recours à une désinfection par la chaleur sèche et la chaleur humide combinées.

On modifia les étuves, on appliqua des saturateurs d'eau pour humidifier l'air, on lança même des jets de vapeur surchauffée dans l'étuve, afin d'obtenir l'effet combiné des deux genres de chaleur. Les étuves ainsi modifiées donnèrent certainement de meilleurs résultats, mais on devait se heurter à une difficulté nouvelle.

On s'aperçut bientôt que, si dans ces étuves, les thermomètres indiquaient bien une température humide largement suffisante pour la destruction certaine de tous les microbes pathogènes, cette chaleur ne pénétrait pas dans l'intérieur des objets de literie, notamment des matelas, couvertures roulées, oreillers, etc, On constata que la température exigée n'était pas obtenue, qu'il y avait même parfois des écarts assez considérables et qu'en somme la désinfection n'était pas suffisamment complète.

Ce fait n'a rien de surprenant : les objets de literie se composant essentiellement de matières plutôt isolantes que conductrices de la chaleur, laquelle n'a par elle-même aucune force de convection, il s'ensuit fatalement que, même à la suite d'une exposition prolongée dans une étuve, les objets contaminés n'étaient qu'imparfaitement pénétrés, aucune force, aucun agent ne forçant la chaleur humide à pénétrer les matières soumises à la désinfection.

Cette pénétration des objets par la chaleur humide a été réalisée par des moyens mécaniques (étuve du Dr Stéphane Leduc) et par l'action de la vapeur sous pression. C'est ce dernier mode qui est maintenant le plus employé.

Nous allons donc passer en revue les différents genres d'Etuves en mentionnant à titre documentaire l'étuve à chaleur sèche et en nous étendant plus longuement sur les étuves par voie humide.

DÉSINFECTION PAR LA CHALEUR SÈCHE

Comme nous venons de le dire on a commencé par désinfecter par la chaleur sèche.

Ci-contre un dessin d'une étuve par la chaleur sèche.

La chaleur était produite soit par le gaz brûlant sur des rampes spéciales, soit par la vapeur circulant dans des tuyaux à ailettes tapissant les parois intérieures de l'étuve, soit par une cloche ordinaire, soit enfin par des foyers à étages. Chacun de ces modes de chauffage avait ses avantages particuliers suivant les applications.

Il y eut un certain nombre d'installations de ces étuves à air chaud qui rendirent à ce moment des services appréciables.

Mais, d'autre part, comme nous l'expliquons plus haut, il fut reconnu expérimentalement que la chaleur sèche ne suffisait pas pour détruire certains microbes.

Nous n'avons pas à entrer ici dans tous les détails de ces intéressantes expériences, ni à reproduire les discussions nombreuses qui ont eu lieu à ce sujet à la Société d'Hygiène et qu'on pourra lire dans la Revue d'hygiène.

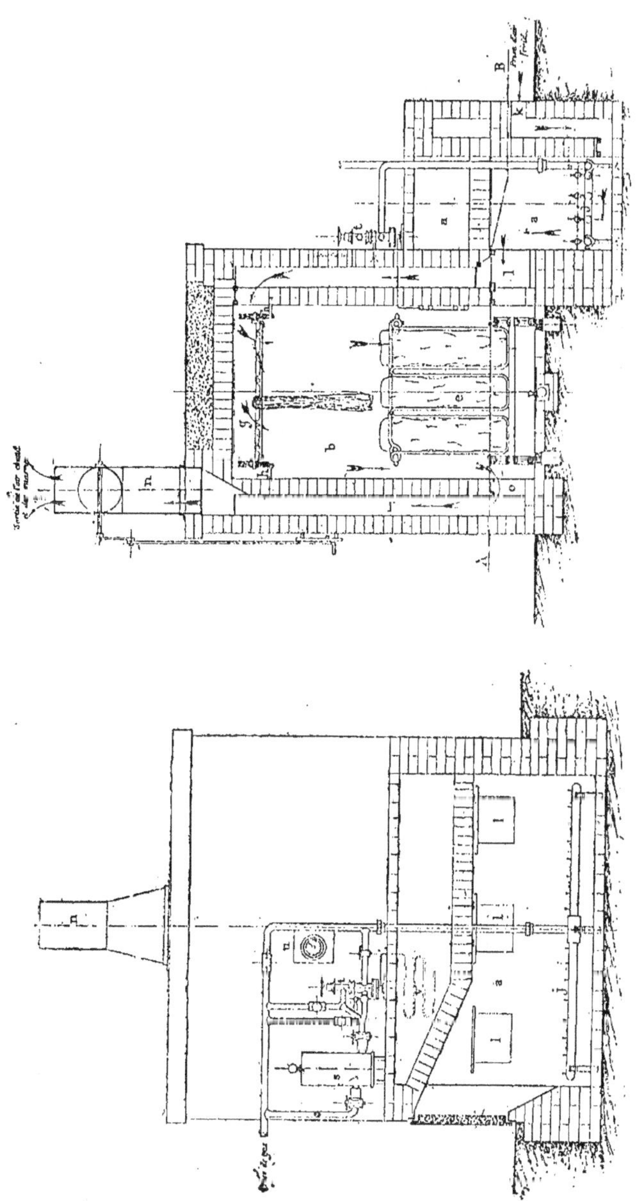

Fig. 117. — Etuve de désinfection à air chaud chauffée par le gaz.

ÉTUVE PAR FILTRATION FORCÉE
D'AIR CHAUD ET DE VAPEUR D'EAU

Système b. s. g. d. g.

DU DOCTEUR STÉPHANE LEDUC ET FERNAND DEHAITRE

———

Cette étuve est un type d'appareil intermédiaire entre l'étuve par voie sèche et l'étuve par voie humide, où l'air chaud et la vapeur d'eau sont forcés par un agent mécanique de pénétrer dans toutes les parties des objets à désinfecter ; des expériences minutieuses l'ont démontré.

Il existe un certain nombre d'installations de ces étuves qui donnent les meilleurs résultats et malgré la faveur que rencontrent les étuves à vapeur sous pression, ce système d'étuve n'est certes pas à dédaigner, il est d'ailleurs d'une efficacité indiscutable.

DESCRIPTION

L'étuve proprement dite est constituée par une double paroi en tôle dont le vide est garni en matière isolante formant enveloppe calorifuge ; deux portes à deux vantaux permettent l'entrée de la sortie du chariot recevant les matelas ou les objets à désinfecter ; ce chariot roule sur des rails.

L'étuve est chauffée intérieurement par une batterie de tuyaux à ailettes recevant la vapeur. Un tuyau spécial fournit la vapeur nécessaire à la filtration, ainsi qu'il sera indiqué plus loin.

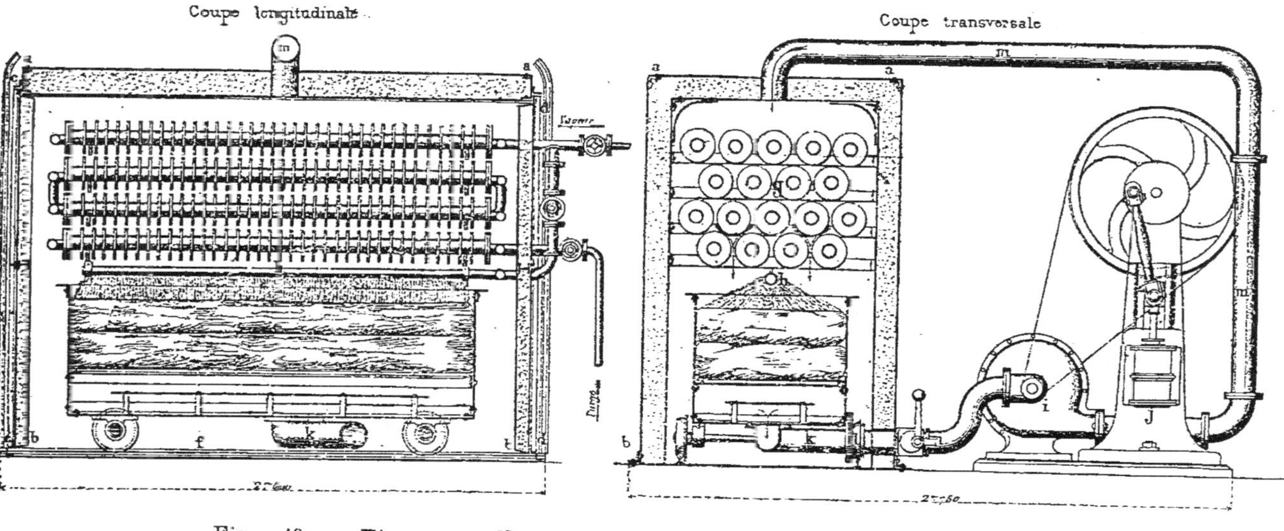

Fig. 18. — Etuve par filtration forcée d'air chaud et de vapeur d'eau
Système b. s. g. d. g. du docteur STÉPHANE LEDUC et FERNAND DEHAITRE

En dehors de l'étuve sont placés, sur un socle, un aspirateur et un petit moteur à vapeur pour actionner cet aspirateur qui est lui-même relié à la partie inférieure du chariot au moyen d'une tuyauterie spéciale possédant un joint d'accouplement instantané.

L'agencement de ces pièces étant bien compris, il est facile de saisir la marche fort simple de l'ensemble de l'appareil. On entre les objets à l'intérieur de l'étuve en y roulant le chariot qui les reçoit. On ferme les portes qui sont comme le reste de l'étuve à enveloppe calorifuge.

<h3 style="text-align:center">FONCTIONNEMENT</h3>

La vapeur ayant été préalablement mise dans les tuyaux à ailettes le chauffage de l'intérieur de l'étuve a eu lieu, il ne reste plus qu'à ouvrir le robinet du tuyau qui fournit la vapeur en saturant l'air de l'étuve, ce qui ne produit aucune condensation, eu égard à la température de cet air.

On met alors en marche l'aspirateur à l'aide du petit moteur ; cet aspirateur agit, au moyen d'une tubulure d'aspiration, à la partie inférieure du chariot mobile contenant les objets à désinfecter ; il en résulte que le mélange d'air chaud et de vapeur ambiant est forcé de traverser *intimement tous les points* des objets à désinfecter et les porte à une température très voisine de celle qu'il possède et qui peut atteindre 120° et même plus.

Le même aspirateur refoule ensuite le mélange par le tuyau à la partie supérieure de l'étuve où après s'être réchauffé à nouveau et pourvu d'une nouvelle quantité de vapeur, ce mélange circule autant de fois qu'on le jugera nécessaire au travers des matelas.

Quelques minutes suffisent pour faire fondre du soufre placé dans des tubes de verre bien bourrés à l'intérieur du matelas, c'est-à-dire pour élever la température du matelas à plus de 116°, température de fusion du soufre contenu dans les tubes d'expérience.

Le matelas, ou autre objet soumis à la désinfection, ne présente pas de traces de condensation de vapeur.

DÉSINFECTION PAR VOIE HUMIDE

Les appareils opérant par voie humide comprennent :

1° Les cuves de trempage assurant la stérilisation par immersion dans l'eau portée à l'ébullition.

2° Les étuves à vapeur libre sans pression.

3° Les étuves à vapeur sous pression, les plus couramment employées à l'époque actuelle.

Chacun de ces appareils répond à des besoins spéciaux et se prête par des différences dans le prix d'achat à toutes les exigences budgétaires des établissements hospitaliers et autres.

Nous allons passer en revue ces différents appareils dans l'ordre de leur importance et nous mettrons ainsi à même les établissements hospitaliers, les communes, etc, de choisir l'appareil le plus en rapport avec leurs besoins et leurs ressources.

CUVES A DÉSINFECTION

PAR TREMPAGE A 100 DEGRÉS

Système GENESTE et HERSCHER, breveté s. g. d. g.

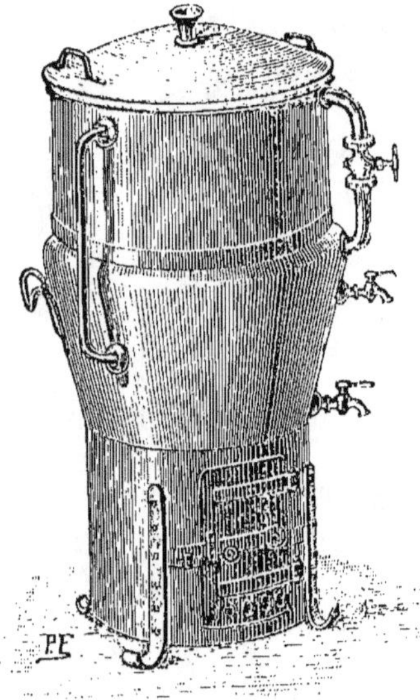

Fig. 119. — Cuves à désinfection.

Ces appareils d'un prix peu élevé, permettant d'obtenir par immersion dans une solution alcaline bouillante, la désinfection parfaite des draps, serviettes et tous linges contaminés.

Ils s'appliquent également bien à la désinfection de tous les objets capables de supporter l'action de l'eau chaude.

DESCRIPTION DE L'APPAREIL

La désinfection par immersion dans une solution alcaline n'est assurée que si cette solution est au moins à la température de 100 degrés, c'est-à-dire que si elle est bouillante ; cette condition est absolument nécessaire et les opérations de désinfection ne peuvent présenter de certitude que si l'appareil qui sert à les réaliser est incapable de fonctionner à toute température inférieure à 100°. C'est ce que réalise absolument la **Cuve à Désinfection par Trempage à 100°**.

Elle présente cette **garantie nécessaire** de ne pouvoir fonctionner qu'autant que la température a atteint au moins 100° et s'y maintient.

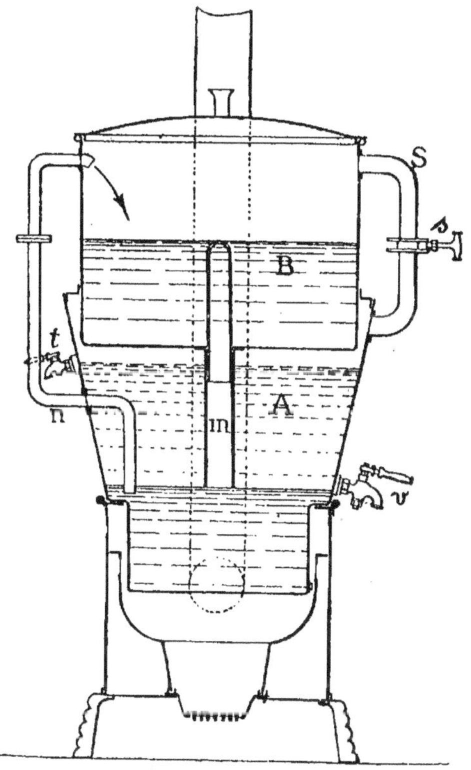

L'appareil se compose d'une cuve à deux compartiments : **A** est la chaudière, **B** le bac servant à la désinfection. Deux tubes **m** et **n** réunissent les deux compartiments et plongent dans la chaudière à des niveaux différents. Un troisième tuyau **S**, muni d'une valve **s**, sert à faire échapper la vapeur produite dans la chaudière par l'ébullition, ou au contraire, quand la valve est fermée, à empêcher l'échappement de cette vapeur. L'appareil comporte en outre un robinet de jauge **t**, un robinet de vidange **v**, un couvercle et enfin un fourneau en fonte qui sert de support à tout l'ensemble.

Lorsque l'eau, mise dans la chaudière jusqu'au robinet de jauge **t**, est en ébullition, si l'on vient à fermer la valve **s**, cette eau, poussée par sa propre vapeur, s'élève dans le bac supérieur jusqu'à ce que le niveau dans la chaudière ait atteint le bas du tube **m**. A ce moment, comme l'autre tube **n** plonge encore dans le liquide inférieur, il se produit, par l'effet de l'ébullition, une circulation **continue** : l'eau de la chaudière, en contact avec le feu, s'élève dans le tube **n** et se déverse dans le bac **B**, pendant qu'au fur et à mesure l'eau du bac redescend dans la chaudière par le tube central **m**. On a ainsi au bout de très peu d'instants, la même température dans le bac supérieur et dans le fond de la chaudière. Cette température est de 100° si l'on n'emploie que de l'eau pure ; elle dépasse 100° si l'on fait usage, ce qui est préférable, d'une solution alcaline (carbonate de soude ou de potasse).

IL SE FAIT DEUX TYPES DE CES APPAREILS

TYPES	DIMENSIONS DU BAC SUPÉRIEUR	
	DIAMÈTRE	HAUTEUR
J K	0ᵐ 600	0ᵐ 450
J O	0ᵐ 800	0ᵐ 600

INSTRUCTION

SUR LE MODE D'EMPLOI DE LA CUVE A DÉSINFECTION

Remplir d'eau la chaudière jusqu'au niveau du robinet de jauge. *(Cette eau se verse dans le bac B, en tenant la valve s ouverte.)*

Chauffer jusqu'à ébullition, la valve s toujours ouverte.

Mettre dans le bac **B** la quantité de carbonate de soude nécessaire.

Lorsque l'eau est en ébullition, la faire monter en fermant la valve s, pour dissoudre le carbonate ; cette dissolution faite, rouvrir la valve pour faire redescendre le liquide.

— L'appareil est alors prêt à fonctionner.

Placer le linge déplié dans le bac supérieur **B**, autour du tube central perforé, sans le tasser, et n'en mettre que jusqu'au milieu environ de la hauteur.

Fermer la valve pour faire monter le liquide et laisser bouillir franchement pendant 15 minutes.

Ouvrir la valve pour faire redescendre le liquide.

Enlever le linge désinfecté avec un crochet en bois ou en fer galvanisé.

Ajouter alors la quantité d'eau nécessaire pour que le niveau atteigne toujours bien le robinet de jauge et recommencer une nouvelle désinfection, et ainsi de suite.

OBSERVATIONS

Lorsque les opérations de la journée sont finies, il faut avoir soin de vider l'appareil par le robinet de vidange. On achève de le vider en le penchant après l'avoir soulevé en dehors du fourneau.

Pour en faire redescendre le liquide, après chaque opération, il est bon, après avoir ouvert la valve **s**, d'ouvrir aussi la porte du foyer et de fermer un peu la clef de la cheminée, afin de calmer l'activité de l'ébullition. Au contraire pour la désinfection, il faut activer le feu en fermant la porte et ouvrant la clef en grand.

Pendant la désinfection, avoir soin de toujours mettre le couvercle sur la cuve pour éviter les projections d'eau en dehors ; ne l'enlever qu'après l'ouverture de la valve **s**, quand le liquide est redescendu.

Quantités de Carbonate de soude à employer :

Pour l'appareil **JK**. . . 2 kilogs

— — **JO**. . . 3 kilogs

ÉTUVE DÉMONTABLE A VAPEUR LIBRE

Du Docteur GIBIER

A côté des grands appareils de protection contre la propagation des maladies épidémiques que nous décrivons plus loin et qui présentent un ensemble complet de défense, il y a quelques appareils de second plan qui peuvent rendre d'importants services, et dont le prix modeste a facilité l'emploi.

Nous n'entrerons pas ici dans la discussion des théories, des principes sur lesquels ces appareils reposent. Nous avons cru devoir mentionner l'étuve Gibier qui a déjà rendu des services appréciés, comme on le verra par les références données plus loin, et que son prix modeste met à la portée de tous les petits établissements : asiles de nuit, refuges, dépôts de mendicité, etc.

Cette petite étuve est basée sur ce fait que l'on ne connait pas encore de microbe pathogène (c'est-à-dire engendrant une maladie) qui résiste pendant dix minutes non pas seulement à 100° mais même à 80° C. de chaleur humide (1).

Elle comprend un fourneau pouvant se chauffer au bois ou au charbon ou au gaz, surmonté d'une bassine dans laquelle est portée à l'ébullition l'eau fournissant la vapeur désinfectante. Puis le corps proprement dit de l'étuve composé de viroles cylindriques superposées et assemblées par des boulons articulés.

______

(1) Nous rappelons encore que nous ne discutons pas cette assertion

Ce corps est surmonté d'un couvercle avec poignées de manœuvre et tubulure pour placer le thermomètre qui servira à contrôler la température intérieure.

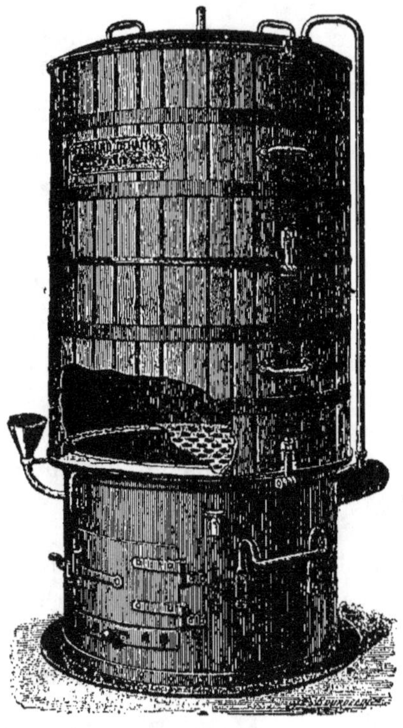

Fig. 120.

Etuve démontable et transportable (b. s. g. d. g.) du D' Gibier.

A l'intérieur, une plaque perforée placée au-dessus de la bassine supporte les objets à désinfecter. L'étuve tient peu de place se démonte rapidement en trois tronçons facilement transportables et pouvant passer par les portes, corridors, etc., pour être remontés en quelques minutes sur le lieu même où se fera l'opération de la désinfection.

INSTRUCTION

POUR EMPLOYER L'ÉTUVE A DÉSINFECTION

du Docteur Paul GIBIER

1° L'opération de la désinfection doit se faire à l'intérieur d'un local tenu clos par les temps froids.

Ce local devra être muni de cordes tendues et de quelques bancs ou tréteaux pour étendre les effets après leur sortie de l'étuve. La température de la chambre où se fait l'opération se trouve élevée par le chauffage même de l'étuve et le séchage des objets humectés par la vapeur se trouve ainsi facilité.

2° *Manière de chauffer l'étuve.* — Après avoir rempli d'eau la bassine placée au-dessus du foyer, on allume le feu qui devra être assez vif pour amener une production rapide et abondante de vapeur.

Pendant que l'eau chauffe, on introduit dans l'étuve les objets à désinfecter. Suivant la quantité et le volume de ces objets, on monte deux ou trois segments de l'appareil, puis on place le couvercle. Le tout est fixé à l'aide des boulons à bascule et fermé hermétiquement au moyen des joints en corde que l'on mouille au préalable.

3° Comme il se produit — surtout en hiver — toujours un peu de condensation de la vapeur dans la partie supérieure de la chambre à désinfection, il est bon de recouvrir les objets précieux et les matelas avec un morceau de toile quelconque.

4° A partir du moment où la vapeur commence à sortir en jet par le tube placé sur le couvercle de l'appareil, on chauffe pendant une demi-heure ou trois quarts d'heure s'il s'agit de désinfecter des objets souillés par des malades atteints de maladies contagieuses malignes.

5° L'opération terminée, on enlève le couvercle avec précaution pour éviter les brûlures par la vapeur. Après avoir attendu quelques instants, on enlève les effets de l'intérieur de l'étuve, et on les étend sur des cordes, des bancs ou des tréteaux (pour les matelas).

6° Il est indispensable d'éviter aux effets désinfectés le contact des objets qui ont pu être touchés par eux avant l'opération de la désinfection.

Voici les références dont nous parlions plus haut page 298, et qui sont intéressantes à mentionner. On verra que les services rendus, s'ils ne peuvent se comparer à ceux donnés par les étuves à vapeur sous pression, sont cependant appréciables et méritent l'attention.

VILLE DE PARIS

REFUGE DE NUIT MUNICIPAL
31, rue de la Bûcherie, 31

A Monsieur le Docteur Paul GIBIER.

MONSIEUR LE DOCTEUR,

En réponse aux renseignements que vous me demandez au sujet de votre appareil, j'ai l'honneur de vous adresser une copie d'une lettre que j'ai écrite à Monsieur le Directeur des Affaires Municipales en réponse à une demande du même genre qu'il m'avait faite.

MONSIEUR LE DIRECTEUR DES AFFAITES MUNICIPALES,

Vous m'avez demandé des renseignements au sujet de l'appareil à désinfection de M. le Dᵣ Paul Gibier. J'ai l'honneur de vous faire savoir que cet appareil, qui fonctionne à l'asile de nuit de la rue de la Bûcherie depuis le mois de juillet 1886 jusqu'à ce jour soit environ neuf mois, nous a donné les résultats les plus satisfaisants.

Permettez-moi de vous rappeler que j'ai mis cet appareil à l'essai sur l'avis de la 8ᵉ Commission du Conseil Municipal, à la suite de l'insuffisance du soufroir servant à désinfecter les effets de l'asile.

La désinfection par l'étuve de M. le Dᵣ Paul Gibier l'emporte de beaucoup sur le mode de désinfection par le soufre qui ne détruit pas la vermine, détériore les vêtements, les fait changer de couleur, leur communique ainsi qu'aux effets de literie une odeur persistante qui incommode les admis au refuge. Les vêtements et objets de literie passés à l'étuve de désinfection ne subissent aucune altération et sont complètement débarrassés de la vermine et des microbes.

Les expériences communiquées par M. le Dr Gibier à l'Académie de Médecine démontrent l'efficacité de son appareil contre les microbes, pour ma part, j'ai pu constater qu'au bout d'une demi-heure d'ébullition des parasites que j'avais enfermés dans une boite en carton placée au centre de quinze couvertures étaient complètement détruits.

Au point de vue du chauffage, cet appareil est très-économique, il nécessite une très petite quantité de charbon de terre ou de bois. Son maniement est très simple, je l'ai fait fonctionner par les surveillants de l'Asile. Depuis que je me sers de cet appareil, j'ai pu économiser environ 1000 kilos de soufre à raison de 35 fr. les 100 kilos.

Je n'ai qu'une seule observation à présenter au sujet de l'appareil à désinfection que j'ai expérimenté : étant un appareil d'essai, ses dimensions sont conséquemment restreintes. Je désirerais voir l'asile posséder un appareil d'un plus grand modèle comme ceux que M. le Dr Paul Gibier fait fabriquer en ce moment.

Tels sont, Monsieur le Directeur, les renseignements que j'ai à vous donner sur l'appareil de M. le Dr Paul Gibier.

Telle est, Monsieur le Directeur, la copie de la lettre adressée à Monsieur le Directeur des Affaires Municipales que j'avais à vous communiquer.

Veuillez agréer, Monsieur le Docteur, l'assurance de ma considération distinguée.

Signature illisible.

Directeur du Refuge de Nuit Municipal de la rue de la Bûcherie.

Paris, le 4 mai 1887.

L'Etuve Gibier est également employée depuis de nombreuses années à l'asile de nuit de la rue Laghouat où on peut la voir fonctionner tous les jours. Nous citerons encore les Hospices de Meaux, la Municipalité de St-Quentin, etc., comme utilisant cet intéressant appareil.

ÉTUVE A DÉSINFECTION ET A STÉRILISATION

AVEC OU SANS PRESSION A CHAUDIÈRE DIRECTE ET A CAPACITÉ VARIABLE

(Système b. s. g. d. g.)

Cette étuve est d'un type analogue à la précédente mais est caractérisée par l'emploi facultatif de la vapeur sous pression tandis que l'étuve du Dr Gibier ne fonctionne qu'à vapeur libre.

Les appareils à désinfection sous pression sont en général lourds et encombrants et nécessitent une assez grande quantité de vapeur produite par une chaudière indépendante.

Pour des établissements de peu d'importance ou pour des cas spéciaux où l'on peut avoir besoin de déplacer fréquemment l'étuve, il est intéressant d'avoir une étuve pouvant produire elle-même la vapeur et la chaleur nécessaires à son fonctionnement et composée d'un ensemble de pièces indépendantes ayant chacune un poids propre très restreint.

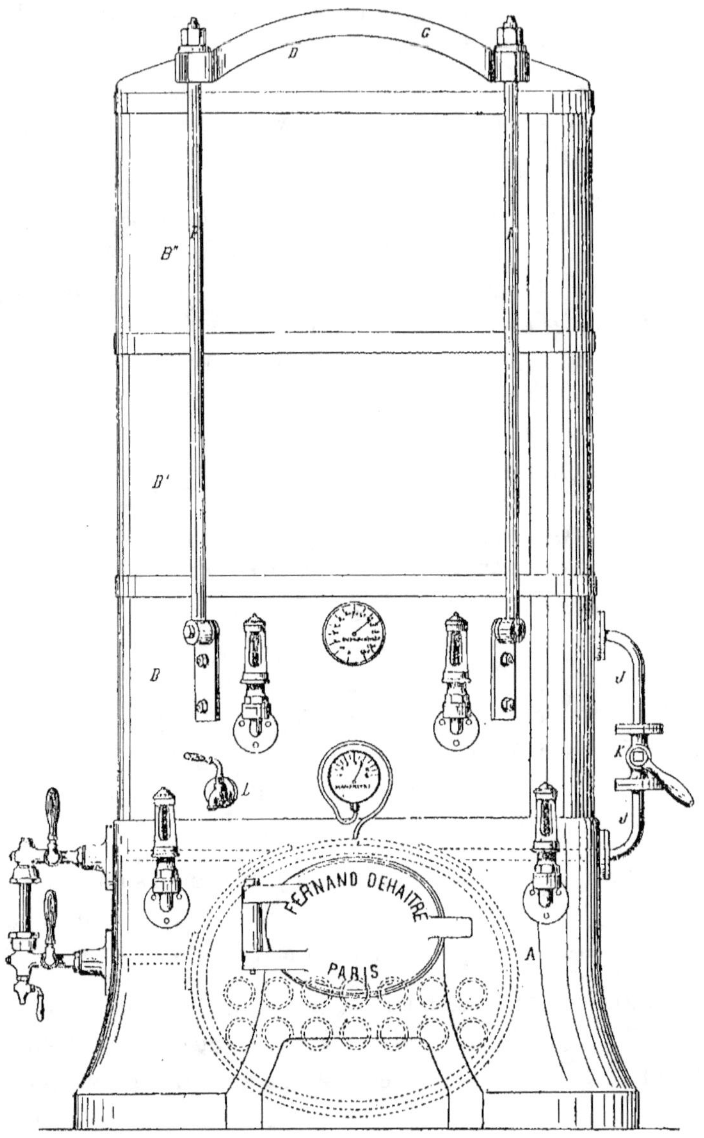

Fig. 121. — Etuve à désinfection et à stérilisation, avec ou sans pression
à capacité variable.

C'est ce que réalise la disposition d'appareil figurée ci-contre.

L'étuve se compose de viroles cylindriques BBB montées sur un socle A à l'intérieur duquel est établie une petite chaudière à vapeur munie de son foyer et de tous ses appareils de sûreté. (1)

Les viroles superposées forment joint au moyen d'un caoutchouc disposé dans une rainure ménagée sur le bord supérieur de chacune d'elles, et l'étanchéité est assurée par le serrage des boulons F.

Suivant l'importance et le volume des objets à désinfecter, on peut n'employer qu'une seule ou deux viroles, et par suite diminuer d'autant la capacité dans laquelle devra s'établir la pression pour la stérilisation.

La désinfection sans pression s'obtient à volonté dans le même appareil en réglant l'ouverture du robinet K de façon qu'aucune pression ne puisse s'établir dans l'étuve et qu'elle ne se remplisse que de vapeur humide.

Le système de construction de cet appareil permet de monter une étuve fixe de ce genre à n'importe quel étage et de pouvoir la transporter facilement d'un emplacement à un autre même par des passages étroits.

La même étuve montée sur roues peut être déplacée facilement d'un endroit à un autre par l'effort d'un seul homme.

L'Etuve est de dimensions suffisantes pour recevoir à la fois une literie ordinaire de lit d'hôpital.

---

(1) Dans les dernières étuves construites, la chaudière est indépendante et placée sur le côté de l'étuve, ce qui rend le démontage plus facile.

ÉTUVES A VAPEUR SOUS PRESSION

ÉTUVE A DÉSINFECTION
PAR LA VAPEUR SOUS PRESSION NOUVEAU MODÈLE

Avec fermeture perfectionnée (B. S. G. D. G.) et enveloppe de chauffage

Avec cette étuve, nous entrons dans la série des étuves à vapeur sous pression. C'est le type adopté presqu'officiellement, c'est celui actuellement le plus répandu et que nous croyons devoir recommander d'une façon générale. Il a été sanctionné par des expériences nombreuses faites par les hygiénistes les plus distingués.

Ce nouveau modèle d'étuve à vapeur sous pression a été spécialement étudié pour réaliser un type d'appareil simplifié et perfectionné, offrant toutes les garanties comme fonctionnement.

Le chauffage se fait par une double enveloppe en tôle dans laquelle on introduit la vapeur. Cette construction est analogue à celle de certains cylindres d'apprêts, et dégageant entièrement la partie cylindrique intérieure de l'étuve permet d'y introduire facilement les objets à désinfecter. — L'enveloppe calorifuge se compose d'un feutre épais recouvert d'une tôle vernie absolument unie, ne présentant aucune rainure, aucune fente comme les enveloppes en bois.

Cette étuve possède aussi un nouveau modèle de portes à fermeture spéciale, manœuvrée par un seul volant ; cette disposition brevetée présente plus de sécurité que tout autre système ; tous les verrous étant fermés d'un seul coup, on ne peut commettre aucun oubli, la manœuvre est aussi plus

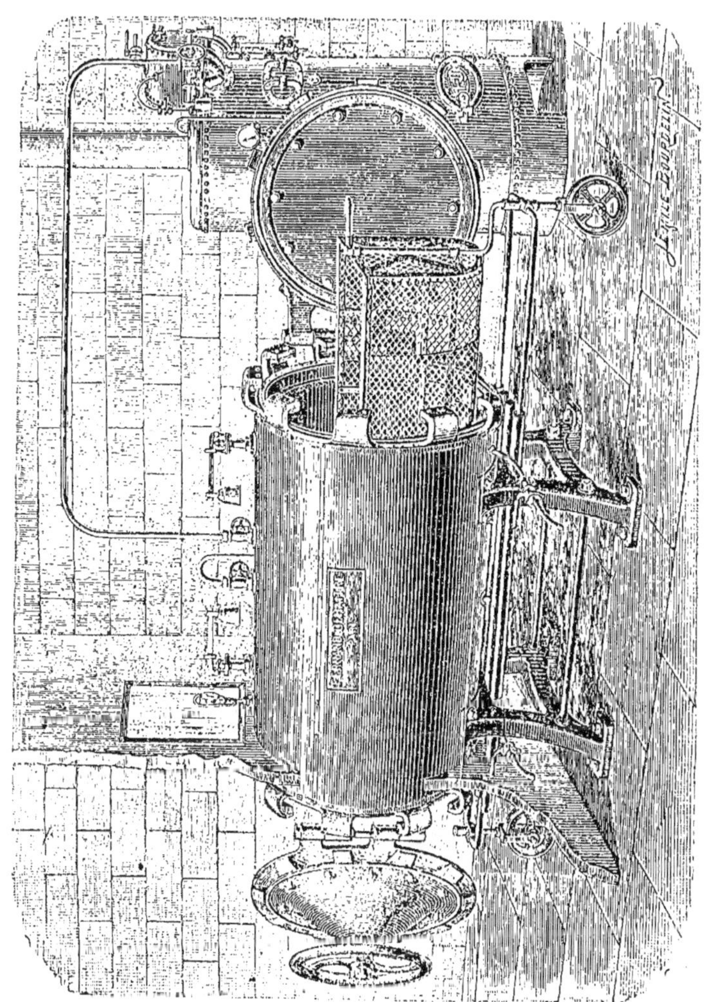

Fig. 122. — Etuve à vapeur sous pression nouveau modèle.

rapide (1). Le corps intérieur mesure 0^m,800 de diamètre et 1^m,600 de longueur entre portes.

Cette étuve entièrement métallique, plus légère que les suivantes et d'un prix moindre, convient tout particulièrement aux installations de moyenne importance, aux compagnies de chemin de fer, compagnies de navigation, ambulances, dispensaires, stations thermales, etc.

Elle est adoptée par l'Administration des chemins de fer de l'État Belge, qui en a actuellement huit en fonction dans différentes stations de son réseau, par l'hôpital International du Dr Péan à Paris, par l'hôpital des Enfants tuberculeux d'Ormesson, les hospices de Flers de l'Orne, de Provins, etc.

INSTRUCTIONS

POUR LA CONDUITE DE L'ÉTUVE A DÉSINFECTION

par l'action de la vapeur sous pression
nouveau modèle

I. — Chauffer l'étuve préalablement. Pour cela, fermer la porte de l'étuve en serrant le volant, ouvrir le robinet d'arrivée de vapeur correspondant à la double enveloppe, après avoir eu soin d'ouvrir le robinet de purge correspondant pour permettre à l'air de s'échapper.

II. — Lorsque l'étuve est bien chaude et que le thermomètre placé sur la porte marque environ 60 à 70°, ouvrir la

---

(1) Pendant l'impression de cet ouvrage de nouveaux perfectionnements ont été apportés à cette étuve, notamment dans les portes qui ne peuvent manœuvrer que séparément de sorte qu'une porte se trouve fermée quand l'autre est ouverte.

porte, tourner la poignée du berceau de 90°, la laisser tomber puis tirer à soi le berceau qui roule sur le sol et reste à la hauteur nécessaire.

III. — Charger dans le berceau les objets à désinfecter : couvertures, matelas, vêtements, etc., les disposer par couches en évitant autant que possible les plis multipliés.

IV. — Repousser le berceau, lever la poignée verticalement, la tourner de 90° et achever de pousser le berceau. Fermer la porte et serrer fortement au moyen du volant.

V. — Ouvrir le robinet de vapeur communiquant avec l'intérieur de l'étuve, après avoir eu soin d'ouvrir le robinet de purge inférieur pour permettre à l'air de s'échapper. Lorsque la vapeur sort bien humide et bien chaude par le robinet de purge, régler celui-ci de façon qu'il ne laisse écouler que l'eau de condensation et régler le robinet d'arrivée de vapeur dans la double enveloppe de manière que la pression indiquée au manomètre soit $0^k,5$ environ.

VI. — L'opération de la désinfection doit durer 15 minutes ; elle commence au moment où, après avoir ouvert le robinet de vapeur communiquant à l'intérieur de l'étuve, l'aiguille du manomètre marque $0^k,5$ environ. Maintenir la pression de $0^k,5$ environ pendant 5 minutes, fermer le robinet d'introduction de vapeur à l'intérieur de l'étuve (l'arrivée de vapeur dans la double enveloppe restant toujours ouverte) et ouvrir en grand le robinet de purge correspondant.

Quand la vapeur est évacuée, ouvrir le robinet de vapeur communiquant à l'intérieur de l'étuve, régler le robinet de purge pour l'évacuation de l'eau sans perte de vapeur et régler le robinet de vapeur de la double enveloppe pour que le manomètre indique une pression de $0^k,5$ environ.

Maintenir cette pression au manomètre pendant tout le temps nécessaire pour compléter les 15 minutes indispensables pour une désinfection complète.

Après ces 15 minutes, fermer le robinet d'introduction de vapeur à l'intérieur de l'étuve (celui de la double enveloppe restant toujours ouvert) et ouvrir en grand le robinet purgeur correspondant.

Quand la vapeur est entièrement évacuée (ce dont on peut s'assurer en soulevant légèrement la soupape de sûreté correspondant à l'intérieur de l'étuve), l'opération de la désinfection est terminée.

VII. — Ouvrir la porte, sortir le berceau, le décharger, le recharger et recommencer l'opération comme ci-dessus.

VIII. — Quand on cesse d'employer l'étuve, fermer l'arrivée de la vapeur dans la double enveloppe et ouvrir en grand le robinet de purge correspondant.

OBSERVATIONS IMPORTANTES

A. — Ne jamais oublier d'ouvrir en grand le robinet de purge correspondant à l'intérieur de l'étuve, toutes les fois que la porte de l'étuve a été ouverte.

B. — Ne jamais mettre dans l'étuve d'objets en cuir, en peau ou des fourrures.

C. — Pour sécher les objets désinfectés, les étendre simplement à l'air libre pendant quelques minutes.

ÉTUVES A DÉSINFECTION

PAR L'ACTION DIRECTE DE LA VAPEUR SOUS PRESSION

Système GENESTE ET HERSCHER (B. S. G. D. G.)

L'étuve à vapeur sous pression système Geneste et Herscher est maintenant communément employée dans les stations publiques de désinfection, grands hôpitaux, lazarets, etc.

L'Etuve proprement dite est essentiellement formée d'un corps cylindrique en tôle de fer, monté sur un socle rectangulaire également en tôle, aux extrémités duquel sont rivées deux fortes cornières en fonte avec échancrures et oreillons disposés pour recevoir les axes de boulons articulés et portant deux saillies traversées par les axes des charnières des portes ; les portes sont en tôle emboutie renforcée par un cercle en fer plat avec échancrures correspondantes à celles de la cornière sus mentionnée dans lesquelles viennent se loger les boulons de serrage ; la fermeture étanche est obtenue au moyen d'une couronne en caoutchouc logée dans une rainure de la cornière et que vient serrer un boudin en fer demi-rond rivé sur la porte, côté intérieur ; le serrage suffisant est obtenu très facilement par les boulons articulés dont les écrous sont munis de manettes.

A l'intérieur sont deux rails fixés sur le corps de l'étuve et supportant un chariot mobile qui peut sortir de l'étuve sur des voies extérieures fixes à rails articulés pour faciliter

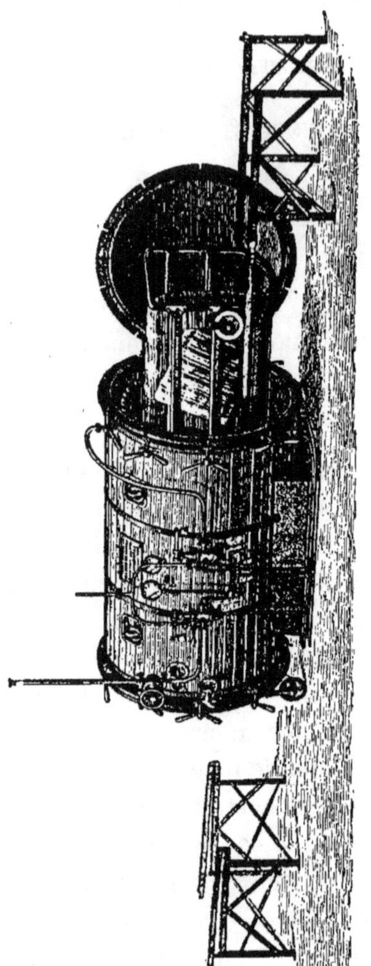

Fig. 123. — Etuve à vapeur sous pression, système Geneste et Herscher.

l'ouverture des portes et rendre la manœuvre rapide ; les deux portes et les deux voies extérieures permettent de charger et décharger facilement le chariot dans des salles distinctes évitant ainsi toute promiscuité entre les objets avant et après désinfection ainsi que leur manipulation par un personnel différent.

Ce chariot d'une construction légère et solide est formé de fers en U et cornières cintrés suivant la forme intérieure de l'étuve ; il est porté par 4 roues en fonte maintenues par des chapes en fer. Les parties susceptibles d'être en contact avec les objets sont garnies de cuivre jaune étamé, ainsi que les claies mobiles permettant de disposer dans le dit chariot les matelas, de champ, et les vêtements, couvertures, etc., avec le moins de plis possible ; enfin un grillage en fil de laiton étamé, empêche tout contact avec le fond et les parois de l'appareil. Des batteries de chauffe additionnelles formées de tubes en fer mandrinés dans des boites en fonte sont destinées à chauffer l'étuve avant l'introduction des objets, de façon à empêcher la condensation de la vapeur dans une étuve froide et éviter ainsi les tâches que pourraient produire ces gouttelettes d'eau, et dans le but d'y remédier complétement, un écran en cuivre étamé protège le chariot contre cet inconvénient dans le cas où l'on aurait omis de chauffer préalablement l'étuve ; ces batteries servent également à sécher les objets dans l'étuve même, après désinfection, lorsque l'emplacement dont on dispose, ou la température, ne permettent pas de le faire extérieurement et à l'air libre.

L'introduction de la vapeur servant à la désinfection dans l'étuve même, se fait par une rampe en cuivre percée de trous, placée derrière un écran spécial protégeant le chariot contre le jet direct de la vapeur.

Un tuyau partant de la partie inférieure du cylindre et aboutissant à un robinet spécial, permet d'évacuer complétement l'air de l'appareil, la vapeur plus légère se rendant immédiatement à la partie supérieure et n'atteignant le bas que lorsque l'air est complètement purgé.

Des *purgeurs* d'eau condensée, distincts pour les batteries de chauffe et pour le corps même de l'étuve, permettent de rejeter ces eaux au dehors.

A l'extérieur l'étuve est recouverte d'une enveloppe isolante en bois évitant tout refroidissement.

La robinetterie de manœuvre est placée sur le devant et se compose pour chaque service *(Désinfection, Chauffage)*, d'une boite de séparation d'eau et de vapeur, recevant la vapeur réglée au moyen d'un robinet et sur laquelle un manomètre et une soupape permettent de connaitre et de ne pas dépasser la pression déterminée qui doit régner dans l'étuve ou dans les batteries où elle est conduite au moyen d'une tuyauterie spéciale ; les deux bouteilles communiquent à une arrivée unique de vapeur venant d'un générateur quelconque pouvant la fournir à 3 k. 5.

Indépendamment de ces appareils, les robinets de purge d'eau condensée de l'étuve, des batteries chauffantes et des bouteilles sont à la portée de la main du conducteur de l'appareil, ainsi que le robinet d'évacuation d'air et la vanne d'échappement de vapeur, qui est conduite par un tuyau en dehors du bâtiment.

Sur le sommet de l'appareil un robinet avec raccord en attente permet de réunir l'étuve à un appareil enregistreur, qui facilite le contrôle des opérations au point de vue du nombre, de leur durée et de la façon dont elles ont été faites.

Au point de vue général du fonctionnement de l'appareil, la vapeur arrive du générateur, se rend à chaque bouteille de distribution et se rend dans la batterie supérieure de chauffe, la parcourt et redescend dans la batterie inférieure par deux tuyaux de communication, traverse cette deuxième batterie, s'y condense, et l'eau traversant le robinet purgeur se rend à l'égout; pour la désinfection, la vapeur après avoir passé dans la bouteille est introduite dans l'étuve, pénètre les objets à désinfecter, l'eau condensée a son écoulement réglé par le robinet spécial; pour l'échappement, il suffit d'ouvrir la vanne après avoir fermé l'arrivée de vapeur.

La pression maintenue dans les batteries est de 3 k. 5 et celle à l'intérieur de l'étuve de 0 k. 7, soit une température de 115°.

Le type courant d'étuve généralement employé dans les hôpitaux, lazarets, les stations publiques, mesure 1ᵐ30 de diamètre intérieur et 2ᵐ25 de longueur de bride à bride.

Pour les petits établissements hospitaliers on peut se contenter d'appareils de moindres dimensions tel que celui de 1ᵐ10 de diamètre et 2ᵐ10 de longueur.

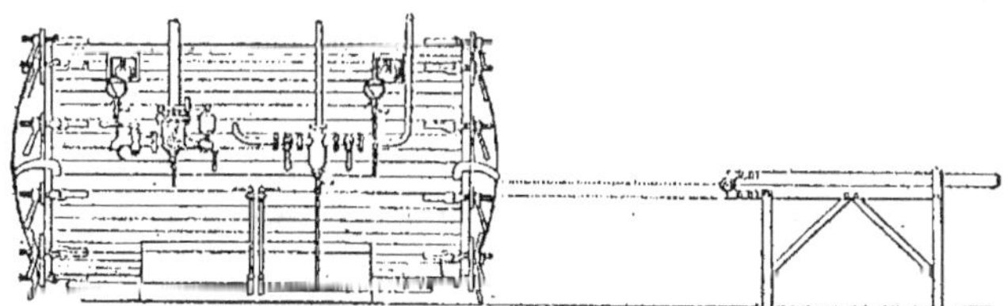

Fig. 124. — Etuve Geneste et Herscher, type moyen.

En outre de ces deux appareils courants, on construit sur le même principe divers autres types d'étuves, les unes de dimensions plus grandes (pour établissements de blanchissage et désinfection, stations quarantenaires, désinfection des caisses à biscuits, etc.), les autres au contraire d'un très petit volume (pour linges et matériel de pansement) ; nous avons eu l'occasion d'en parler plus haut, nous n'y reviendrons pas.

FONCTIONNEMENT DE L'ÉTUVE A DÉSINFECTION PAR LA VAPEUR SOUS PRESSION

Système Geneste et Herscher

L'opération est simple, rapide et peu coûteuse : pour les objets épais comme les matelas, 15 à 20 minutes suffisent pour la désinfection proprement dite, de 15 à 20 minutes pour le séchage, dans le cas où il peut se faire au dehors, et quelques minutes de manœuvre.

Pendant tout le temps que l'étuve doit servir, le chauffage des batteries additionnelles est continu, sans aucun arrêt ; il doit commencer quelques minutes avant la première opération, de façon à chauffer au préalable les parois de l'étuve.

La période de 15 à 20 minutes d'exposition à la vapeur est très utilement coupée par deux détentes ou échappements brusques de vapeur après les 5 et 10 premières minutes. MM. Salomonsen et Lévison ont démontré, dans les expériences qu'ils ont poursuivies pendant plusieurs mois sur les appareils de MM. Geneste et Herscher, que la seconde dépression pratiquée quelques minutes après la première donnait une sécurité plus grande encore pour la destruction complète des microbes pathogènes dans l'intimité des tissus.

Le séchage s'effectue, lorsqu'il a lieu dans l'étuve même,

en entrebaillant simplement la porte de sortie de 15 à 20 centimètres.

Une instruction précise et détaillée est d'ailleurs jointe à chaque appareil fourni.

TYPE SPÉGIAL D'ÉTUVE POUR NAVIRES

Système Geneste et Herscher

A la demande du gouvernement, on a construit un type d'étuve à désinfection par la vapeur sous pression, qui peut être placée sur les navires, afin d'opérer la désinfection pendant la traversée même et enrayer ainsi tout commencement d'épidémie.

MM. les professeurs Brouardel et Proust et M. le docteur Rochard, délégués français à la Conférence sanitaire internationale de Rome en 1885, ont, en effet, insisté au cours de cette Conférence, sur la corrélation qui existe entre les garanties données à la santé publique par les mesures de désinfection et les mesures quarantenaires ; si bien que l'administration sanitaire pourrait diminuer sans inconvénient la durée des quarantaines, en raison des garanties données par la rigueur de la désinfection.

C'est dans cette voie que l'administration sanitaire française est entrée résolument aujourd'hui ; elle s'efforce d'y amener les compagnies de navigation dont plusieurs ont déjà muni leurs bâtiments d'étuves à désinfection.

Les étuves fixes pour navires diffèrent de celles pour lazarets, hôpitaux, mont-de-piété, etc., en ce qu'elles sont de dimensions moindres et construites avec des dispositions qui permettent l'aménagement facile sur les navires.

Ce type spécial comprend un corps cylindrique de 1ᵐ10 de diamètre intérieur et 2ᵐ10 de longueur, muni également de deux portes, dont une seule est mise en service, mais permettant par suite de placer l'appareil à bâbord ou à tribord, le chariot mobile sort sur une voie extérieure démontable, pouvant se loger dans l'étuve pendant les périodes de son fonctionnement et se montant très rapidement à l'aide de clavettes.

À l'intérieur une seule batterie de chauffe additionnelle inférieure en tube recourbé en serpentin où circule la vapeur provenant de l'un des générateurs du bâtiment.

Une prise de vapeur faite sur cette arrivée permet d'introduire la vapeur dans l'appareil.

Le corps cylindrique est garni également d'une enveloppe calorifuge en bois et de la robinetterie et tuyauterie spéciales pour la désinfection et le chauffage de l'appareil.

Quatre anneaux en fer forgé rivés à la partie supérieure du corps cylindrique facilitent le transbordement de l'étuve.

Cette étuve présente au point de vue de la sécurité, de la garantie des opérations et de la rapidité de service, les mêmes avantages que l'étuve du type courant pour hôpital, décrit précédemment.

LAVEUSE-DÉSINFECTEUSE

A VAPEUR SOUS PRESSION

Système B. S. G. D. G. — Nouveaux Perfectionnements

Appareil à laver et stériliser par l'action directe de la vapeur

les objets souillés et contaminés, linges de pansements, etc.

La vapeur sous pression est universellement reconnue comme le meilleur agent de stérilisation des germes pathogènes et son emploi s'est généralisé partout.

Mais dans le passage à l'étuve, les linges et vêtements soumis à la désinfection et qui sont pour la plupart souillés, soit de sang, de matières fécales, de déjections de toutes sortes, soit de substances médicamenteuses, subissent des altérations dont il y a lieu de se préoccuper.

La vapeur sous pression agissant directement sur le principe colorant de ces souillures, les oxyde, les fixe et en rend les traces indélébiles.

C'est le principe même de la fixation des couleurs par la vapeur utilisé dans la teinture et l'impression des tissus.

Pour parer à ces inconvénients, les agents chimiques d'oxydation que l'on emploie n'atténuent qu'imparfaitement le mal en raison de leur dosage impossible par rapport à la composition chimique des taches, et les réactions qui se produisent ont pour resultat le plus immédiat l'altération des fibres des tissus.

Les Administrations hospitalières s'émeuvent de l'accroissement notable des dépenses de remplacement du linge depuis l'organisation des services de désinfection.

A la suite des travaux concluants faits sur ces sujets par M. le docteur Vinay, médecin des hôpitaux de Lyon, j'ai cherché à remédier à ces inconvénients en combinant les principes du lessivage et du lavage aux exigences de la désinfection. La Laveuse-Désinfecteuse répond à ce programme : dans cet appareil, par un lessivage et un lavage appropriés, on commence par enlever les taches, les souillures du linge et des objets, lesquels sont ensuite, sans sortir de l'appareil, sans manutention dangeureuse, désinfectés à fond par la vapeur sous pression.

La Laveuse-Désinfecteuse a reçu d'importants perfectionnements : elle a deux portes à fermeture combinée, les objets à désinfecter rentrent d'un côté et sortent de l'autre.

Dans un récipient complètement clos et sans aucune manipulation de la part du personnel, la Laveuse-Désinfectueuse, essange, lessive et lave le linge souillé et, quand les taches ont disparu, on opère toujours dans le même appareil, la stérilisation par l'action directe de la vapeur sous pression, après évacuation et stérilisation dans un réservoir ad hoc des liquides lixiviels et autres ayant servi à l'essangeage, au lessivage, au lavage et au rinçage.

Le linge ne subissant l'action d'aucun agent chimique d'oxydation a une durée normale tout en présentant toutes les conditions de sécurité désirables, il est de plus prêt à être réemployé de nouveau après essorage et séchage.

La Laveuse-Désinfectueuse est donc le complément de toute installation de désinfection et les étuves ne devront être employées que pour les objets de literie et autres qui ne peuvent subir le lavage.

LAVEUSE-DÉSINFECTEUSE
SOUS PRESSION
COUPE TRANSVERSALE
montrant
l'intérieur de l'appareil
j
f
FERNAND DEHAITRE
PARIS.
g
n

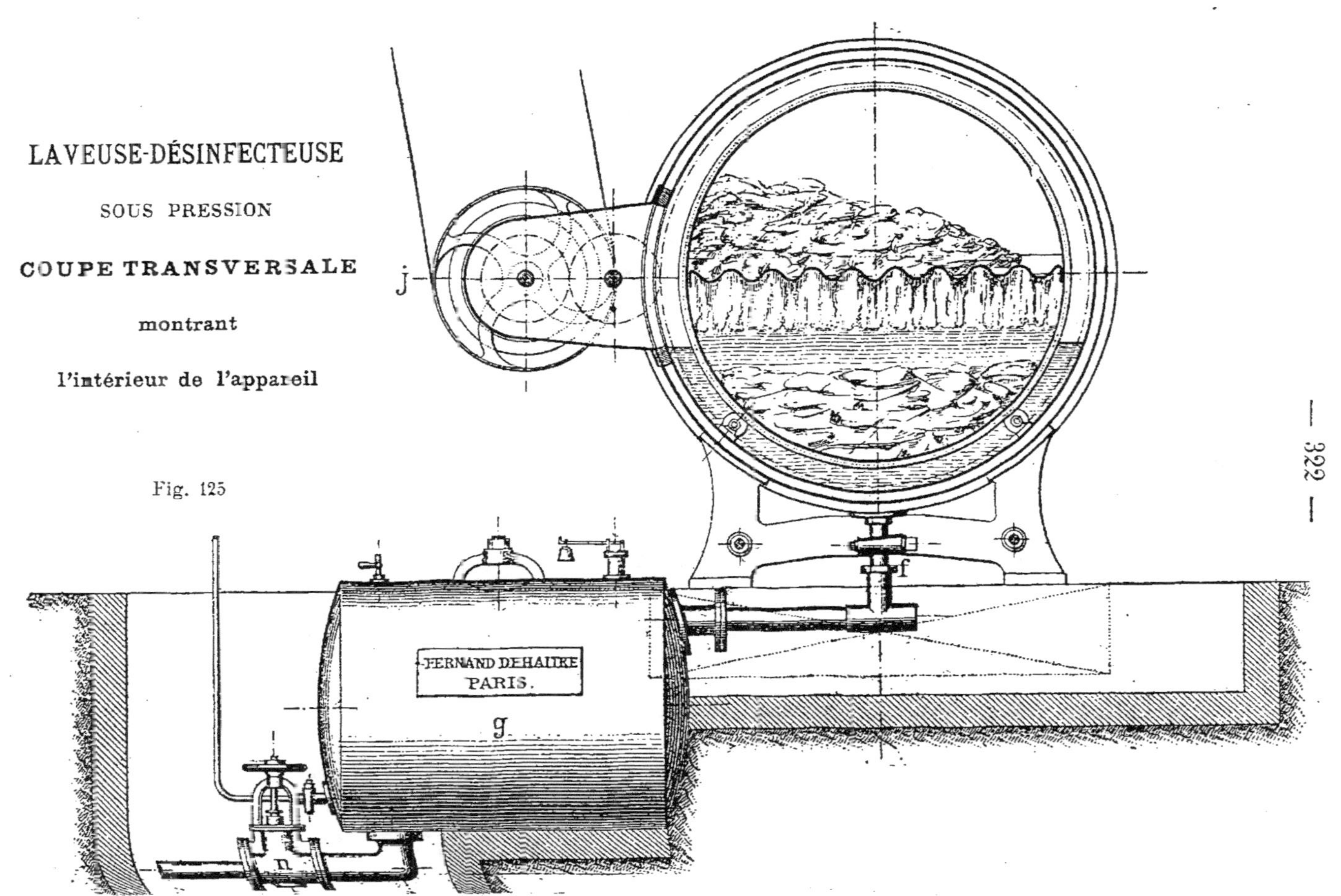

Fig. 125

LAVEUSE-DÉSINFECTEUSE
SOUS PRESSION

Fig. 126

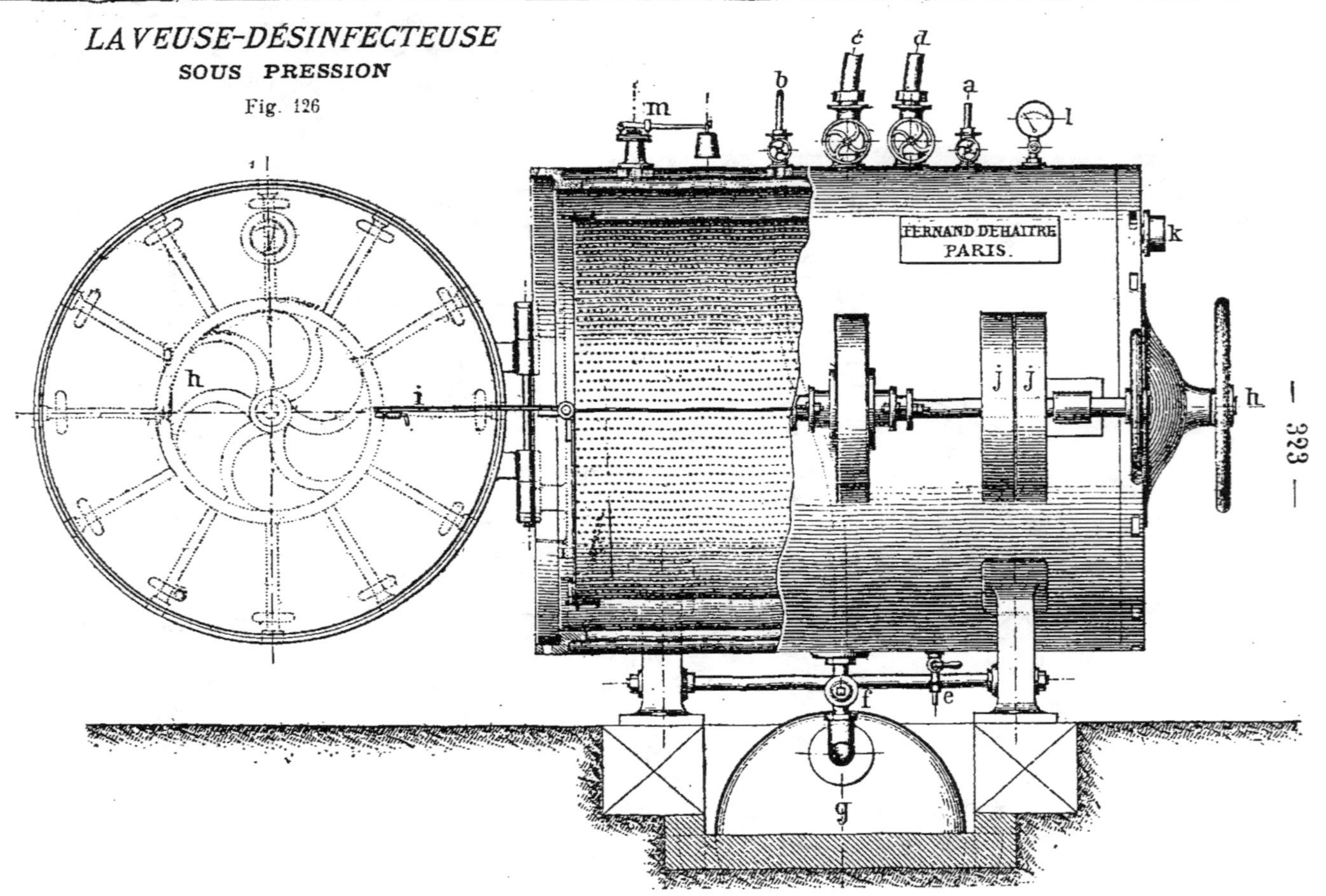

LAVEUSE-DÉSINFECTEUSE SOUS PRESSION

LÉGENDE DESCRIPTIVE

a Chauffage de l'enveloppe.
b Injection de vapeur directe.
c Arrivée d'eau.
d Arrivée de lessive.
e Purge de l'enveloppe.
f Robinet de vidange.
g Bouilleur pour stériliser les eaux de lavage.

h Portes à fermeture spéciale de l'enveloppe extér[re]
i Portes du tambour intérieur tournant (1).
j Poulies de commande.
k Indicateur de température.
l Manomètre indicateur de pression.
m Soupape de sûreté.
n Évacuation des eaux de lavage.

(1) Le tambour intérieur contenant les objets à désinfecter est animé d'un mouvement de rotation, comme dans mes laveuses à double enveloppe, d'où le nom de Laveuse-Désinfecteuse.

FONCTIONNEMENT

DE LA LAVEUSE-DÉSINFECTEUSE SOUS PRESSION

Les draps, couvertures, vêtements contaminés sont mis dans un drap propre dont on noue les coins pour faire un paquet.

Ce paquet est apporté dans un des compartiments du tambour intérieur ; on dénoue le drap et on ferme la porte.

On fait faire un demi tour au cylindre et on charge de la même manière un second paquet dans l'autre compartiment du tambour intérieur.

La porte de l'enveloppe extérieure est alors fermée hermétiquement et les opérations suivantes se font sans aucune manipulation de la part du personnel et dans un appareil complètement clos.

ESSANGEAGE

On introduit de l'eau froide dans l'appareil et on la porte progressivement à 15 ou 20° au moyen d'un réchauffeur à jet de vapeur pendant que l'on met le tambour en mouvement.

Ce trempage dissout toutes les matières gommeuses, albumineuses, etc., qui se déposent au fond de l'enveloppe fixe.

L'eau polluée est évacuée dans le bouilleur où elle est portée à l'ébullition et stérilisée avant d'être envoyée à l'égout.

LESSIVAGE SOUS PRESSION

On remplace ensuite l'eau par de la lessive que l'on porte progressivement à une haute température à l'aide du réchauffeur à jet de vapeur en arrivant finalement à la température de 110 à 120° sous pression admise pour la stérilisation des germes pathogènes.

Ce lessivage sous pression analogue au blanchiment usité pour les tissus en pièces n'altère en rien la fibre du linge et lui assure un nettoyage parfait.

RINÇAGE

On procède au rinçage toujours dans le même appareil en remplaçant la lessive par de l'eau froide.

Puis on sort le linge absolument propre et désinfecté que l'on sèche par les moyens ordinaires : essorage et étendage.

L'appareil est lui-même nettoyé ensuite en y mettant quelques minutes la vapeur sous pression et en le rinçant à l'eau froide.

DÉSINFECTION DES MATELAS

Quand l'Etablissement n'a pas d'étuve pour la désinfection des matelas on peut les désinfecter dans la Laveuse-Désinfecteuse où l'on n'introduit alors que la vapeur sous pression.

La Laveuse-Désinfecteuse fonctionne à l'Hospice Général de Rouen, à l'Asile d'Aliénés de Quatre-Mares (Seine-Inférieure), etc. Son emploi est tout indiqué dans les asiles d'aliénés où l'on a à traiter les linges souillés par les gâteux et dont la manutention est non-seulement repoussante mais malsaine quand on les traite par les procédés de blanchissage ordinaire, — dans les Maternités pour désinfecter les linges tachés de sang, tout en les nettoyant et les rendant propres à de nouveaux services.

Enfin la Laveuse-Désinfecteuse en dehors des opérations de désinfection peut-être employée avantageusement comme appareil de blanchissage, principalement pour l'essangeage des linges malpropres, linges de pansements, linges à cataplasmes, etc.

INSTALLATION DES ÉTUVES FIXES A DÉSINFECTION
PAR LA VAPEUR SOUS PRESSION

L'installation des étuves à désinfection varie suivant qu'elles doivent répondre aux besoins privés d'un établissement hospitalier quelconque ou aux besoins d'une station mixte de désinfection servant à la fois pour un établissement hospitalier et pour un service public.

Dans chacun des cas, l'étuve peut être alimentée de vapeur soit par un générateur spécial placé dans le bâtiment même de l'étuve, soit par une chaudière de l'établissement

N. B. — Ces instructions s'appliquent également à l'installation de la Laveuse-Désinfecteuse qui est pourvue comme les étuves de deux portes distinctes pour l'entrée et la sortie des objets.

plus ou moins éloignée de l'appareil. Dans chacun de ces cas, il faut un service facile, commode et rapide, tout en évitant toute promiscuité des objets avant et après désinfection ainsi que tout contact entre les préposés aux manipulations de ces objets.

1° Supposons le cas d'un service simple avec bâtiment spécial de désinfection.

Un bâtiment couvert de 10^m de longueur sur 8^m de largeur est suffisant; une cloison étanche le divisera en deux chambres, l'une réservée aux objets infectés, de 4^m sur 8^m; l'autre aux objets désinfectés, de 6^m sur 8^m.

L'étuve traversant la cloison dépassera dans la première de ces salles d'environ 0^{m}150 (pour permettre la manœuvre d'ouverture et de fermeture d'une des portes et la sortie du chariot sur la voie extérieure spéciale), aura toute sa robinetterie de manœuvre dans le local désinfecté, la communication pour la manœuvre entre le préposé au chargement du chariot et le conducteur de l'appareil se faisant par un châssis vitré dormant.

La chaudière, dans le cas où il y en a une spéciale, est également de ce côté,

Une chambre spéciale, avec porte d'entrée et porte de sortie, sert à la désinfection des objets en cuir, fourrures, tissus caoutchoutés qui, ne pouvant supporter l'action de la chaleur, doivent être lavés ou mieux soumis à une pulvérisation de liquides antiseptiques.

Voici pour la séparation des objets avant et après désinfection.

Pour l'agent de service, il ne devra pénétrer dans le local infecté (les objets n'y étant reçus que par un guichet où les

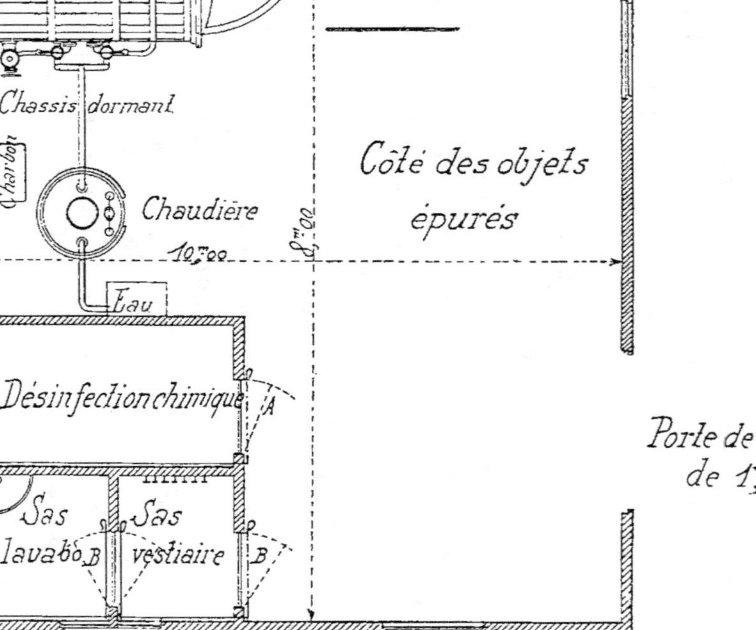

Côté des objets à désinfecter.
Côté des objets épurés
Chassis dormant
Charbon
Chaudière
10,m00
8,m00
Eau
Désinfection chimique
A
A
Sas lavabo
Sas vestiaire
B
B
B
B
Guichet d'admission
Porte de sortie de 1,m60.
AABBB Portes avec dispositif spécial
les empêchant de s'ouvrir simultanément

agents ne peuvent passer) et ne le quitter qu'en traversant une petite salle spéciale lui permettant, en entrant, de se vêtir d'un costume approprié (chaque fois passé à l'étuve) et, en sortant, de se nettoyer avant de reprendre ses vêtements de ville ; pour cela, deux petites salles dites sas-lavabo et sas-vestiaire lui permettent ces mesures hygiéniques.

Le dessin ci-contre donne le plan de cette installation.

2° Pour un service mixte, il est utile d'avoir des salles de réception et de dégagement distinctes pour les objets venant de l'établissement hospitalier ou du service public, pour en permettre le classement rapide et éviter tout mélange.

Dans ces deux cas, la hauteur sous plafond doit être au moins de 3 mètres, le sol doit être cimenté avec plateforme à l'emplacement des appareils, et pentes permettant l'écoulement des eaux de lavage à la canalisation générale d'évacuation, les angles doivent être arrondis, et les murs et boiseries peints à l'huile et aussi unis que possible, des fenêtres ou châssis vitrés doivent permettre un bon éclairage et un lanterneau à châssis mobiles donne un aérage rapide.

Toutes les fois que l'étuve à désinfection ne sera pas à proximité d'une chaudière à vapeur existant déjà dans l'établissement et servant à d'autres usages, il y aura lieu d'installer une chaudière à vapeur spéciale pour le service de l'étuve. Dans ce cas, la chaudière verticale offre le plus d'avantages en raison de l'emplacement restreint qu'elle occupe, de la suppression du fourneau en maçonnerie toujours assez coûteux et surtout en raison de la facilité que l'on a de la mettre rapidement en pression lorsque l'on a à se servir de l'étuve.

Cette chaudière doit donner une surface de chauffe de 2 mètres carrés pour le service de l'étuve sous pression nouveau modèle, — de 4 mètres carrés pour l'étuve Geneste et Herscher modèle moyen, et de 5 mètres carrés pour l'étuve Geneste et Herscher modèle courant.

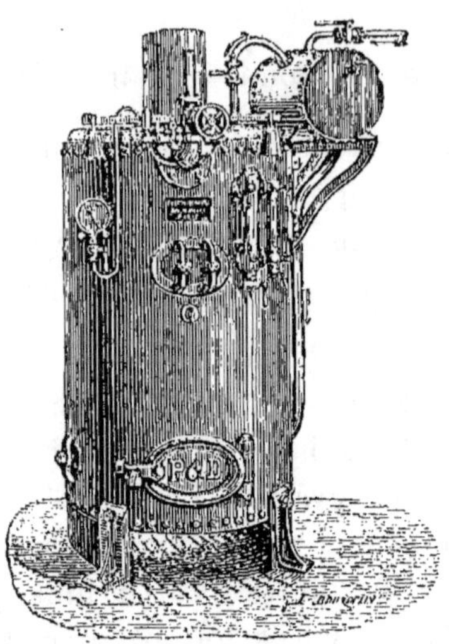

Fig. 127. — Chaudière verticale.

L'alimentation de cette chaudière peut se faire soit au moyen d'un injecteur soit au moyen d'une bouteille alimentaire comme le représente la figure ci-dessus.

L'installation d'un service de désinfection se complète par un service de voitures destinées à aller chercher à domicile les objets infectés et à les reporter après l'opération de la désinfection.

Il faut deux voitures distinctes : l'une pour chercher les objets infectés, l'autre pour reporter les objets désinfectés. Ces voitures sont ordinairement peintes de couleurs diffé-

rentes pour que le public puisse se rendre compte des précautions que l'on prend pour éviter la contamination des
objets une fois désinfectés.

Ces voitures sont assez semblables aux voitures de livraison du commerce appelées « cylindres » mais doivent être
construites de façon à pouvoir être facilement lavées et dé-
sinfectées à l'intérieur et à présenter une surface de parois
aussi unie que possible pour éviter les interstices où
peuvent se loger des germes infectieux.

La voiture qui a servi à apporter les objets infectés est
aussitôt déchargée, désinfectée avec soin par pulvérisation
de sublimé ; le cocher et les employés quittent leurs vêtements de travail et les déposant dans un cabinet spécial, se
lavent la figure et les mains et surtout les ongles avec des
solutions antiseptiques et se trouvent prêts à repartir avec
un nouveau costume de travail désinfecté.

Leurs vêtements contaminés sont passés à l'étuve en
même temps que les objets rapportés.

Entrés par un côté de l'étuve les objets ressortent par
l'autre côté, où ils sont remis en paquets après avoir été
séchés ; il sont reportés à domicile par d'autres voitures
uniquement affectées au côté désinfecté.

C'est ainsi que fonctionnent les services municipaux de
désinfection de la ville de Paris.

ÉTUVES A DÉSINFECTION LOCOMOBILES

On conçoit qu'il y ait avantage à pratiquer, en temps
d'épidémie, la désinfection par la vapeur sous pression le
plus près possible de l'endroit où la maladie a évolué, pour

éteindre sur place le foyer contagieux avant qu'il ne prenne de l'extension.

Cela est d'autant plus indiqué que la maison où se trouvent les objets à désinfecter est plus éloignée d'un centre habité, d'une agglomération ou l'on pourrait avoir établi une étuve fixe, dans un hôpital, une station publique de désinfection ou autre.

Ce desideratum est rempli par l'emploi de l'étuve à vapeur sous pression locomobile et, dans les ports, par l'emploi du chaland à désinfection.

ÉTUVE LOCOMOBILE A VAPEUR SOUS PRESSION

Système Geneste et Herscher

L'étuve locomobile de MM. Geneste et Herscher, comprend sur un train de voiture à quatre roues et facilement traîné par deux chevaux, une étuve proprement dite, une chaudière verticale à foyer intérieur et à vaporisation rapide, un réservoir d'eau avec injecteur et pompe à bras pour l'alimentation de la chaudière, une caisse à charbon et une caisse à outils. (Ces deux dernières formant siège pour le cocher).

Derrière le siège du cocher se fixe un pulvérisateur à levier formant le complément indispensable de l'étuve pour la désinfection des parois (voir page 272 la description de cet appareil).

L'étuve proprement dite mesure 1^{m}10 de diamètre intérieur et 1^{m}30 de longueur, avec une seule porte en tôle emboutie dont la fermeture est obtenue comme pour les étuves fixes par un joint en caoutchouc serré au moyen de vis articulées et d'écrous à manettes; à l'intérieur une batterie de chauffe additionnelle et un chariot mobile dont la sortie est obtenue au moyen d'une suspension spéciale permettant un chargement rapide et simple.

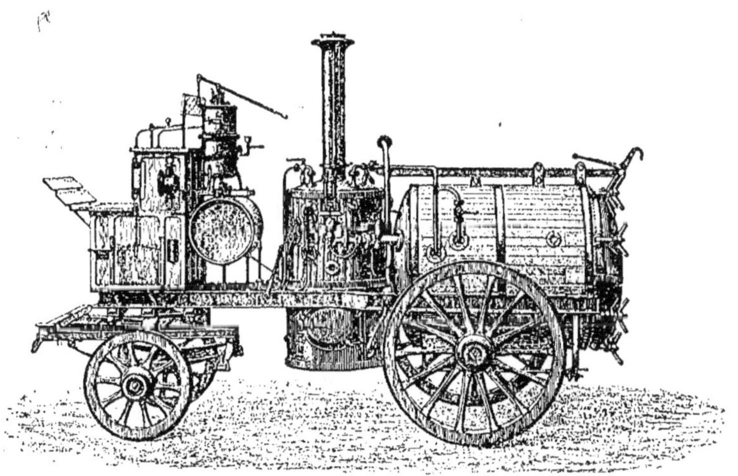

Fig. 138. — Etuve locomobile à vapeur sous pression.

La robinetterie et tuyauterie sont simplifiées en chauffant la batterie additionnelle par une prise directe sur la chaudière, la manœuvre est simplement ramenée à celle de l'introduction et de l'échappement de vapeur ainsi qu'aux purges de la batterie et de l'étuve.

Le siège du cocher peut recevoir trois personnes, un conducteur, un chauffeur et un homme de service ou aide; la hauteur des appareils au-dessus du sol et le frein permettent de passer par tous les chemins de 2^{m}50 de largeur.

L'opération de la désinfection est identique à celle de l'étuve fixe.

CHALAND A DÉSINFECTION

Dans les ports qui n'ont pas de lazarets, lorsqu'un navire suspect ou contaminé se présente, l'administration sanitaire maritime est tenue de l'envoyer au lazaret le plus voisin. On a pensé que, la plupart du temps, il y aurait avantage à pouvoir pratiquer la désinfection à proximité de ce navire, et dans ce but on a construit un chaland à désinfection. Ce chaland est destiné à être placé le long du bord du navire où le médecin sanitaire à décidé de faire pratiquer la désinfection. Le spécimen reproduit ci-contre se trouve actuellement attaché au port du Hâvre.

Les dimensions courantes d'un chaland à désinfection varient de 20 à 30 mètres sur 7 à 8 mètres de largeur.

Il est partagé en trois compartiments par deux cloisons en tôle.

Le premier compartiment constitue le poste des gardiens et renferme deux couchettes et deux armoires; on y accède par un capot à coulisse et une échelle en bois ; il est éclairé par deux hublots.

Le second compartiment, qui s'étend sur la moitié de la longueur du navire, constitue le magasin ; il renferme à l'arrière une caisse à eau douce de 3 à 4 mètres cubes de capacité. La partie du pont située au-dessus de la caisse à eau est démontable. On accède à ce compartiment par un panneau à charnière.

Le troisième compartiment constitue la soute au charbon ; on y accède par une échelle en fer et un panneau en bois.

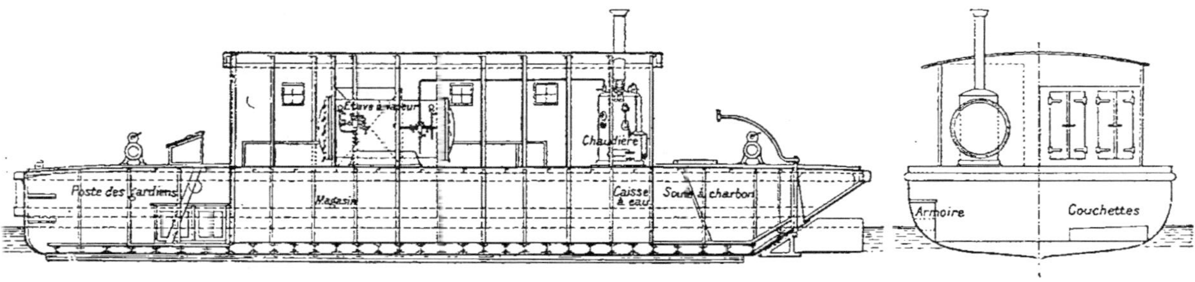

Fig. 129. — Chaland à désinfection.

La coque du chaland est tout entière en fer ; elle est garnie d'une ceinture de bois ; sa partie arrière est en forme de voûte pour protéger le gouvernail.

Le chaland est surmonté d'un roof, recevant les appareils à désinfection ; ce roof est éclairé par six fenêtres et muni de deux portes à coulisses pour l'accès des objets à désinfecter et leur sortie.

Une étuve à désinfection par la vapeur sous pression (type pour hôpital ou lazaret) est installée dans le roof, le long d'un des grands côtés de la chambre.

Dans le prolongement de l'étuve, dans l'angle du roof, est une chaudière verticale qui fournit la vapeur à l'étuve. Elle est placée à proximité de la soute au charbon. Une bâche en tôle galvanisée porte un injecteur destiné à l'alimentation de la chaudière et une pompe à bras dont le tuyau d'aspiration plonge dans la caisse à eau.

Le roof est divisé en deux compartiments par une cloison en tôle, placée de telle sorte que les portes de l'étuve se trouvent de part et d'autre de cette séparation.

L'un des compartiments est dit chambre d'entrée ou des objets infectés ; l'autre est la chambre de sortie ou des objets épurés.

Le roof comporte encore un appareil de désinfection chimique pour le traitement des objets en cuir, en peau, ou des fourrures qui ne peuvent subir la température élevée de l'étuve à vapeur.

Cet appareil consiste en une chambre rectangulaire adossée à la paroi du roof et à la cloison de séparation ; elle est munie de deux portes qui s'ouvrent chacune dans un des compartiments du roof.

Les parois de la chambre sont recouvertes d'un enduit protecteur, et la fermeture des portes rendue hermétique, au moyen d'une garniture en corde silicée, que les vantaux de ces portes viennent comprimer quand on les ferme.

Dans l'intérieur de la chambre sont des supports auxquels on suspend les objets à désinfecter.

L'armement du chaland comprend, en outre, des bittes d'amarrage, des galoches, des pitons pour la manœuvre.

Deux treuils à bras, un à l'avant, l'autre à l'arrière, servant pour le halage du navire et la manœuvre des colis, enfin un gouvernail et sa barre, complétent l'armement du chaland.

APPAREILS POUR LA DÉSINFECTION

ET LE NETTOYAGE

DES CRACHOIRS DE PHTISIQUES

A la suite de demandes adressées de divers côtés, l'on s'est occupé d'une question à laquelle les médecins attachent une grande importance, depuis les découvertes bactériologiques ; nous voulons parler des crachats de tuberculeux, considérés comme la principale, sinon l'unique cause de transmission de cette terrible maladie. Il faudrait donc détruire ces crachats avant qu'ils aient pu se déssécher et répandre dans l'atmosphère l'organisme contagieux qu'ils renferment.

On a recherché les dispositions que devraient avoir les appareils permettant de désinfecter et de nettoyer les crachoirs des phtisiques, soit au domicile privé, soit dans les salles des hopitaux. Déjà, en 1886, à l'Exposition d'hygiène urbaine de la caserne Lobau, MM. Geneste et Herscher, avaient présenté un appareil qu'ils ont depuis modifié. Divers appareils depuis ont été expérimentés avec succès au laboratoire de M. le professeur Grancher. Ces appareils ont été tout dernièrement transformés de manière à permettre leur installation à proximité des salles de malades (1), à assurer un service simple et facile pouvant être fait sans inconvénient par des aides infirmiers, et à diminuer au minimum la dépense de combustible.

APPAREIL

A STÉRILISER LES CRACHATS ET DÉSINFECTER
LES CRACHOIRS DES TUBERCULEUX

Système breveté GENESTE et HERSCHER

L'appareil Geneste et Herscher a pour but de détruire avec une **certitude absolue** les germes morbides renfermés dans les crachats et aussi ceux adhérant aux parois des crachoirs, et, d'autre part, de nettoyer lesdits crachoirs.

(1) On évite ainsi le transport de liquides contenant des germes dangereux, dans les couloirs et les escaliers où ils risquent de se répandre.

L'agent désinfectant est en même temps celui qui sert au nettoyage. C'est une lessive de soude ou de potasse à 2 ou 3 %, chauffée à la température de l'ébullition, c'est-à-dire à plus de 100 degrés. Cette, lessive contenue dans une chaudière fermée, se répand dans le récipient où sont placés les crachoirs, lorsque l'ébullition a lieu et ne s'y maintient qu'autant que cette ébullition se continue. D'autre part, pendant toute la durée de l'opération (15 minutes environ), une double circulation de vapeur et de solution alcaline bouillante entretient au-dessus de 100 degrés la température du bain dans lequel plongent les crachoirs. On est ainsi certain que cette haute température, considérée comme nécessaire, est sûrement obtenue.

Après une durée d'ébullition suffisante pour la stérilisation parfaite, l'ouverture d'un robinet d'échappement de vapeur fait rentrer le liquide bouillant dans la chaudière. Les crachoirs sont alors désinfectés et nettoyés et peuvent être remis de nouveau en service après un simple rinçage.

L'appareil comprend deux éléments essentiels :

1° Une chaudière (A) accompagnée de son foyer B et contenant la solution alcaline ;

2° Un bac D destiné au traitement des crachoirs. Deux tubes (IJ) réunissent ces deux éléments ; ils plongent dans la chaudière A à des niveaux légèrement différents.

L'un d'eux (I) sert, au début du fonctionnement, à donner passage au liquide poussé par sa propre vapeur ; il débouche à la partie inférieure du bac de désinfection. Lorsque le liquide a rempli ledit bac et est descendu dans la chaudière au niveau de l'extrémité du tube I, celui-ci laisse échapper la vapeur qui traverse, dans toute sa hauteur, le bain stérilisateur et contribue à en maintenir la température au degré nécessaire.

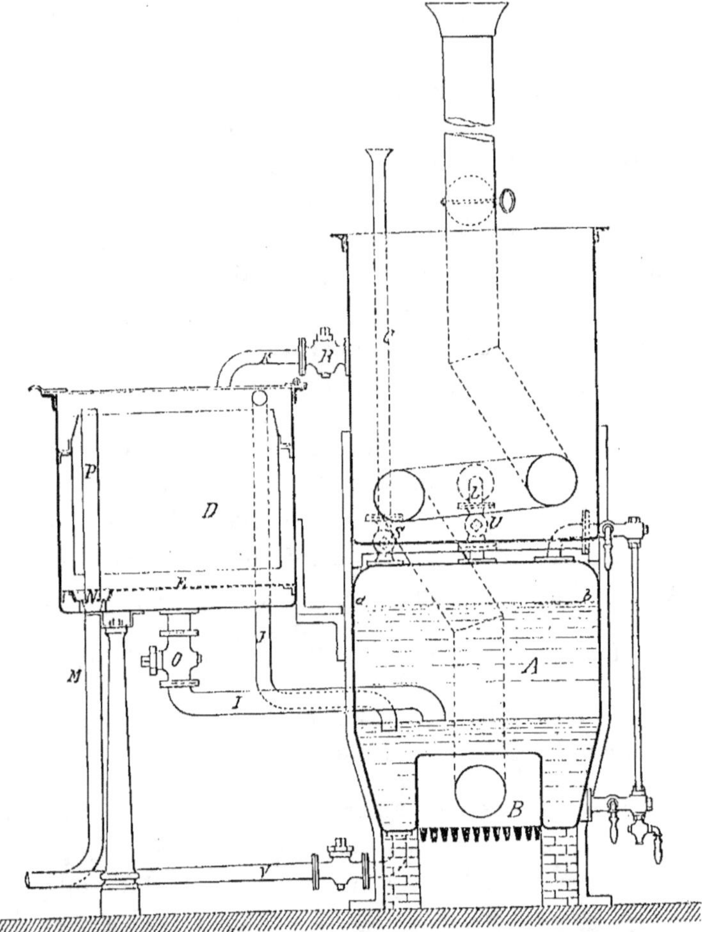

Fig. 130. — Appareil à désinfecter les crachoirs.

L'autre tube débouche dans la chaudière quelques centimètres plus bas que le précédent et a toujours son extrémité inférieure immergée. Il pénètre dans le bac à la partie supérieure et y amène, par le fait même de l'ébullition, une partie du liquide bouillant de la chaudière qui redescend par le premier tube I.

Indépendamment de ces éléments essentiels, il peut convenir, surtout pour les appareils d'une certaine importance, de les compléter par l'addition d'un réservoir C d'eau pure chauffée par les flammes perdues du foyer. Ce réservoir supplémentaire sert à rincer les crachoirs, une fois la désinfection terminée (tuyau K, robinet R) et est également commode pour le remplissage de la chaudière (tuyau L, robinet U).

Un robinet d'échappement de vapeur (S) permet, selon qu'il est fermé ou ouvert, de faire monter l'eau bouillante de la chaudière dans le bac de lavage D, ou de l'en faire redescendre.

Un tuyau de trop plein P empêche le débordement accidentel du liquide contenu dans le bac.

Une soupape N permet d'évacuer les résidus qui peuvent se trouver dans l'appareil. (Le retour de ces résidus à la chaudière est empêché par l'interposition d'une toile métallique E ou d'une crépine).

Un robinet O fixé sur le tube I permet d'isoler le bac D de la chaudière A. Ce robinet ne se trouve que dans les appareils possédant un réservoir d'eau tiède ; on ne le ferme que pendant l'opération du rinçage.

Enfin, un robinet de vidange V sert à évacuer la solution alcaline de la chaudière, quand on le juge nécessaire.

Les avantages et particularités de l'appareil sont :

1° Certitude absolue que, malgré la simplicité de l'appareil, il ne peut fonctionner que lorsque le liquide stérilisateur a atteint une température d'au moins 100 degrés ; condition essentielle de son action efficace.

2° Garantie complète contre le refroidissement de ce liquide pendant toute la durée de l'opération.

3° Nettoyage parfait des crachoirs, grâce à la composition du liquide et à sa haute température : les matières traitées sont dissoutes et leur adhérence aux parois des crachoirs est détruite.

4° Simplicité dans la construction et la conduite de l'appareil et sécurité absolue.

STÉRILISATION DE L'EAU

Une des questions les plus intéressantes au point de vue de l'hygiène prophylactique, est certainement celle de la stérilisation de l'eau.

Il est rare, en effet, qu'une ville ait à sa proximité des sources naturelles pures, assez abondantes pour fournir toute l'eau de boisson nécessaire à sa consommation ; dans ce cas elle puise tout ou partie de cette eau au fleuve, à la rivière qui la traverse, ou à défaut, elle creuse des puits qui seront alimentés par une nappe souterraine plus ou moins profonde.

Ou bien encore elle a recours à la captation des sources ou à l'adduction de cours d'eau comme on vient de le faire récemment à Paris pour l'Avre.

Or, il est certain que l'eau des fleuves et rivières, des sources même, est journellement souillée par des déjections de toutes sortes. Ils reçoivent les égouts des villes qu'ils traversent, et, par leur intermédiaire, les vidanges, les eaux de lavage de linges contaminés par des malades atteints d'affections contagieuses, eaux chargées par conséquent de microbes pathogènes.

Que deviennent ces microbes pathogènes ? Il est difficile actuellement, malgré les nombreux travaux faits à ce sujet, de dire pendant combien de temps ils restent vivants dans l'eau des fleuves, des rivières, etc., parce que les expériences de laboratoire ne peuvent pas réaliser toutes les conditions dans lesquelles se trouvent placés ces micro-organismes, mais on sait d'une façon certaine, qu'ils restent vivants pendant un temps assez long, pour être transportés dans les canalisations et être absorbés avec l'eau de boisson. On ne compte plus les épidémies de fièvre typhoïde, où la maladie a été transmise par de l'eau ainsi infectée.

Quant à l'eau empruntée à la nappe souterraine, elle est toujours bien moins riche en germes que l'eau de fleuve ou de rivière, elle peut même être relativement pure, mais il suffit quand la couche est peu profonde, que *l'infiltration d'une fosse d'aisance* puisse arriver jusqu'à elle pour la contaminer.

Il est donc établi qu'en dehors des eaux de sources, et encore, toutes les autres eaux sont suspectes et ne doivent être employées sans danger, comme eaux de boisson qu'après avoir été complètement débarrassées des germes qu'elles contiennent.

Un des procédés employés depuis longtemps pour la purification de l'eau est la **filtration**, soit avec le filtre à charbon, soit avec le filtre à sable ; mais on ne demandait guère à ces filtres autre chose que de débarrasser l'eau des matières solides qu'elle tient en suspension et d'une partie de sa matière organique.

Depuis quelques années, on a repris l'étude des filtres à sable et l'on est arrivé à une conception du mécanisme de la filtration dans ces filtres, tout à fait différente de celle que l'on avait autrefois. Ce procédé est employé aujourd'hui pour la filtration des eaux de Berlin et de Zurich.

Dans un filtre à sable, l'eau qui s'écoule le premier jour de la mise en marche est trouble, et contient presque autant de microbes que l'eau non filtrée. Ce n'est qu'au bout de quelques jours que le filtre donne de l'eau ne contenant qu'une très faible quantités de microbes. A ce moment, il s'est formé à la surface du filtre un dépôt, une couche gélatineuse constituée par des algues, des diatomées, des microbes ; c'est cette couche qui remplit l'office de filtre.

M. Duclaux, dans une revue critique, montre bien que cette conclusion n'est pas aussi parodoxale qu'elle le semble *a priori*. « En réfléchissant, dit-il, la chose n'est pas trop faite pour nous étonner. Quand on filtre sur du papier un précipité acide de sulfate de baryte, la liqueur passe trouble dans les premiers moments et ce n'est que lorsqu'une couche de sulfate de baryte a tapissé le fond du filtre, que ce même sulfate de baryte est complètement retenu.

« Il se produit dans les filtres à sable, un phénomène analogue, la couche épaisse de micro-organismes qui s'est déposée à la surface du sable est bien moins perméable aux micro-organismes que l'eau continue à apporter, que ne l'était la couche de sable sousjacente.

« En résumé (1) le sable sert à la fois de frein pour modérer le mouvement de l'eau et de support pour la couche glaireuse de microbes qui se forme dans toute son épaisseur, mais surtout à sa surface. Cette couche superficielle devient, lorsqu'elle est formée, la véritable couche filtrante, et après avoir médiocrement fonctionné jusque-là, le filtre est enfin mûr et est constitué.

« Mais cette couche filtrante est chose fragile : il ne faut pas la soumettre à de trop fortes pressions lorsqu'elle est faible ; ses éléments se disloqueraient, seraient entrainés dans les profondeurs du filtre qu'ils obstruoraient. Il ne faut pas non plus la soumettre à de rapides variations de pressions qui produiraient le même effet. Il faut la laisser travailler tranquillement, augmenter peu à peu la pression, à mesure qu'elle s'épaissit, devient plus résistante et plus imperméable, puis à un moment donné, quand la pression à employer est devenu trop forte, arrêter l'eau, laisser le filtre s'épuiser, enlever sa couche supérieure salie et le remettre en fonction.

« L'intervalle entre deux nettoyages s'appelle une période. Il est évidemment d'autant plus court, toutes choses égales d'ailleurs, que l'eau à fitrer est plus sale et plus impure.

« C'est ainsi qu'à Berlin à l'usine de Stralauer Thor, la durée moyenne d'une période a été, en 1888, de 16 jours, avec une vitesse de 1^{m}1 par jour, tandis qu'à Zurich, cette période à été en 1887, pour un filtre couvert, de 48 jours, avec une vitesse moyenne de 4^{m}5 par jour.

(1) Le filtrage des eaux. Duclaux, *Revue Critique*, in Ann. Inst. Pasteur. T. IV. page 41.

« Il est évident qu'avec cette constitution, un filtre à sable est quelque chose d'extrêmement fragile, et il est clair aussi qu'on ne pourra pas éviter l'entrainement de quelques microbes dans l'eau qui en sort.

« Le filtre ne pourrra donc pas être un filtre parfait.

« On peut réduire beaucoup le chiffre des bactéries dans l'eau filtrée en relentissant la vitesse de filtration, mais alors le filtre ne travaille plus dans les conditions industrielles ; on réduit aussi ce chiffre d'autant plus que l'eau à filtrer est moins impure, mais les tableaux des chiffres relevés sur les filtres de Zurich, montrent que, même avec les eaux relativement si pures du lac, la teneur en bactéries de l'eau filtrée ne tombe jamais à zéro.

« Constamment, par conséquent, il y a des bactéries entrainées en dehors du filtre, et quand on réfléchit, on voit qu'il n'en saurait être autrement. Le filtre à sable est donc un mauvais outil dont les ingénieurs des eaux ont appris à tirer le meilleur parti possible. »

On peut rapprocher des filtres à sable, les galeries de filtration qui peuvent donner une quantité d'eau considérable.

Ce sont des galeries creusées dans certaines conditions sur les bords des fleuves, dans l'espoir d'obtenir de l'eau du fleuve filtrée à travers une forte couche de sable. Lyon et Toulouse sont alimentées d'eau en grande partie par ce procédé.

Malheureusement, les analyses hydrotimétriques, et la disposition géologique des terrains ont permis de s'assurer que l'eau de ces galeries ne provient pas du fleuve, pour la plus grande partie, mais bien de la nappe souterraine qui vient s'ouvrir dans le fond de la vallée où coule ce fleuve.

En sorte que l'eau de ces galeries peut être pauvre en microbes si la nappe souterraine dont elle provient est très profonde et située de telle façon qu'elle ne puisse pas recevoir directement par des infiltrations l'eau de la surface ; elle peut être aussi impure que celle du fleuve dans le cas contraire.

Des appareils industriels de toutes sortes ont été proposés pour réaliser la filtration des eaux soit sur une couche de sable, ou de matière filtrante granulaire quelconque, soit sur des pierres ponces, du noir animal, des éponges, etc. Nous n'entrerons pas dans la description de ces très nombreux procédés de filtration dont les résultats sont extrêmement variables.

Nous ne parlerons que du procédé de filtration de M. Howatson que des expériences récentes que nous résumons ci-après ont mis en lumière.

L'appareil comprend un corps en tôle dans lequel est disposée la matière filtrante et un jeu de robinets avec tuyauterie pour la circulation de l'eau.

L'eau est déversée à la partie supérieure du filtre par un robinet à flotteur, descend à travers la couche filtrante et sort à la partie inférieure.

Lorsque la partie supérieure de la couche filtrante est encrassée, le nettoyage s'opère très rapidement et d'une façon complète au moyen d'un dispositif de brassage mu par un cabestan.

Le brasseur se compose d'une vis verticale à la partie inférieure de laquelle sont fixés un certain nombre de bras armés de palettes. Ces palettes sont disposées de telle sorte que lorsque l'on fait tourner le système chacune des palettes passe non dans la trace de la précédente, mais un peu à l'écart, de sorte que, après un tour complet, toute la surface a été agitée.

Pour opérer le nettoyage du filtre on commence par renverser le courant de l'eau dans l'appareil, c'est-à-dire que l'on fait arriver l'eau au-dessous de la couche filtrante qu'elle traverse de bas en haut détachant les matières qui se sont déposées et les entraînant hors de l'appareil par des clapets disposés à cet effet.

Pour faciliter l'évacuation des dépôts on actionne pendant ce temps le malaxeur, à l'aide du volant en faisant pénétrer les palettes dans la matière filtrante aussi profondément que cela est nécessaire.

Le nettoyage terminé on rétablit le courant d'eau de haut en bas et l'appareil est remis en fonction.

Pour activer la clarification des eaux, M. Howatson emploie une solution de sulfate d'alumine : la présence de l'acide sulfurique ne se révèle jamais dans l'eau filtrée, car il se combine avec la chaux que contient toujours en plus ou moins grande quantité l'eau à traiter.

Des expériences faites à Neuilly sur le filtre Howatson ont donné les résultats suivants :

LABORATOIRE MUNICIPAL DE CHIMIE

Analyse quantitative n° 303. — Eau de Seine non filtrée

N° 1 *et 3. Cachet cire rouge effigie.*

Le chef du Laboratoire municipal certifie que l'échantillon déposé sous le n° 270, par M. HOWATSON, contient :

ANALYSE SUR L'EAU TELLE QUELLE

Degré hydrotimétrique total . . . . . . 16°

Cette eau contient en milligrammes par litre :

Extrait à 180°	240
Acide carbonique	25
Carbonate de chaux	97
Autres sels de chaux, en sulfate. . . .	7
Sels de magnésie, en sulfate.	43
Chlore, en chlorure de sodium.	11
Matières organiques, en acide oxalique. .	**22,6**
Alcalinité totale, en SO^3HO	166
Acide phosphorique	néant
Métaux toxiques	néant
Colonies bactériennes développées dans 1ᶜᶜ d'eau	**13.000**
Nombre de jours après lesquels la liquéfaction de la gélatine s'est produite	**4**

Paris, le 12 août 1892.

LE CHEF DU LABORATOIRE MUNICIPAL,

Signé : A. GIRARD.

LABORATOIRE MUNICIPAL DE CHIMIE

Analyse quantitative n° 304

EAU DE SEINE ÉPURÉE PAR LE FILTRE ÉPURATEUR HOWATSON

N°ˢ 6 et 7. Cachet cire grise effigie.

Le Chef du Laboratoire municipal certifie que l'échantillon déposé sous le n° 271, par M. HOWATSON, contient :

ANALYSE SUR L'EAU TELLE QUELLE

Degré hydrotimétrique . . . .   11°

Cette eau contient en milligrammes par litres :

Extrait à 180°   150
Acide carbonique   35
Carbonate de chaux   46
Autres sels de chaux, en sulfate   7
Sels de magnésie, en sulfate   31
Chlore, en chlorure de sodium   17
Matières organiques, en acide oxalique. .   **7,8**
Alcalinité totale, en SO^3HO.   49
Acide phosphorique . . . .   néant
Métaux toxiques . . . .   néant
Colonies bactériennes développées dans
  1ᶜᶜ d'eau **900**
Nombre de jours après lesquels la liquéfac-
  tion de la gélatine est survenue **11**

Paris, le 12 août 1892.

LE CHEF DU LABORATOIRE MUNICIPAL,

Signé : A. GIRARD.

Les échantillons ont été pris d'un appareil ayant fonctionné à raison de 40.000 litres par jour depuis le 1er juin 1892.

Pour comparer les analyses ci-dessus avec celles des eaux de la distribution de la ville de Paris, le *Bulletin Municipal officiel* du mardi 9 août 1892 nous donne la liste suivante :

DÉSIGNATION des EAUX	INDICATION DES LIEUX OU LES PRÉLÈVEMENTS ONT ÉTÉ FAITS	COLONIES BACTÉRIENNES dans la gélatine (a)		DEGRÉ hydroti-métrique total	1 LITRE D'EAU RENFERME EN MILLIGRAMMES, DOSAGES FAITS									
					PAR L'HYDROTIMÉTRIE				PAR PESÉE		PAR LIQUEURS TITRÉES			
		Nombre par centimètre cube d'eau	Nombre de jours après lesquels la liquéfaction s'est produite		Acide carbonique	Carbonate de chaux	Autres sels de chaux calculés en sulfate	Sels de magnésie calculés en sulfate	Résidu sec à 180°	Matières organiques et volatiles par calcination	Matières organiques calculés en acide oxalique dosées au permanganate (b)		Chlore en chlorure de sodium	oxigène dissous
											liqueurs acides	liqueurs alcalines		
Vanne (1) . .	Réservoirs de Montsouris. — Arrivée (rue de la Tombe-Issoire, 115) .	1.500	6	22°	5	185	42	6	275	50	3,2	4,0	7,3	7,8
Id.	Id. Id. Sortie (fontaine publique, rue Beaunier, 2).	1.000	7	22°	5	185	42	6	270	45	3,5	2,7	7,3	8,9
Dhuys (3) . .	Réservoirs de Ménilmontant. — Arrivée (rue Saint-Fargeau, 50). .	4.300	4	23°	40	67	28	131	320	65	4,2	4,0	11,7	8,8
Id. (2) (4) .	Id. Id. Sortie (fontaine publique, rue de Ménilmontant, 69).	4.000	4	23°	40	67	28	131	310	65	4,7	4,7	11,7	9,1
Vanne. . . .	5° arrondissement. — Immeuble rue des Écoles, 51 (fontaine dans la cour, à gauche).	1.900	5 1/2	21°	5	175	42	6	268	50	5,0	4,5	7,3	7,2
Id.	9° arrondissement. — Immeuble rue Drouot, 5 (fontaine à gauche).	1.800	6	21° 5	5	180	42	6	270	48	4,2	3,5	7,3	8,4
Id.	1e arrondissement. — Immeuble rue Fontaine-au-Roi, 8 (robinet dans la cour, à gauche)	1.700	7	21°	5	175	42	6	270	48	4,2	3,5	7,3	9,6
Id.	13e arrondissement. — Immeuble rue Esquirol, 37 (fontaine dans la cour, à gauche)	1.700	6	21°	5	175	42	6	265	45	4,0	4,5	7,3	7,2

(a) Pour le complément de l'analyse biologique, voir les tableaux de M. Miquel.

(b) Un milligramme d'acide oxalique équivant à 0mm127 d'oxigène consommé ou à 0mm501 de permanganate détruit.

(1) Matières en suspension. — (2) Légèrement trouble. — (3) Très trouble. — (4) Peut être mélangée de Vanne.

On voit que l'eau de Seine épurée par le filtre épurateur Howatson est infiniment supérieure aux eaux de la Dhuys ou de la Vanne qui contiennent 4.300 et 1.500 colonies bactériennes par centimètre cube, tandis que l'eau de Seine épurée par le filtre épurateur Howatson n'en contient que 900.

Nous ajouterons que les procédés d'épuration de M. Howatson comprennent également la précipitation des sels calcaires et magnésiens et rendent ainsi de grands services à l'industrie en évitant les incrustations des chaudières et en diminuant dans de fortes proportions le degré hydrotimétrique des eaux.

Nous citerons encore le procédé Anderson qui consiste à agiter l'eau suspecte avec de la tournure de fer ou de fonte, puis à déterminer ensuite, par battage à l'air, l'oxydation et la précipitation à l'état d'hydrate et de combinaison organique ferrique du sel ferreux dissous pendant la première partie de l'opération, enfin à clarifier l'eau par filtration sur une couche de sable.

Ce procédé donne d'assez bons résultats, en ce sens qu'il prive l'eau d'une très grande quantité de germes et qu'il diminue assez notablement la proportion de matière organique dissoute.

Mais comme les précédents procédés de filtration il ne donne pas l'eau absolument privée de micro-organismes, c'est-à-dire complètement stérile.

Le mécanisme de filtration est tout autre avec les filtres en porcelaine dégourdie de M. Chamberland.

Les pores de la porcelaine sont d'une finesse extrême et par suite il se produit à leur niveau des phénomènes d'ordre moléculaire. Les microbes contenus dans l'eau en filtration se trouvent retenus à la paroi des pores, comme le sont certaines matières colorantes à la surface ou dans l'épaisseur des fibres des tissus.

Ces filtres sont bien supérieurs aux filtres à sable ; ils peuvent, s'ils sont bien entretenus et stérilisés en temps opportun, donner de l'eau qui ne contient pas un seul germe

Malheureusement, le débit d'une bougie est relativement faible, il n'est que de 1/3 de litre par heure, et par mètre de pression ; cela seulement avec une bougie neuve.

On est cependant arrivé à améliorer dans de notables proportions le débit de cet excellent système de filtration en le complétant par un nettoyeur mécanique.

FILTRE CHAMBERLAND, SYSTÈME PASTEUR

A NETTOYEUR MÉCANIQUE (O. ANDRÉ)

DESCRIPTION DE L'APPAREIL

L'application du nettoyeur mécanique O. André, aux bougies Chamberland, système Pasteur, a pour objet d'obvier à l'encrassement de ces bougies, encrassement d'autant plus rapide qu'elles arrêtent plus complètement les corpuscules, germes, etc., en suspension dans l'eau, en permettant de nettoyer les bougies mécaniquement « *et sans les démonter* ». On évite ainsi, grâce à un système de montage élastique, tout danger de bris ou de fêlure des surfaces filtrantes.

De plus, un dispositif très simple, sur lequel nous reviendrons ci-après, permet à tout moment d'isoler au besoin une bougie quelconque sans interrompre le travail des autres.

L'opération du nettoyage n'exige d'ailleurs que cinq à six minutes, et peut être confiée à des mains quelconques.

Montage élastique des bougies. — La figure 131 représente un de ces appareils appliqué sur un filtre à 25 bougies Chamberland à grand débit et fonctionnant sous pression.

M. O. André construit également des appareils de 50 bougies pour les hôpitaux, casernes, etc., et de 6 et de 3 bougies, destinés à l'alimentation des hôtels et des maisons particulières.

Les bougies B (fig. 131) sont disposées en cercles concentriques et fixées, par le bas, sur un plateau de fond, à l'aide de tétons en bronze. La jonction entre les tétons et les bougies s'effectue au moyen de tubes en caoutchouc serrés par deux petits colliers. On fixe la partie supérieure des bougies par une calotte en caoutchouc surmontée d'une pointe qui s'engage dans le trou correspondant d'un anneau métallique G. Le montage ainsi réalisé est assez élastique pour permettre d'exercer sur les bougies un brossage énergique sans les exposer à la casse ou à la fêlure.

Déversement de l'eau filtrée. — L'eau filtrant de l'extérieur à l'intérieur des bougies, celles-ci déversent leurs jets dans un collecteur E, qui, pendant le fonctionnement, est appliqué contre le plateau de fond par un boulon.

En démontant ce collecteur ainsi qu'il est représenté dans la figure 131, on peut se rendre compte, à l'inspection des jets, de l'état de chacune des bougies.

FILTRE CHAMBERLAND, SYSTÈME PASTEUR
A NETTOYEUR MÉCANIQUE
O. ANDRÉ

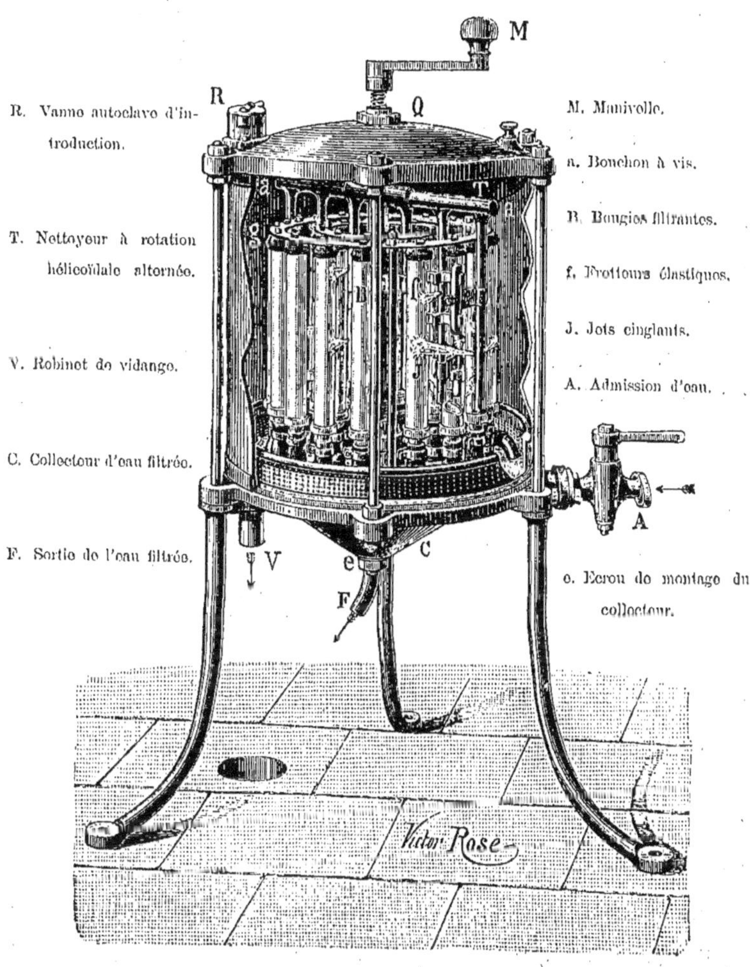

Fig. 131. — Filtre de 25 bougies.

Si un jet trop abondant rend l'une d'elles suspecte, il suffit pour l'isoler d'obturer le téton correspondant à l'aide d'un petit bouchon à vis. L'isolement des bougies suspectes peut ainsi se faire à tout moment, sans démonter l'appareil, et par suite sans interrompre son fonctionnement.

Appareil nettoyeur. — Le nettoyeur est constitué par une sorte de peigne T dont les dents sont représentées par des tubes verticaux fermés à leur bout inférieur, percés latéralement de petits trous, et interposés entre les cercles de bougies. Chacun de ces tubes porte, en outre, une série de petits frotteurs élastiques en forme d'Y. La branche verticale du nettoyeur s'engage dans le presse-étoupes central du plateau de fond. Elle se prolonge à la partie supérieure par une tige filetée K passant par l'écrou Q du couvercle et recevant la manivelle M. La paroi inférieure du tube central est percée d'une couronne de trous qui se démasquent pendant que le filtre fonctionne (la vis est alors en haut de course, et qui disparaissent dans le presse-étoupes dès que le nettoyage commence.

Nettoyage. — Pour cette opération, on donne après avoir supprimé la pression dans l'appareil, plusieurs tours de manivelle dans les deux sens : les frotteurs, grâce au mouvement hélicoïdal dont ils sont animés, touchent successivement tous les points des bougies, qui sont ensuite rincées par les jets cinglants sortant des tubes.

Toutefois le brossage par les frotteurs souples ne suffirait pas pour obtenir un nettoyage complet : il tendrait plutôt à étaler à la surface des bougies les matières glaireuses déposées par l'eau. Pour éviter cet inconvénient, on jette dans le liquide même à filtrer des grenailles de liège, qui viennent, sous l'impulsion communiquée à l'eau par la rotation du nettoyeur, rouler entre les branches des Y et la surface des bougies. Un tamis, placé au-dessus du presse-étoupes, et un autre, à l'entrée du tuyau de vidange V, arrêtent les grenailles lors du nettoyage.

On arrive ainsi à brosser et rincer très convenablement les bougies ; mais ces opérations sont insuffisantes pour retrouver le débit initial que fournissent les bougies *vierges*. M. André a rempli cette dernière condition, qui est le criterium du parfait nettoyage, en constituant automatiquement sous l'influence de la pression qui existe dans l'appareil, une gaine perméable sur la surface des bougies. Il introduit, à cet effet, après chaque nettoyage, une quantité très faible (15 à 20 *gr.*) d'une poudre inerte (silice pure), qui vient *enrober* les surfaces filtrantes et constitue ainsi une sorte de dégrossisseur.

Les impuretés de l'eau se déposent sur cette gaine, et le tout s'enlève beaucoup plus facilement sous l'action du nettoyage, que si les impuretés et en particulier les matières glaireuses contenues dans le liquide, étaient appliquées directement sur les bougies par la pression qui règne dans l'appareil.

Résultats. — D'après les diagrammes présentés par M. O. André à *la Société de médecine publique et d'hygiène professionnelle*, les diverses opérations du nettoyage permettent de ramener le débit des bougies depuis longtemps en service à celui que fournissent les bougies neuves, au début de leur fonctionnement. On a, de plus, constaté que l'introduction de la poudre inerte dans le liquide assurait à un filtre composé de bougies anciennes, le même débit que celui d'un filtre à bougies neuves.

On remarquera, d'autre part, que la rapidité du nettoyage et le retour immédiat des bougies au débit initial donnent aux filtres Chamberland munis du nettoyeur O. André, une souplesse de débit des plus précieuses, car il suffit d'augmenter le nombre des nettoyages, pour accroître la quantité d'eau filtrée fournie en un temps donné, et si l'on a besoin, à un moment déterminé, d'un débit important, sans employer de réservoir, on n'aura qu'à faire un nettoyage quelques minutes auparavant.

Les filtres Chamberland système Pasteur avec nettoyeur André donnent avec une eau moyenne les débits approximatifs suivants par 24 heures.

DÉSIGNATION DES FILTRES	DÉBITS EN LITRES
Filtre de 50 bougies (sous pression de 25 mètres).	1.500
— 25 — — — —	750
— 15 — — — —	350
— 6 — — — —	175

Ces chiffres supposent un seul nettoyage par 24 heures, on peut toujours augmenter le débit en augmentant le nombre des nettoyages.

Des expériences directes ont d'ailleurs démontré que l'usure des bougies et des caoutchoucs est à peu près nulle, après un travail prolongé pendant plusieurs années.

Outre les avantages ci-dessus indiqués, le filtre à nettoyeur O. André, présente encore celui de pouvoir être *stérilisé* par ébullition sans qu'on ait besoin de le démonter. Il suffit, après avoir enlevé le collecteur d'eau filtrée, de le chauffer au dessus d'un réchaud, ou encore de le mettre, toutes valves ouvertes, dans une étuve à désinfection.

Les observations qui précèdent se rapportent à des appareils mis en communication directe avec une conduite de distribution d'eau. Mais il peut arriver que la pression y

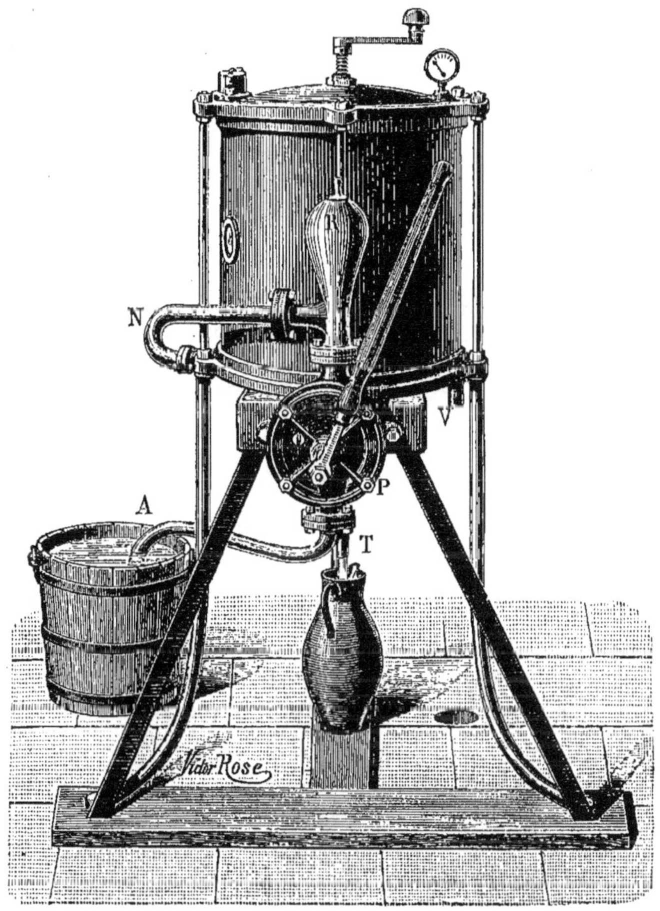

Fig. 132. — Filtre de 25 bougies à nettoyeur mécanique O. André, avec pompe pour pression artificielle.

soit très faible, notamment aux points élevés d'une ville ou d'une agglomération. Dans ce cas, il suffit d'adapter sur l'appareil même une petite pompe aspirante et foulante qui n'en accroît le prix que d'une manière insignifiante, tout en fournissant aisément une pression de 20 à 25 m d'eau. On peut alors puiser directement à l'appareil, comme à une fontaine; les filtres de ce type sont susceptibles de rendre de sérieux services dans les postes militaires placés sur des hauteurs.

Ce type se prête également aux besoins des colonnes expéditionnaires. En allégeant certaines pièces, on est arrivé à réduire le poids des filtres de 15 bougies de manière à pouvoir en charger aisément deux sur des bâts d'âne. Ces appareils ont été commandés par le Sous-Secrétariat des Colonies pour la campagne du Dahomey.

Un filtre à nettoyeur O. André de 25 bougies a été expérimenté pendant plus de quatre mois d'une manière continue au Laboratoire d'hygiène de la Faculté de médecine de Paris, par une Commission spéciale nommée à cet effet par le *Comité consultatif d'hygiène publique de France*.

A la suite du rapport officiel rédigé par M. le docteur Netter et adopté par le Comité, un grand nombre d'appareils ont été commandés par le Ministère de la Guerre, pour des Hôpitaux et des casernes, et par divers hospices et asiles. La Villes de Paris, de Clichy, Neuilly, Asnières, etc., les emploient dans des fontaines publiques filtrantes. Le Grand Hôtel, à Paris, a établi une installation permettant d'alimenter tous ses services en eau filtrée, et fournissant 12,000 litres par jour, etc., etc.

Ce système de filtration à grand débit permet donc par l'emploi des bougies Chamberland d'alimenter des agglomérations avec une eau entièrement exempte de germes pathogènes, aérée, fraîche, et avec une sécurité complète en raison de la facilité qu'on a de reconnaître et d'éliminer immédiatement toute bougie suspecte.

Bien d'autres systèmes ont été préconisés, pour stériliser en grand les eaux de boisson. Nous ne parlerons ici que de l'appareil de MM. Rouart, Geneste et Herscher, où l'eau est stérilisée à l'aide de la chaleur, à une température de 120° à 130°.

APPAREIL A STÉRILISER L'EAU

PAR LA CHALEUR ET SOUS PRESSION

ET A LA FOURNIR POTABLE

Système Rouart, Geneste et Herscher (b s. g. d. g.)

MM. Rouart frères ont cherché, non plus à épurer et à filtrer l'eau de boisson, mais bien à la stériliser par la chaleur sous pression, comme dans un appareil de laboratoire. MM. Geneste et Herscher se sont occupés également de cette même question et, de leur collaboration, est résulté l'appareil qui porte aujourd'hui le nom de MM. Rouart, Geneste et Herscher, appareil qui permet d'obtenir l'eau stérilisée dans des conditions d'absolue sécurité (1).

Cet appareil se compose : 1° d'une chaudière ; 2° d'un échangeur ; 3° d'un complément d'échangeur ; 4° d'un clarificateur.

Chaudière. — La chaudière est disposée pour être chauffée rapidement, soit à feu nu, soit au gaz, soit à la

---

(1) Dr Gabriel Pouchet. Epuration et stérilisation des eaux de boisson.

vapeur. Dans les grands appareils, elle est entourée d'un serpentin où l'eau s'échauffe avant d'entrer dans la chaudière.

L'eau est entretenue à un niveau constant dans la chaudière par l'alimentation directe des eaux en charge des

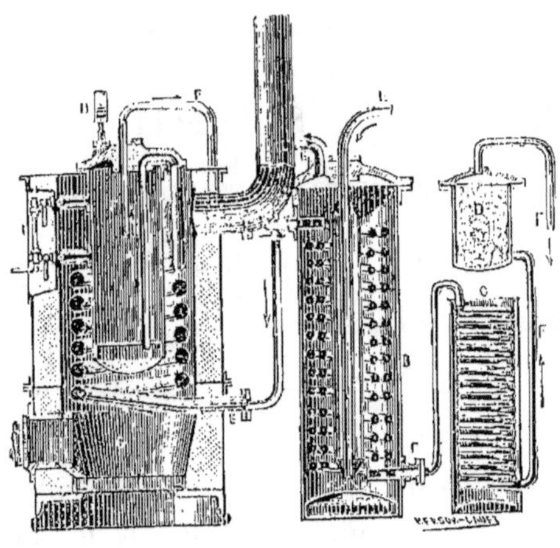

Fig. 133. — Appareil à stériliser l'eau par la chaleur.

A. Chaudière.
B. Échangeur.
C. Complément d'échangeur.
D. Clarificateur.
E. Arrivée d'eau stérilisée.

F. Sortie de l'eau stérilisée.
G. Foyer.
H. Manomètre.
I. Niveau de l'eau.

villes, ou par un bélier donnant une alimentation automatique ou enfin par l'un quelconque des appareils alimentateurs en usage.

La température est maintenue dans la chaudière entre 120° et 130°; ce résultat s'obtient sans production sensible de vapeur, car on opère sous pression en vase clos ; de là, deux avantages importants : 1° absence de vaporisation, qui a pour effet de ne pas modifier sensiblement la composition de l'eau ; celle-ci conserve pour la majeure partie l'air qu'elle contenait en dissolution ; 2° opération rendue extrêmement économique, puisqu'il n'y a pas à fournir la chaleur latente de vaporisation de l'eau.

Pour rendre l'appareil automatique, on peut le munir de régulateurs de température, ne laissant sortir l'eau de l'appareil qu'après qu'elle a été portée à la température voulue.

L'eau, ayant séjourné dans la chaudière un temps suffisant pour arriver à la stérilisation complète (temps variable suivant la température à laquelle on fonctionne), se rend ensuite dans l'échangeur.

Échangeur. — Cet appareil est composé d'un serpentin où circule l'eau chaude stérilisée, de haut en bas par exemple, et d'une enveloppe étanche où est placé ce serpentin, et dans laquelle circule en sens inverse l'eau froide à traiter avant d'être refoulée dans la chaudière. Grâce à cet appareil, on obtient une très grande économie dans la dépense. En effet, l'eau stérilisée qui sort de la chaudière se refroidit dans l'échangeur, pendant que l'eau à stériliser, entrant froide dans l'appareil, en sort à une température voisine de 100°, c'est-à-dire qu'il suffit d'une légère surchauffe, pour l'amener au degré nécessaire pour la stérilisation.

Complément d'échangeur. — A la suite du serpentin échangeur, l'eau stérilisée, déjà refroidie, parcourt un second serpentin plongé dans un réservoir ouvert à sa partie supérieure. Le complément d'échangeur, refroidi ainsi par de l'eau qui ne passera pas dans l'appareil, a pour effet de faire sortir l'eau stérilisée à deux ou trois degrés près, à la même température que l'eau d'alimentation.

Le complément d'échangeur, n'est pas nécessaire quand

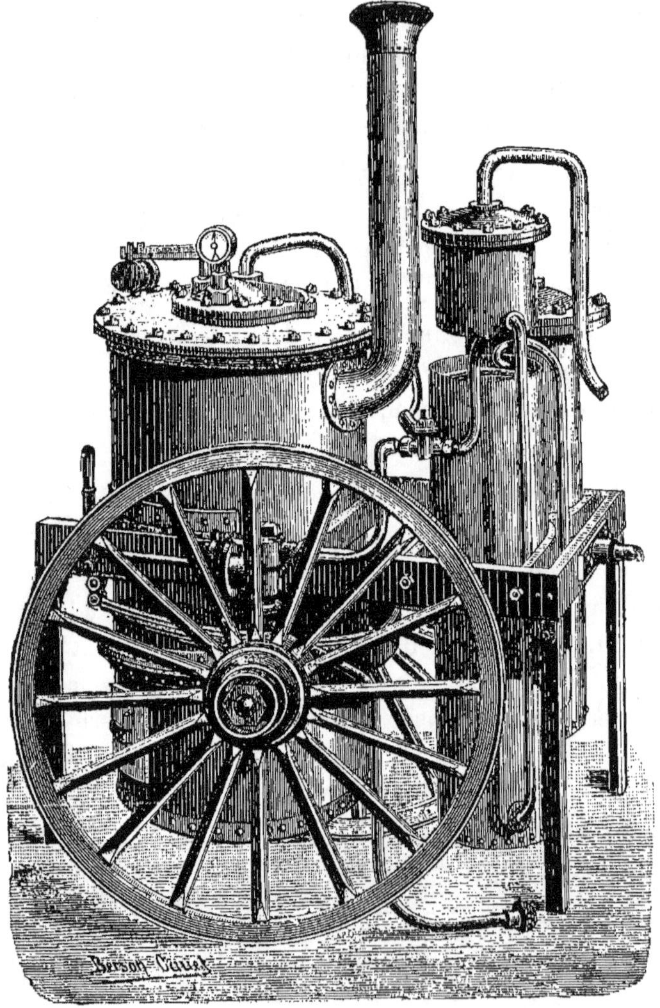

Fig. 134. — Appareil locomobile à stériliser l'eau

on peut accepter qu'il y ait entre l'eau d'alimentation et
l'eau stérilisée une différence de température de 10° à 12°.

Clarificateur. — A la suite de ces divers organes de re-refroidissement, l'eau stérilisée traverse un clarificateur, où elle dépose toutes ses matières en suspension.

Le stérilisateur peut d'ailleurs être muni d'un autre clarificateur rudimentaire à l'entrée de l'eau : l'objet de ce dernier est de retenir les grosses impuretés pouvant engorger les organes de la machine.

L'appareil, avant de servir, doit être préalablement stérilisé : il suffit de faire arriver directement à la chaudière l'eau à stériliser sans la faire passer par le vase échangeur. N'étant plus refroidie, l'eau stérilisée traverse les serpentins et le clarificateur de sortie à la température de 120° ou 130° et stérilise par conséquent tout l'espace qu'elle doit parcourir avant d'être recueillie et durant le temps jugé nécessaire.

Cet appareil présente donc les avantages suivants :

1° Stérilisation de l'eau à une température dont on peut disposer à volonté ;

2° Chauffage sous pression, sans distillation, ce qui conserve l'air dissous dans l'eau, au moins en partie,

3° Économie de combustible due à la suppression de la vaporisation et à l'emploi d'un échangeur (1 kilogramme de charbon suffit à stériliser 100 litres d'eau).

L'appareil est fixe ou mobile, susceptible de petites comme de grandes dimensions et peut s'appliquer aussi bien au service des villes qu'à celui des casernes, des hôpitaux, troupes en campagne, etc.

La sécurité pour l'obtention de l'eau stérilisée est complétée au moyen du simple jeu de deux robinets correspondant à des tubes plongeant dans la chaudière à des hauteurs inégales et laissant toujours, lorsque l'appareil ne fonctionne pas, une solution de continuité entre l'eau à stériliser et l'eau déjà stérilisée, ce qui donne toute tranquillité.

De plus, le robinet de sortie a une ouverture telle qu'à la pression de 2 kilog. la quantité maxima d'eau stérilisée qu'il peut débiter est celle correspondant au temps que l'eau doit séjourner dans l'appareil pour une stérilisation complète.

Les appareils domestiques reposent sur le même principe, seulement l'échangeur est supprimé, le filtre est placé dans la même enveloppe que la chaudière, et le chauffage est réglé automatiquement. Le complément d'échangeur est refroidi par de l'eau courante.

Les appareils destinés à l'usage des hôpitaux sont fondés sur les mêmes principes que les appareils ordinaires ; ils possèdent serpentin de chauffage, chaudière, alimentateur tel que bélier, etc., régulateur de chauffage, clarificateur faisant partie de la chaudière et échangeur.

Ce dernier organe est conçu de manière à pouvoir fournir d'un seul coup une certaine quantité d'eau stérilisée chaude à 80° environ, et il lui a été adjoint un réservoir où peut s'accumuler une provision d'eau stérilisée froide, de manière à satisfaire aux diverses nécessités des hôpitaux.

Les premières expériences faites à l'aide de l'appareil Rouart remontent à la fin d'octobre 1890. Toutes celles faites depuis avec les perfectionnements apportés à l'appareil primitif sont aussi certaines et aussi concluantes.

Les expériences, qui ont été d'ailleurs confirmées au point de vue bactériologique par MM. Miquel et Charrin, ont été faites sur de l'eau de Seine, soit seule, soit additionnée de cultures de différents micro-organismes.

Nous ne reproduirons pas les tableaux des résultats de ces expériences mais nous dirons, comme conclusion, qu'ils démontrent l'obtention d'une stérilisation absolue et certaine de l'eau par le chauffage dans l'appareil, soit pendant 15 minutes à 120°, soit pendant 10 minutes à 130°.

MM. Rouart, Geneste et Herscher construisent un appareil dont le débit de 500 litres d'eau stérilisée par heure permettra d'assurer l'alimentation, en eau potable, d'agglomérations importantes telles que : Casernes, Hôpitaux, etc.

CHAPITRE VI

—

CUISINES

—

Cuisines à vapeur.

> Description.

> Applications.

> Préparation des aliments.

> Entretien.

Percolateurs ou cafetières à vapeur.

Laveries.

Fourneaux de cuisine.

Rôtissoires.

—

CUISINES A VAPEUR

Comme on a pu le voir dans le cours de cet ouvrage, la vapeur se prête à des applications multiples, elle contribue au chauffage par l'abandon des calories qu'elle renferme, elle donne la vie aux moteurs, aux pompes, aux pulsomètres, c'est pour ainsi dire l'âme de l'installation.

Son rôle ne s'arrête pas là et on l'emploie maintenant pour la cuisine.

En 1862, un frère de la doctrine chrétienne, le frère Pierre Célestin, fit construire une cuisine à vapeur, mais sur un modèle assez différent de celles existant à cette époque ; en 1855 une cuisine à vapeur dite *Américaine* avait été installée par M. Duval dans son établissement de bouillon de la rue Montesquieu, les détails manquent pour apprécier cet appareil. M. Jacques Fraise, plus connu sous le nom de Peters, a dépensé aussi beaucoup d'argent pour les cuisines à vapeur locomobiles et autres pour les armées, nous ne croyons pas que le succès ait répondu à ses efforts (1).

C'est donc au frère Pierre Célestin que revient l'honneur des premières tentatives faites dans cette voie ; il fut puissamment aidé par un praticien d'un grand talent, M. Egrot père, dont le nom restera attaché à ce genre de cuisines. L'usage des cuisines à vapeur ne tarda pas à se répandre,

(1) Voir l'ouvrage de M. le capitaine de génie Corbin.

on peut dire que maintenant pas un établissement important ne se monte sans que l'on y rencontre ce genre de cuisines. On en compte actuellement plus de 100 applications qui donnent les meilleurs résultats.

Il suffit d'avoir visité une cuisine ordinaire d'un grand établissement pour reconnaître combien le service en est pénible pour le personnel, la température y est toujours très élevée, surtout lorsque l'on fait usage de fourneaux entièrement métalliques dont la plaque supérieure presque toujours ou souvent rouge devient très gênante par la réverbération ; cet inconvénient est encore augmenté par les bouffées d'air embrasé provenant des fours à rôtir.

Avec les cuisines à vapeur, rien de tout cela ne se présente.

1° L'air n'est plus vicié en se surchauffant au contact des fourneaux en fonte. Plus de goût de graillon : les mauvaises odeurs n'existent plus, puisque les graisses et autres condiments ne peuvent se répandre sur les fourneaux.

2° Les employés à la cuisine ont moins chaud et moins de fatigue, ils produisent davantage.

3° Les aliments ne peuvent brûler et il est facile de les maintenir chauds après cuisson ; enfin le générateur à vapeur se trouvant dans une pièce voisine de la cuisine, on évite dans celle-ci le charbon, les cendres et la fumée.

DESCRIPTION DES CUISINES A VAPEUR

Les cuisines à vapeur comprennent un générateur qui produit la vapeur et une série de récipients ou marmites contenant les aliments et chauffés par la vapeur du générateur.

Le générateur peut être spécial pour le service de la cuisine ou bien la vapeur peut être prise sur un générateur alimentant déjà les autres services de l'établissement.

Les marmites à vapeur basculantes destinées à la cuisson des aliments sont en fonte, entourées d'une enveloppe en tôle qui les préserve du refroidissement. Elles sont à double fond plat, de sorte que l'eau de condensation, se répartissant sur une large surface, ne touche pas le fond de la marmite proprement dite et permet au chauffage d'atteindre toute son intensité.

Leur construction spéciale les rend inexplosibles et leur chauffage intense les rend propres à la cuisson des rôtis et à la confection des fritures, mets que l'on croit généralement impossible de réussir par la cuisson à la vapeur.

Les marmites munies de tourillons, sont mobiles autour d'un axe horizontal et peuvent être basculées facilement pour être vidées ou nettoyées. Des dispositions spéciales, variables suivant la capacité des marmites, assurent la manœuvre facile du basculement et le maintien des marmites dans la position verticale ou dans une inclinaison déterminée.

Les couvercles sont montés à charnière et équilibrés par

un contre-poids qui permet de les tenir fermés ou ouverts à l'inclinaison voulue.

Les robinets qui règlent l'entrée ou la sortie de la vapeur sont d'un système spécialement étudié grâce auquel il n'y a pas de fuites possibles. Les robinets d'arrivée de vapeur étant munis de manches noirs et les robinets de purge de manches blancs, aucune erreur de manœuvre n'est possible.

Il y a quatre types principaux de marmites qui permettent de répondre à tous les besoins du service.

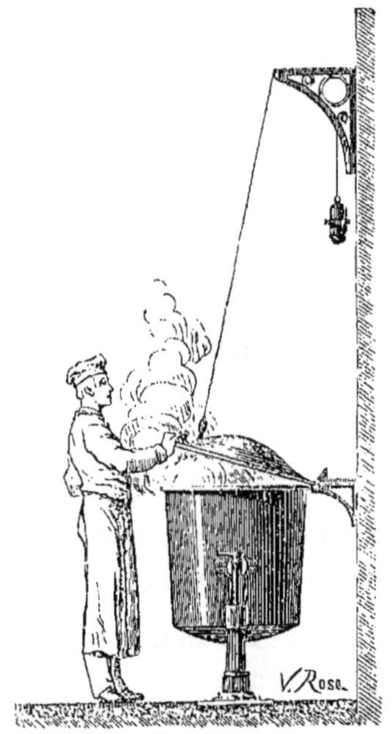
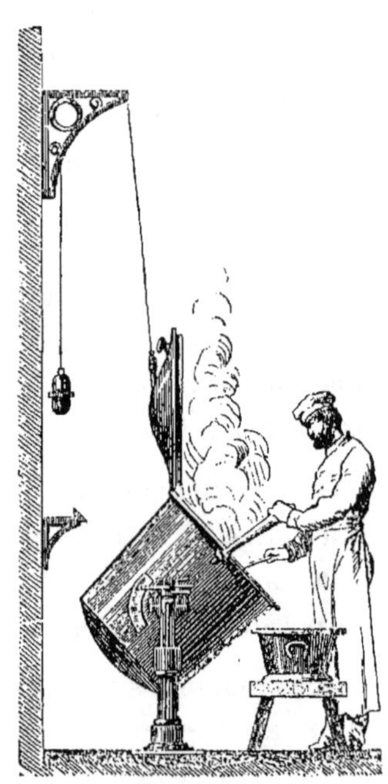

Fig. 135.   Fig. 136.

Marmites à vapeur Egrot.

1° Marmites profondes pour la préparation du bouillon, des soupes, des légumes, etc.;

2° Marmites plates pour les rôtis et les fritures ;

3° Marmites mixtes ou demi profondes pour la préparation des ragoûts. Ces marmites peuvent également servir pour les usages mentionnés ci-dessus ;

4° Marmites à vapeur directe pour la cuisson des pommes de terre, des herbes, etc.

Dans ces dernières le double fond est supprimé et la vapeur agit directement en se condensant dans la masse liquide.

Les capacités des marmites varient de 25 à 1,500 litres et plus pour les marmites profondes, et le diamètre des marmites plates à rôtir peut atteindre 1^m50.

Dans certaines catégories d'hôpitaux, maternités, hôpitaux d'enfants, etc., on a besoin d'avoir des marmites spéciales pour la cuisson du lait. Ces marmites sont alors tout en cuivre étamé. Elles sont comme les autres à double fond et montées sur tourillons pour pouvoir être renversées.

Les cuisines à vapeur se complétent par des tables chaudes à vapeur destinées à conserver chauds les mets pendant le service, chauffer les assiettes, etc.

Quelquefois on emploie à cet usage des étuves composées d'une caisse en tôle à un ou plusieurs compartiments, recevant un ou plusieurs étages de plateaux en tôle perforée et entourée quelquefois d'une enveloppe isolante en bois. Le chauffage est fait au moyen de la vapeur dont on règle à volonté l'intensité ou dans certaines applications par la chaleur perdue fournie par le gaz de la combustion du générateur.

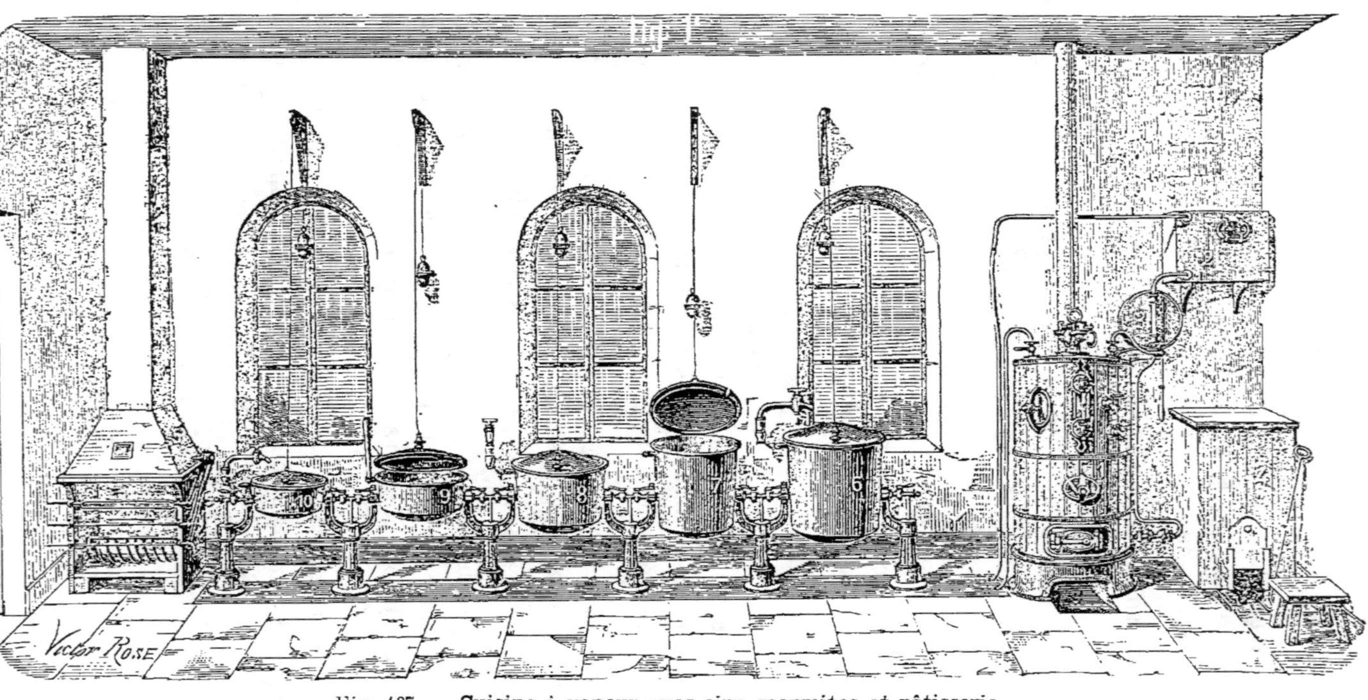

Fig. 137. — **Cuisine à vapeur avec cinq marmites et rôtisserie.**

Pour plus de clarté, le mur de refend séparant la cuisine du générateur à vapeur a été enlévé sur le dessin

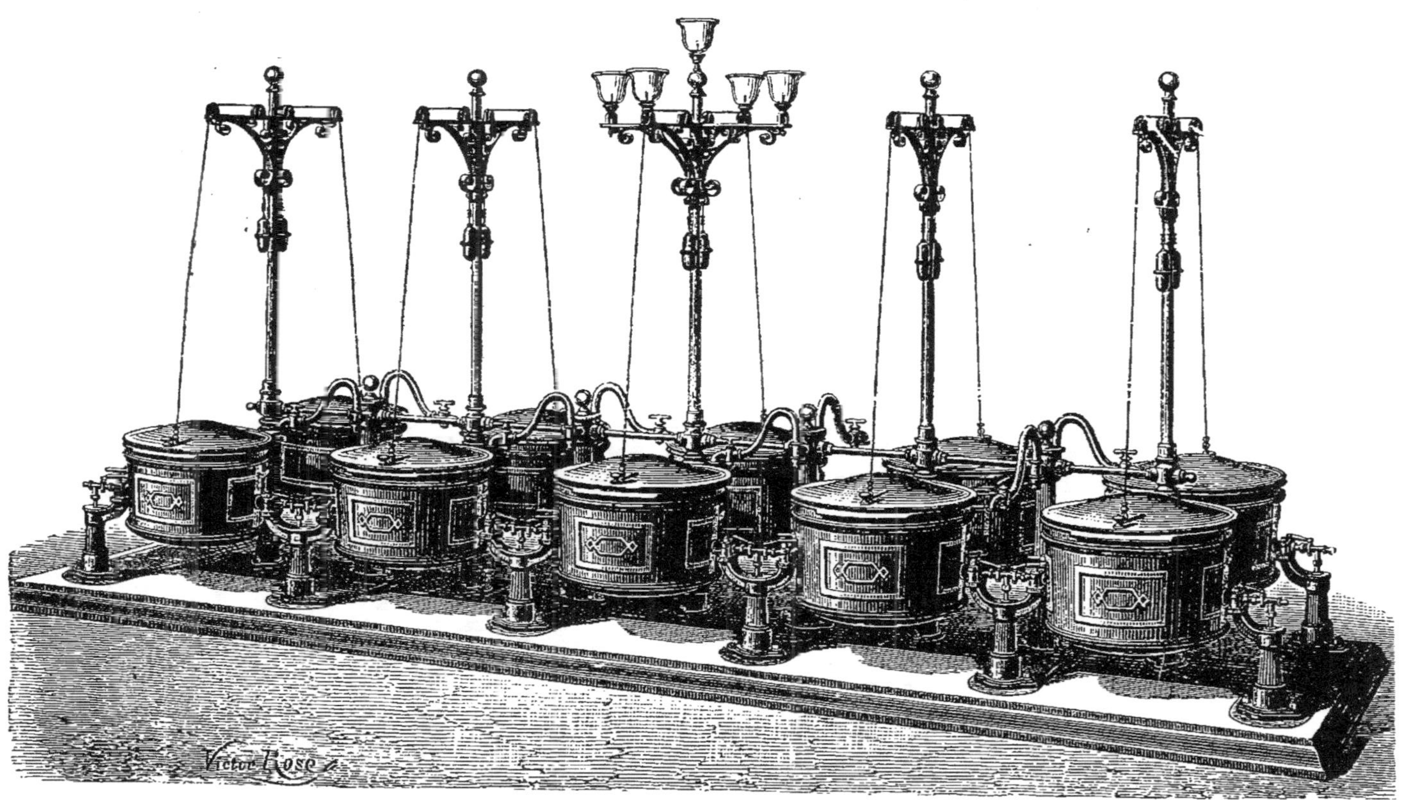

Fig. 133. — Autre disposition de cuisine à vapeur avec 10 marmites. — Cette disposition peut être circulaire suivant les emplacements.

APPLICATIONS DES CUISINES A VAPEUR

Plus de 1,000 marmites à vapeur fonctionnent dans des hôpitaux, hôtels, grands restaurants, établissements religieux, casernes, grands magasins, maisons d'instruction, navires, etc., grands ateliers industriels, etc.

Nous citerons parmi les hôpitaux où elles sont employées, les hôpitaux militaires de Bourges, Bourbonne-les-Bains, Bruxelles, Saïgon, etc., l'hospice des Incurables d'Ivry, les asiles de Ste-Anne, de Ville Evrard, de Vaucluse, de Villejuif, de Prémontré, etc., les hôpitaux de Bucarest, de Jassy (Roumanie), etc., etc.

Les grands magasins du Louvre et du Bon Marché à Paris ont installé une cuisine à vapeur pour leur nombreux personnel ; ces cuisines renferment tous les perfectionnements désirables ; comme nous le disions plus haut, on peut y faire : fritures, rôtis, ragoûts, voire même des pommes de terre frites.

On a appliqué aux marmites un nouveau système de basculage d'une sécurité complète, d'une manœuvre facile.

Une des marmites à bouillon est disposée de telle sorte qu'on peut à volonté la transformer en bain-Marie et tenir le bouillon bien chaud ; dans les autres marmites, on peut conserver tous les aliments chauds presque sans dépense, sans les cuire davantage, ce qui est indispensable quand la distribution ne peut se faire au même instant.

Aux magasins du Louvre, les *générateurs à vapeur* sont *dans les sous-sols* et les cuisines et réfectoires sont sous les combles. Cette installation sur laquelle nous appelons l'attention, est des plus remarquables et des mieux réussies, elle fait le plus grand honneur à l'habile et aimable ingénieur des magasins du Louvre, M. Honoré, lequel, après avoir étudié dans les divers pays d'Europe les différents types de cuisines à vapeur en usage : cuisines du docteur Becker (1) et autres, a donné la préférence aux cuisines à vapeur françaises, système Egrot.

Pendant l'Exposition de 1889, les cuisines du restaurant Brébant sur la Tour Eiffel étaient des cuisines à vapeur Egrot. Elles comprenaient deux étages ; à l'étage inférieur : génërateur de vapeur, table chaude pour le service et laveries ; à l'étage supérieur la cuisine proprement dite contenant les marmites à vapeur pour bouillon, pour légumes, pour rôtis et fritures, pour poissons (saumonières et turbotières) un chauffe plat à vapeur, une table chaude à vapeur, une cafetière à vapeur et un bain-Marie.

Non-seulement ces cuisines sont plus hygiéniques pour le personnel qui n'est plus incommodé par une chaleur insupportable autant qu'affadissante, mais d'autres avantages plaident encore pour l'adoption de ce système.

Ainsi l'Économie de combustible : en effet, la centralisation de tous les foyers en un seul, produit une économie de combustible variant de 40 à 80 $\%$ suivant l'importance de l'application.

Économie du linge de cuisine qui se salit moins et a moins à souffrir que dans une cuisine à feu direct.

(1) La cuisine du docteur Becker est aussi un bon appareil, elle est employée à l'hôpital de Mulhouse ; c'est en somme un vaste bain-Marie, dans lequel les marmites sont chauffées ; les viandes, bien que succulentes, restent un peu grises et n'ont pas la couleur appétissante que l'on obtient avec les cuisines à vapeur.

PERSONNEL.

La direction et l'entretien de ces cuisines n'exigent qu'un personnel très peu nombreux. Pour n'en donner qu'un exemple, nous dirons qu'à Saint-Nicolas de Vaugirard, où l'on nourrit 1,100 personnes et où, en raison des différentes classes du personnel, élèves, grands et petits, professeurs, serviteurs, on prépare des aliments assez variés, le service de la cuisine et des générateurs est fait par un frère aidé de deux cuisiniers qui graissent les robinets et nettoient eux-mêmes le foyer et la chaudière.

L'Économie de personnel est d'autant plus grande que le service est plus considérable.

A l'établissement du Saint Cœur de Jésus, rue Picpus, c'est une religieuse qui conduit non-seulement la cuisine à vapeur, mais le générateur à vapeur et cela depuis nombre d'années.

A l'établissement de Notre-Dame de Sion, à Paris, les religieuses seules entretiennent et conduisent la cuisine à vapeur.

ÉCONOMIE D'ENTRETIEN

Les frais d'entretien sont moindres que ceux d'une cuisine ordinaire, et la dépense d'amortissement est très faible, car la cuisine a une durée presque indéfinie.

On évite les frais d'étamage fréquents que nécessitent les marmites en cuivre ou leur remplacement quand elles sont en fonte et qu'elles sont mises hors de service par un accident quelconque. Il y a économie par la durée des appareils, qui, au bout de dix ou quinze ans d'emploi, n'ont pas reçu d'altération sensible.

PRÉPARATION ET QUALITÉ DES ALIMENTS

La cuisine à vapeur permet la préparation de tous les mets que l'on cuit habituellement dans une marmite ou une casserole. C'est à tort que l'on suppose souvent, à *priori*, qu'elle n'est propre qu'à la confection des soupes et des ragoûts ; les viandes s'y dorent aussi bien que sur le fourneau ordinaire et dans certains grands établissements, les chefs de cuisine font dans la marmite à vapeur ce que l'on fait habituellement au four.

Les aliments préparés dans ces marmites à vapeur sont d'aussi bonne qualité que ceux cuits sur le feu ; il y a même cet avantage que jamais ils ne peuvent ni être brûlés, ni sentir la fumée. De l'avis de toutes les personnes qui se servent de la cuisine à vapeur, de tous les chefs des établissements où elle fonctionne, et en particulier de M. l'Ingénieur de l'administration de l'Assistance publique de Paris, ces appareils sont ce qu'il y a de mieux et de plus commode pour la cuisson des aliments simples, tels que soupes grasses et maigres, légumes à l'eau et à la graisse, ragoûts de viande, bœuf à la mode, fricassées, poissons.

Dans la cuisine montée dernièrement aux magasins du Louvre, on fait deux fois par semaine des pommes de terre frites ; il suffit pour cela d'avoir de la vapeur à 5 kilos.

Les rôtis que l'on obtient dans les marmites plates sont des plus présentables, ils sont dorés et absolument les mêmes que ceux qui se cuisent dans les fours ; et en effet, avec la chaleur sèche, la marmite plate devient un véritable four, surtout si ce sont des viandes blanches : les volailles, en particulier, rôtissent parfaitement.

La rapidité est encore un grand avantage de la cuisine à vapeur ; 20 à 30 minutes suffisent à la mise en pression du générateur et on peut alors en très peu de temps, faire la cuisson pour 100 à 3000 personnes (1). Nous ne parlerons que pour mémoire des craintes d'accidents. Jamais il n'en est arrivé. Les générateurs employés sont d'un système très simple et leur volume d'eau très petit les met à l'abri de tout danger.

CONDUITE DES MARMITES

La conduite des marmites, c'est-à-dire la manœuvre des robinets d'admission de la vapeur et de retour d'eau de condensation, est des plus simples, une journée suffit à mettre au courant le cuisinier le moins expérimenté.

Elle varie un peu avec la nature des aliments que l'on veut préparer.

S'agit-il, par exemple, de cuire un pot-au-feu, une soupe maigre, des légumes : on ouvre entièrement le robinet de vapeur et à moitié environ celui de purge, jusqu'à ce que le contenu de la marmite entre en ébullition, après quoi on ferme le robinet de purge, en ne laissant entrer de vapeur que suivant l'ébullition que l'on désire avoir ; le mieux est alors de ne plus toucher à l'admission et de n'ouvrir la purge que toutes les demi-heures, une ou deux minutes, suivant la grandeur des marmites.

S'il s'agit de faire revenir des légumes, des viandes, comme le cas se présente dans la préparation des ragoûts, on ouvre le robinet de vapeur en grand, et l'on purge, toutes les cinq minutes, un quart de minute à une demi-

(1) Le 14 juillet 1888, au banquet des Maires au Champ de Mars, les marmites où cuisaient le potage et les légumes étaient chauffées à la vapeur par un générateur installé au milieu du Champ de Mars (*Illustration*, 21 juillet). Aucune autre disposition n'aurait pu suffire à ce service monstre.

minute au plus, afin d'avoir ce que nous appelons de la chaleur sèche.

Enfin, pendant la cuisson, le cuisinier règlera sa vapeur suivant la nature des mets et suivant la rapidité avec laquelle ils doivent cuire ; on ne purgera plus que toutes les quinze à vingt minutes, une minute environ.

Toutes les fois que l'on a fini de se servir d'une bassine, il faut avoir soin de chasser du double fond l'eau qui s'y est condensée ; pour cela, on ouvre en grand les deux robinets, pendant une à quatre minutes, suivant la dimension des vases, puis on les ferme tous deux.

La manipulation des plus grosses marmites se fait sans peine ; un enfant pourrait seul et sans danger, déverser ou relever une marmite même de 1200 litres, grâce aux appareils perfectionnés de basculement.

ENTRETIEN ET DURÉE DES CUISINES

Les soins qu'exige l'entretien de ces cuisines à vapeur peuvent se diviser en deux parties distinctes :

1° Entretien des générateurs de vapeur.

2° Entretien des marmites, robinets divers de la cuisine proprement dite.

1° L'entretien des chaudières est des plus simples : chaque mois on peut vider une des chaudières, démonter les tubes ; on mélangera à l'eau de l'alimentation un bon anti-calcaire, afin d'éviter les dépôts et les incrustations.

2° L'entretien des presses-étoupes des bassines, des robinets divers de purge et d'arrivée de vapeur se résume au serrage et à la réfection des garnitures avec de la corde d'amiante, et au graissage au suif des boisseaux des robinets ; il suffit, tous les mois seulement, de sortir la clef de son boisseau, de la nettoyer à l'aide de suif et d'un chiffon de laine, puis de la remettre après l'avoir enduite à nouveau de suif, en ayant soin de ne pas trop serrer l'écrou qui la maintient.

Dans toutes les cuisines les travaux d'entretien sont faits par le cuisinier lui-même.

Quant au remplacement des robinets, cela n'a guère lieu que tous les trois, quatre ou cinq ans, suivant l'usage que l'on fait des marmites correspondantes et des soins que l'on en a.

Toutes celles qui fonctionnent à Paris ont au plus dix ans d'existence, et aucune d'elles n'a exigé, jusqu'à ce jour, de réparation sérieuse ; les marmites sont en fonte avec enveloppe isolante et protectrice en tôle ; on ne voit pas en effet, de limite à leur durée, car elles ne peuvent se briser ni par le feu, ni par les chocs.

Dans les cuisines les machines à éplucher les pommes de terre, à essorer les salades, à tailler le pain seront d'un grand secours pour les établissements qui compteront un grand nombre de pensionnaires.

PERCOLATEUR OU CAFETIÈRE A VAPEUR

Dans certains établissements notamment les casernes, magasins de nouveautés, etc., on complète l'installation de la cuisine par une cafetière à vapeur ou percolateur.

Cet appareil nouveau le plus simple de tous ceux destinés à la préparation en grand du café (1) est exempt des défauts que présentent les percolateurs employés habituellements : lenteur, difficulté de nettoyage, prix élevé, danger d'explosion.

La cafetière à vapeur système Egrot, se compose d'un récipient en cuivre étamé, chauffé par la vapeur et entouré d'une enveloppe isolante en bois. L'intérieur reçoit un appareil mobile également en cuivre étamé, surmonté d'un panier métallique dans lequel on place le café moulu.

Lorsqu'elle atteint la température de l'ébullition l'eau placée dans l'appareil s'élève d'elle-même dans le tube central et s'épand en pluie sur le café placé dans le panier. Elle retombe après avoir traversé le café dans le récipient et reprise par le mouvement circulatoire, elle remonte de nouveau sur le café, en assurant son épuisement complet.

Cet appareil très simple présente tous les avantages des cafetières à circulation au point de vue de l'épuisement du café et de l'économie qui en résulte et, de plus, il est très facile à nettoyer dans toutes ses parties.

La cafetière à vapeur peut être avantageusement employée dans les grands établissements industriels, pour la préparation du café qui constitue la meilleure boisson hygiénique pour les travailleurs.

---

(1) Au grand banquet des maires de Paris au 14 juillet 1888, deux percolateurs ont fourni chacun 3000 tasses de café. Le café fut trouvé excellent.

LAVERIES ET PLONGES A VAPEUR

Le complément des cuisines à vapeur est la laverie.

La laverie bénéficie aussi de tous les avantages que donne la vapeur : on a de l'eau chaude en abondance dans des réservoirs convenablement placés. Le service est plus rapide et le lavage s'opère dans des conditions de propreté qui défient toute critique.

Les nouvelles laveries adoptée par l'assistance publique à Paris, sont du système à vapeur Egrot.

Les cuisines de tous genres, à vapeur et autres, devront toujours autant que possible, de même que les laveries, être bâties en rez-de-chaussée, sans étages au-dessus (1).

On devra, en dehors d'une hauteur largement suffisante, assurer une ventilation énergique par une disposition de lanternons avec des volets mobiles se manœuvrant facilement du bas.

Le sol des cuisines sera étanche avec un bon dallage en carreaux céramiques non perméables.

---

(1) Aux grands magasins du Louvre, la cuisine, comme nous le disons page 242, est installée supérieurement sous les combles.

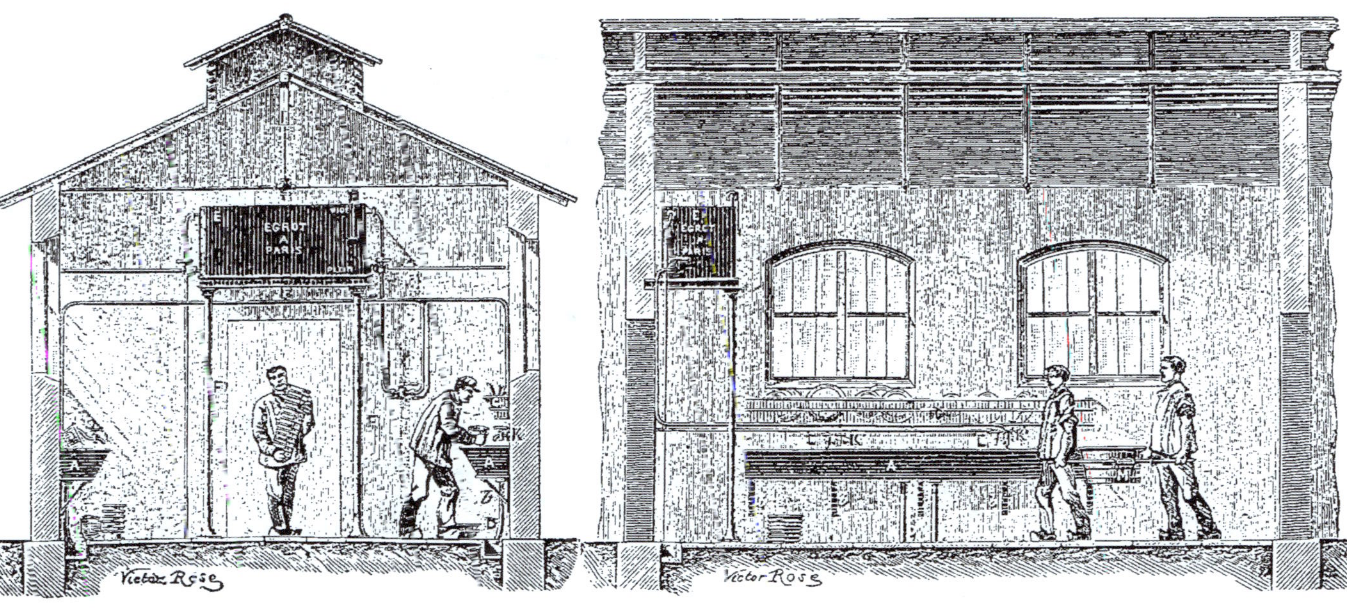

Fig. 139. — Type d'une Laverie à vapeur.

FOURNEAUX DE CUISINE AU CHARBON

Dans beaucoup d'établissements, si les ressources budgétaires ne permettent pas d'établir une cuisine à vapeur, on montera utilement les nouveaux fourneaux économiques dans lesquels la chaleur est aussi bien utilisée que le permet ce genre d'appareils.

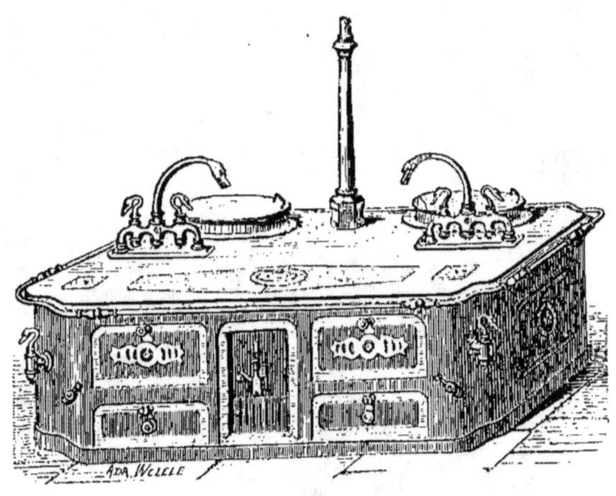

Fig. 140.

Le fourneau représenté ci-contre contenant toutes les marmites et fours nécessaires sera d'un bon usage. Un service d'eau sera installé de manière à avoir l'eau froide et chaude sur le fourneau. Ces fourneaux possèdent des bouilleurs pour l'eau chaude.

Ces fourneaux sont disposés de façon à marcher par moitié ou en entier, suivant les besoins. Le fourneau représenté ci-contre, au moyen de registres, peut n'avoir qu'une moitié en service, de même que ces mêmes registres permettent de régler l'intensité du feu et l'emploi des deux côtés à la fois.

Ce fourneau peut être double, enfin on en proportionne les dimensions au personnel à nourrir.

On ne saurait les comparer aux cuisines à vapeur, ils consomment beaucoup plus de combustible et n'en ont pas les avantages, mais souvent aussi l'absence de la vapeur dans un établissement rend nécessaire l'emploi de ces fourneaux.

ROTISSOIRE

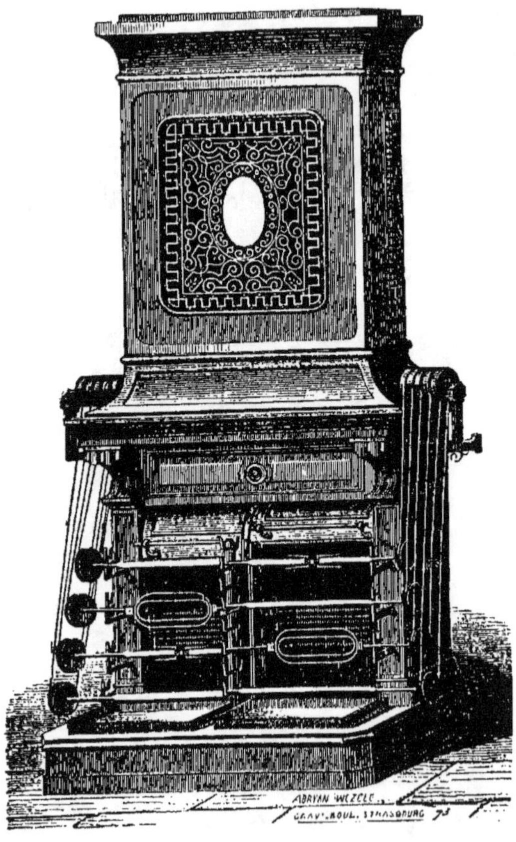

Fig. 141.

Dans toutes les cuisines bien installées, il y aura place pour une rôtissoire, c'est un appareil indispensable. Rien ne saurait le remplacer. D'abord les viandes grillées sont souvent ordonnées par les médecins, elles réconfortent les malades affaiblis ; ensuite la santé du personnel exige que de temps à autre et même régulièrement, on ait des viandes grillées : rôtis ou grillades, beaucoup d'estomacs délicats s'en passeraient difficilement.

Dans toute cuisine, il y aura donc une rôtissoire plus ou moins importante. On peut la chauffer soit au gaz, soit au charbon, soit au bois suivant les localités.

Le gaz est le plus propre et le plus commode des combustibles, il suffit d'ouvrir et de fermer un robinet.

La viande n'a aucun goût, d'ailleurs dans la vie domestique un grand nombre de rôtissoires fonctionnent ainsi. La belle et grande rôtissoire de l'Hôpital Tenon à Paris est chauffée au gaz.

On peut employer le charbon et le bois, mais ce combustible est plus cher, on prétend que les rôtis ainsi faits sont meilleurs, nous n'y contredirons pas.

Dans ces rôtissoires, les tourne-broches sont mus mécaniquement par un mécanisme actionné généralement par l'air chaud lui-même, l'appareil pourrait être mis en mouvement par la pression de l'eau, mais l'air dilaté nous semble préférable comme simplicité d'installation.

Les rôtissoires se font généralement suivant les emplacements.

CHAPITRE VII

PHARMACIES ET TISANERIES

Pharmacies.

Tisaneries.

PHARMACIES & TISANERIES

Dans un hôpital important la vapeur sera d'un grand secours pour le service des tisaneries et des pharmacies.

Dans les tisaneries, elle permettra de faire toutes les tisanes avec célérité et économie. Les tisanes se feront dans des marmites installées exactement comme celles des cuisines à vapeur.

Suivant les préparations, on emploiera le cuivre ou le cuivre étamé.

Dans la pharmacie, on aura tous les appareils de distillation et d'extraction nécessaires, et toujours on possèdera la même facilité d'opérer : la vapeur est un agent toujours prêt.

Les broyeurs, malaxeurs, pastilleuses, les presses, etc., seront commandés par le moteur de l'établissement.

Nous n'hésitons pas à dire que toutes ces applications d'engins mécaniques constituent des progrès indiscutables ; nous espérons les voir se développer et se généraliser de plus en plus.

Les laboratoires à vapeur pour hôpitaux se font ordinairement sur deux types principaux suivant l'importance de l'installation.

Pour les petites installations les appareils sont portés sur des consoles et directement scellés contre la muraille. Une

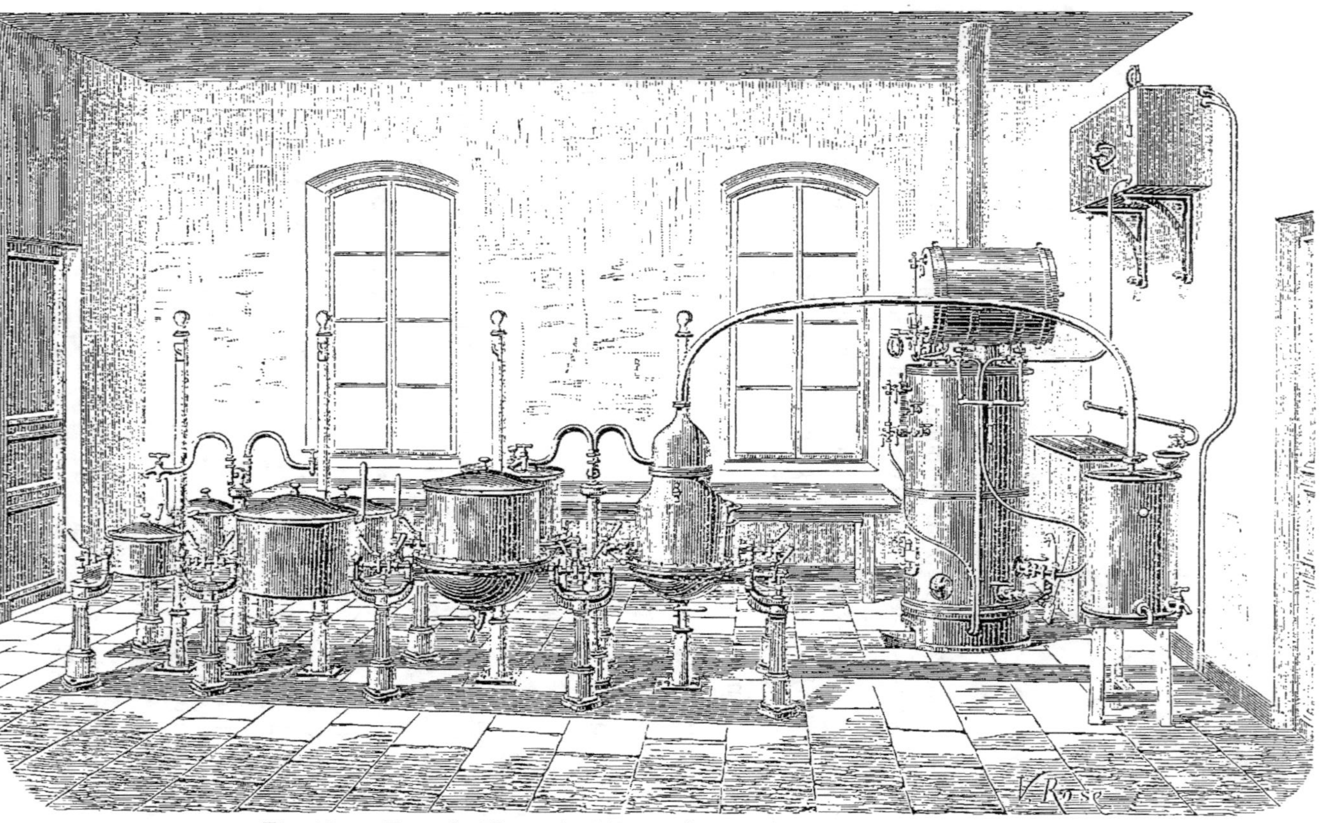

Fig. 142. — Type de Tisanerie-Pharmacie, Système Egrot, b. s. g. d g.

installation de ce genre comprend ordinairement un alambic pour la distillation des alcoolats, une bassine à décoctions et infusions, une bassine basculante à évaporation qui peut être argentée sur demande et une étuve à bain-marie ou à vapeur.

Pour les grandes installations les appareils sont au contraire disposés sur pieds en fonte scellés sur le sol comme le représente la figure 142 qui est la vue d'ensemble du Laboratoire de pharmacie-tisanerie installé à l'Hôpital militaire de Saïgon.

Un grand nombre de pharmacies et tisaneries sont installées sur ce type parmi lesquelles nous citerons celles de l'Hôpital militaire de Bourges, l'Hôpital militaire de Bourbonne-les-Bains, le Nouvel Hôpital de Bruxelles, l'Asile Ste-Anne, à Paris, l'Asile de Ville-Évrard, l'Asile de Vaucluse, l'Asile de Villejuif, l'Asile de Prémontré (Aisne), la Pharmacie Centrale des Hôpitaux civils de Paris, la Pharmacie Centrale des Hôpitaux militaires de Paris et un grand nombre d'établissements particuliers.

CHAPITRE VIII

PANIFICATION

Boulangerie.
  Historique.
  Fabrication.

Moulins.

Fours.

PANIFICATION

LA BOULANGERIE [1]

HISTORIQUE

Le pain est un de ces produits de l'industrie que tout le monde consomme et qui n'étonne personne. C'est cependant l'aliment par excellence. Provenant de la classe des végétaux les plus propres à la nourriture de l'homme, il peut remplacer au besoin tous les autres aliments. Notre mot français *pain* vient d'un mot latin qui, lui-même, d'après Cicéron, dérive d'un mot grec qui signifie *tout* : les Hébreux le nommaient *lekem*, expression qui, dans leur langue, a la même signification.

L'origine de la panification remonte aux patriarches. Abraham dit à Sarah : Pétrissez 3 mesures de farine et faites cuire des pains sous la cendre. » On lit également dans la Genèse que Melchisédech (2281 ans avant Jésus-Christ), roi de Salem et prêtre du Très-Haut, bénit Abraham à son retour de Sodome et lui offrit du pain et du vin.

(1) Extraits des *Études sur l'Exposition de 1867*, par M. Henri Villain.

L'Exode nous apprend que les Israélites (1645 ans avant Jésus-Christ), qui manquaient de nourriture dans le désert de Sin, murmuraient contre Moïse et Aaron : « Que ne sommes-nous morts en Egypte, disaient-ils, où nous pouvions, du moins, nous rassasier de pain. » Et dans le livre de Judith on voit qu'Elie (900 ans avant Jésus-Christ), après avoir rempli une mission auprès d'Achab, fils et successeur d'Amri, roi d'Israël, se retira dans une grotte du côté du Jourdain, où il fut nourri par des corbeaux qui lui apportaient du pain et de la chair deux fois par jour.

Mais ces pains différaient beaucoup du nôtre aussi bien pour la forme que pour la matière. Il fallut un temps très long, même après que les hommes eurent eu l'idée de ranger en sillons réguliers les grains de même espèce, même après avoir inventé la meule, pour qu'on arrivât à découvrir ce qui fait l'essence du pain actuel, c'est-à-dire le levain.

L'Asie peuplée avant les autres parties du monde, dut trouver et perfectionner avant elles, les arts de nécessité première. Deux Béotiens y apprirent dans un voyage celui de faire du pain. Ils en apportèrent le secret dans leur patrie où leurs concitoyens par reconnaissance, leur dressèrent à chacun une statue. De la Béotie, cet art passa dans la Grèce qui le perfectionna singulièrement, et de la Grèce il passa dans la Gaule avec cette colonie de Phocéens qui vint y fonder Marseille. Les Egyptiens attribuaient à Ménès, leur premier roi, l'invention du pain, des moulins, de la charrue et de tous les instruments de labourage. L'art de faire du pain a subi le sort de tous les autres arts. Il a pris naissance d'abord chez les peuples policés et il s'est répandu ensuite lentement et par degrés dans chaque pays où la civilisation pénétrait. Ce fut seulement 168 ans avant Jésus-Christ, et l'an 505 de la fondation de Rome, que les Romains, à leur retour de Macédoine, amenèrent les boulangers grecs en Italie.

Le plus souvent, dans le principe, on se contentait de faire griller les grains et on ne les pulvérisait qu'après la torréfaction. Avec cette farine grossière on faisait de la bouillie, des sortes de puddings dans la confection desquels entraient des œufs, de la graisse, du safran, du miel, etc. Longtemps, au dire d'Apulée, les pains d'Athènes jouirent d'une grande renommée. La profession de boulanger était à cette époque, fort honorée. On forma à Rome un collège de boulangers qu'on dota fort bien ; ils pouvaient devenir sénateurs. Mais malgré ces honneurs, les premiers boulangers n'étaient que des pâtissiers ou des fabricants d'espèces de biscuits de mer. Il est probable qu'un reste de pâte sucrée, oubliée pendant quelques jours, se mit à fermenter, et que mêlée à de la bonne pâte nouvelle il lui communiqua cette fermentation, ou bien qu'un hasard fit ajouter à la pâte du moût de raisin dont il fut facile de reconnaître les bons effets. Quoi qu'il en soit, le levain fut trouvé, étudié, perfectionné, et la boulangerie fut définitivement constituée. Le pain devint alors d'un usage si général, même dans les classes les moins aisées de la population, que chez tous les peuples et chez tous les souverains l'idée de la réglementation naquit et s'implanta. Aucune profession n'a été, en effet, plus surveillée, plus délimitée, et n'a donné naissance à autant de lois.

La France eut, dès la naissance de la monarchie, des moulins à bras et à eau, des marchands de farine et des boulangers appelés d'abord pistors, puis panetiers, talmeliers et enfin boulangers probablement parce que les pains avaient la forme de boules.

FABRICATION

L'art de la boulangerie est le but final de la production et de la mouture du blé. Le grain n'a conquis sa grande importance que parce que la farine qui en provient se convertit en pain, base principale de la nourriture des populations sur le continent européen. La panification est donc un art de première nécessité. Autrefois le pain se fabriquait dans la plupart des ménages avec plus ou moins d'habileté. On confiait le blé au moulin voisin qui vous renvoyait, avec plus ou moins de fidélité, la quantité de farine et de son produits ; le tout se blutait à la maison : les ménagères faisaient la pâte et chauffaient le four. Aujourd'hui ces habitudes se sont beaucoup restreintes, même dans les campagnes. Il est peu de villages où il n'y ait pas un ou plusieurs boulangers suivant l'importance de la population.

Le pain est le résultat de la cuisson d'une pâte faite avec de l'eau et de la farine de céréales. Le plus souvent, la farine employée provient du blé froment ; mais les autres céréales, seigle, orge, avoine, etc., donnent également des farines panifiables. Le seigle est encore assez généralement employé dans les campagnes ; l'orge est beaucoup employée en Allemagne et en Espagne. L'introduction des farines d'avoines donne des pains tout-à-fait inférieurs.

La théorie de la panification du pain a été, depuis quelques années, parfaitement étudiée, grâce aux consciencieux travaux de MM. Boussingault, Payen, Péligot, Millon, Reisset, Barral, Mége-Mouriès, éclairés déjà eux-mêmes par les travaux antérieurs de Proust, Davy, Vauquelin, Einhoff, Braconnot, Vogel. En s'aidant des résultats obtenus par les savants, plusieurs praticiens distingués, complètement dévoués à l'art de la panification, ont tenté d'appliquer les principes de la mécanique à cette industrie qui, jusqu'alors n'avait employé que les bras de l'homme. Grâce à des efforts persévérants, on peut dire qu'aujourd'hui la solution du problème est complète, et que l'industrie de la boulangerie n'a plus rien à envier aux autres industries.

Nous allons d'abord exposer les principes de la panification ; puis nous passerons en revue les différentes améliorations qui ont été apportées à cette industrie.

Après l'eau qui est en proportion variable selon l'espèce de blé et selon les années, mais dont la proportion est toujours comprise entre 12 et 18 pour 100, on trouve dans les farines de froment :

1° Des matières azotées insolubles dans l'eau, dont le gluten est le type . . . . . 12 à 13 p. 100

2° Des matières azotées solubles dans l'eau, dont l'albumine est le type . . . . 2 p. 100

3° Des matières non azotées insolubles (amidon, 60 p. 100 ; matière grasse, 1 p. 100 ; un peu de cellulose) . . . . 61 à 62 p. 100

4° Des matières non azotées solubles (dextrine et un peu de matière sucrée) . . . 8 p. 100

5° Des substances minérales (phosphate de chaux et de magnésie, sels de potasse, de soude, silice) . . . . 1 à 2 p. 100

Une condition essentielle pour que tous les éléments de la farine puissent servir à notre alimentation, c'est que ces éléments soient tous assimilables à notre économie ; en

d'autres termes, qu'ils deviennent tous solubles. La panification a précisément pour but de préparer cette dissolution
en agissant principalement sur le gluten et sur l'amidon.
Par l'imbibition dans l'eau, on fait gonfler les grains d'amidon ; on les fait crever par la cuisson. Par la fermentation
on détend le gluten qui est plastique, et on lui fait occuper
une très grande surface, de manière que les liquides de
l'estomac puissent plus facilement l'attaquer. Ainsi, la fabrication du pain comprend trois opérations distinctes : l'imbibition, qui se fait à l'aide du pétrissage ; la fermentation,
destinée à ôter aux pâtes leur compacité ; la cuisson, précé-
dée de l'apprêt des pâtes, destiné à donner à ces dernières
les formes exigées par les usages du commerce.

Les matières organiques non azotées servent principalement à notre respiration, et les matières azotées servent
plus particulièrement à la rénovation de nos tissus organiques. Comme on peut remplacer les matières respiratoires
par beaucoup de substances, par l'alcool des boissons, par
le sucre, etc., c'est surtout à la richesse en matière azotée
que le boulanger doit s'arrêter dans le choix des farines
qu'il emploie. La richesse des farines en gluten a encore un
autre avantage, c'est de donner aux pâtes plus de plas-
ticité.

Les phases successives de l'opération dont le but est de
convertir la farine en pain sont donc, d'après ce que nous
avons expliqué plus haut, l'hydratation, le pétrissage, la
fermentation, l'apprêt et la cuisson.

En hydratant la farine, on dissout la dextrine et la matière
sucrée, dont les proportions augmentent par la réaction de
quelques traces de diastase sur l'amidon hydraté ; on dissout également une partie de l'albumine, de la caséine et

des sels ; on pénètre d'eau les principes insolubles : amidon, glutine et fibrine.

La farine pétrie avec l'eau produirait une pâte compacte qui donnerait un pain très lourd, mais en ajoutant un levain, le ferment détermine les réactions entre ces éléments et la glucose, qui donnent naissance à de l'acide carbonique et à de l'alcool. L'acide carbonique, qui est gazéiforme, augmente le volume de la pâte qui se gonfle et s'allège par les vides nombreux qu'occasionne le gaz retenu par le gluten. L'usage du levain est fort ancien ; jusqu'à une certaine époque, les Hébreux faisaient usage de pains azymes, c'est-à-dire sans levain. Sa découverte a dû être l'effet du hasard. De la pâte aigrie se sera trouvée mêlée accidentellement à de la pâte fraîche et on aura observé les heureux résultats de ce mélange. Les Gaulois furent les premiers qui le remplacèrent par la levure de la bière.

En terme de boulanger, on appelle levain une portion de pâte prélevée à la fin de chaque opération, et dans laquelle l'affluence de l'eau et de l'air a déterminé la formation du ferment. On peut le remplacer pour la première opération et soutenir son énergie pour les opérations suivantes, par la levure de bière qui agit plus vivement : employée en trop forte proportion, cette dernière substance communiquerait au pain une partie de l'amertume et de l'odeur spéciale de la bière et surtout du houblon.

Il faut placer le levain dans un endroit où la température soit uniforme et douce. On le laisse sept ou huit heures, pendant lesquelles il augmente graduellement de volume et dégage une légère odeur alcoolique. On obtient ainsi le *levain chef*. On le pétrit alors avec une quantité d'eau et de farine suffisante pour doubler son volume, tout en conservant le mélange à l'état de pâte ferme : le résultat est le *levain de première.* Six heures après ce travail, on renouvelle le levain par une addition d'eau et de farine qui double encore son volume, et l'on obtient le *levain de seconde.* Enfin, une dernière addition qui double encore son volume, et une manipulation faite avec soin, semblable aux précédentes, donne le *levain de tous points,* dont le volume, en hiver, égale la moitié à peu près de la pâte nécessaire pour une fournée, et, en été, égale seulement le tiers de cette pâte.

On procède ensuite au pétrissage, que se fait en plusieurs temps : le délayage qui se fait en versant d'abord sur le levain la quantité d'eau nécessaire à la préparation de toute la pâte. C'est pendant le délayage que, dans le but de relever le goût de la pâte, on ajoute un peu de sel (environ 500 grammes par sac de farine contenant 157 kilogrammes). Puis on malaxe de manière à diviser le tout en pâte fluide bien exempte de grumeaux. Quand la masse est bien homogène, on y ajoute la quantité de farine utile pour former une pâte de consistance convenable. Cette opération constitue le *frasage.* On réunit alors dans le pétrin la pâte en une seule masse pour faire le *contre-frasage,* c'est-à-dire qu'on relève la pâte de droite à gauche, en retournant successivement toute la masse et la travaillant ensuite par degrés, de gauche à droite ; l'ouvrier soulève chaque quantité qu'il peut porter et la laisse retomber de tout son poids afin d'y introduire l'air qui favorise la fermentation. Viennent ensuite le *découpage* et le *pâtonnage;* on divise la pâte en pâtons d'un poids égal à 1/15 ou 1/16 pour 100 de pain à obtenir; on les saupoudre avec un peu de remoulage ou de farine de maïs *(fleurage),* puis on retourne ces pâtons en les plaçant dans une corbeille garnie de toile et saupoudrée de fleurage. La fermentation reprend de l'activité sous l'influence de la température, et les pâtons se gonflent par degrès.

Le mouvement d'agitation nécessaire dans le pétrissage devient plus difficile à pratiquer à mesure que l'élasticité du gluten se manifeste et que l'homogénéité de la masse s'effectue. Lorsque la farine est riche en gluten élastique et lorsque tout ce qui concourt à rendre cette élasticité permanente se trouve réuni, le pétrissage est très pénible. Aussi c'est ordinairement l'ouvrier le plus robuste qui est chargé de cette laborieuse opération. Cet ouvrier porte la qualification d'aide et non celle de *gindre* qu'on lui donne parfois, d'après le cri qu'il pousse *(geindre)* souvent avec exagération, et que lui arrachent les efforts qu'il fait pour accomplir sa tâche.

C'est pour cette opération, la plus importante de la panification, que l'ouvrier intelligent, animé véritablement du sentiment de son art, est obligé de pénétrer, pour ainsi dire dans le domaine de la science, pour comprendre les phénomènes qui se passent sous sa main et entre ses bras. Car la pâte n'est pas un corps inerte, elle a un mouvement propre, une vie intérieure qui se révèle à celui qui la touche. Et c'est cette vie que le pétrisseur entretient et prolonge en mettant en contact, par un déplacement continuel de surface, les corps susceptibles de se combiner, de se mélanger de réagir les uns sur les autres.

Le but du pétrissage ne consiste pas seulement à mélanger la farine avec l'eau pour former la pâte, mais encore à incorporer à celle-ci le levain, de manière que chaque molécule de ce dernier soit répartie également dans la masse et incorporée avec elle pour lui communiquer son germe de fermentation. Il faut donc étudier et suivre avec soin la marche de la fermentation, afin de l'accélérer et de l'arrêter aux limites qu'elle ne doit pas dépasser dans la panification. Il faut en connaître les produits et leurs effets pour régler convenablement les éléments sous l'influence desquels elle se forme ; c'est dire qu'il faut avoir une connaissance parfaite de la nature et des propriétés des corps qui composent la farine, de la température de l'eau et de celle de l'air, et de la puissance de la levure qu'on ajoute à la pâte pour augmenter les éléments de la fermentation. Toutes ces causes sont évidemment du domaine de la science, mais malheureusement bien peu de boulangers s'en préoccupent.

Le découpage doit être également fait avec beaucoup de soin et avec promptitude. C'est dans cette opération que l'élasticité de la pâte se développe, que l'air refoulé soulève pour s'échapper le gluten, et prépare celui-ci à se dilater sous l'influence des produits de la fermentation.

La pâte dans le pétrissage ne doit toujours être que soulevée, allongée, étirée, mais jamais déchirée et macérée : elle doit être de plus alternativement déplacée. Le pâtonnage, que les ouvriers habiles exécutent avec une certaine satisfaction comme le résultat d'un pétrissage parfait, n'en témoigne pas moins de leur impuissance, puisqu'ils ne peuvent le pratiquer que par partie. Un étirage général de la pâte produit exactement le même effet.

Il faut cependant observer que le mouvement continu et général de la pâte présente de grands inconvénients qui ont occasionné la non-réussite de bien des pétrins mécaniques. En effet, dans le pétrissage à bras d'homme, la fermentation n'est jamais interrompue qu'un instant et partiellement. Le pâton ou la partie de la pâte que l'on manipule, reprend, au sortir des mains de l'ouvrier, la vie intérieure que le travail

avait suspendue un moment, tandis que, par l'action mécanique, l'agitation continuelle de la pâte prolonge son engour-
dissement. C'est pourquoi on est obligé de la laisser reposer
ou, comme on dit, rentrer en levain, avant de lui donner la
forme du pain. Ainsi, toutes les opérations du pétrissage
(délayage, frasage, étirage), doivent être faites par des
mouvements successifs et non continus.

C'est en tenant le plus grand compte de ces observations
que l'on a été amené à la perfection progressive des pétrins
mécaniques, et aujourd'hui la question ne laisse plus rien à
désirer.

Dès l'an 1760, on avait essayé un appareil destiné à remplacer le travail manuel dans le pétrissage, mais ce fut sans
succès. Un sieur Salignac avait imaginé une machine destinée à pétrir à la fois une très grande quantité de farine.
C'était une sorte de herse qui agitait et remuait la pâte en
tournant circulairement. Si l'on avait besoin de plus de force,
on pouvait faire mouvoir cette machine avec une manivelle
ou avec des chevaux. Salignac fit ainsi en quatorze minutes,
en présence d'une commission de l'Académie des Sciences,
un pain qui fut trouvé beau et bon, malgré les nombreuses
imperfections qu'il devait présenter. L'année suivante, un
boulanger de Paris, nommé Cousin, présenta une autre machine du même genre, dont l'épreuve eut lieu aux Invalides.

Plus tard, en 1811, un autre boulanger de Paris, Lambert, inventa la Lambertine, caisse quadrangulaire en bois,
tournant autour d'un axe horizontal. Dans cette caisse, se
faisait un mélange et non un pétrissage, aussi la Lambertine
n'eut aucun succès. Mais si Lambert, qui était cependant
un praticien habile, a, par l'autorité de son expérience,
inculqué une erreur dangereuse, celle de la suppression du

délayage, on doit cependant lui savoir gré d'avoir donné le signal important des améliorations. Fontaine, un peu plus tard, ajouta à la Lambertine deux barres de bois placées en diagonale, et se croisant sans se toucher. Ce pétrin fut encore un peu perfectionné par les frères Mouchot qui, dans leur intéressante boulangerie aérotherme de Montrouge, les appliquèrent avec un certain succès. Cependant ces pétrins présentaient toujours de graves inconvénients : la suppression du délayage et le pétrissage en vase clos. L'exacte fermeture empêche il est vrai, l'eau de s'échapper, mais elle empêche également l'entrée de l'air. Cependant ce dernier est indispensable non-seulement à la fermentation, mais encore à la panification. La fermentation ne peut s'établir sans le concours de l'air auquel elle emprunte son oxygène pour former de l'acide carbonique, cette puissance expansible qui donne au pain la légèreté qui caractérise sa perfection, le pétrissage introduit l'air et le retient dans les pores de la pâte que la fermentation a préparés, il leur conserve la forme cellulaire, qu'une nouvelle production d'acide carbonique agrandit pendant la fermentation et à la forme expansible de laquelle l'air prête son concours.

Le pétrin représenté ci-contre est du système Deliry : il se compose essentiellement d'un bassin en fonte, tournant sur un axe vertical ; l'intérieur est muni : 1° d'un pétrisseur en forme de lyre pour fraser la pâte et ensuite la découper pendant toute la durée de son travail ; 2° de deux allongeurs en forme d'hélice pour souffler la pâte en tous sens et parties par parties, tel que cela se pratique dans le pétrissage à bras.

Les bassinages et séchages se font mieux et plus vivement qu'avec les bras ; 12 ou 15 minutes suffisent à travailler deux ou quatre quintaux de farine, selon le diamètre du bassin. Il sert aussi bien pour la fabrication du levain que pour celle de la pâte, et présente une grande facilité pour le nettoyage. L'ouvrier boulanger chargé de sa marche peut, avec une commodité extrême, régler sa pâte, sans arrêter le mécanisme. Durant le travail de la pâte, le pétrin se nettoie lui-même et continuellement à l'aide d'un coupe-pâte qui est adapté.

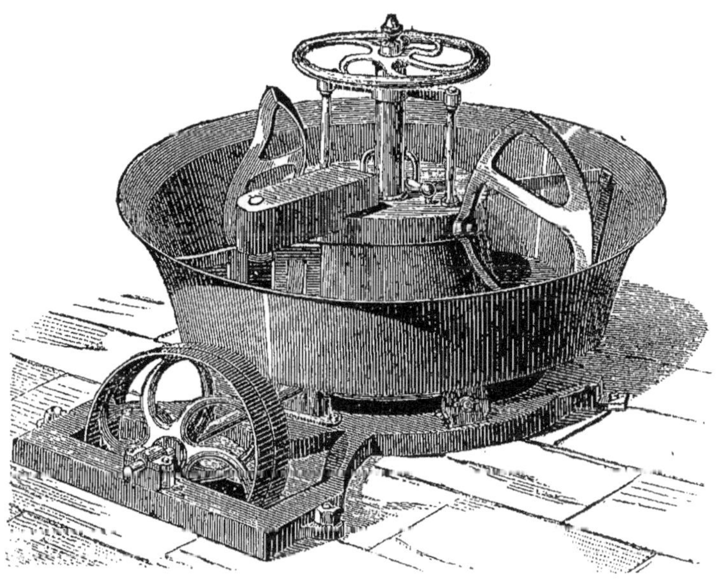

Fig. 143. — **Pétrin mécanique, système Deliry.**

La marche du pétrin est des plus simples. On commence par verser l'eau et le levain, puis l'on met le pétrin en marche au moyen de la poulie de commande et on embraye le fraseur : le levain étant délayé, on verse la farine et on embraye les deux pétrisseurs. Au bout de 12 à 15 minutes, la pâte étant suffisamment pétrie, on remonte au moyen du volant la vis qui est logée dans l'arbre vertical, laquelle enlève la calotte et dégage, par ce moyen, les trois pétrisseurs de la pâte. Il ne reste plus dès lors qu'à enlever le coupe-pâte et à le remplacer par un porte-balance pour peser la pâte dans le pétrin même. Cette modification est très heureuse. On n'a qu'à faire tourner le bassin sur ses galets au fur et à mesure des besoins jusqu'à la fin du pesage de la pâte.

Pour mettre en marche ces pétrins, on commence par verser l'eau et la farine, puis on met en mouvement au moyen de la poulie de commande ; au bout de 12 à 15 minutes, le travail de la pâte étant terminé, on remet la courroie sur la poulie folle pour arrêter le pétrin ; ensuite, à l'aide du volant, on relève la calotte, laquelle, par ce moyen, dégage les pétrisseurs de la pâte et donne toute facilité pour la retirer.

Comme nous venons de le voir, par cette énumération rapide, les pétrins Deliry renferment toutes les conditions exigées pour produire dans les meilleures conditions un travail toujours bon et régulier. Ils peuvent être appliqués aux boulangeries civiles et militaires, aux fermes ou aux grandes exploitations agricoles. Le pétrissage mécanique facilite la bonne tenue du fournil, car l'ouvrier intelligent peut trouver tout le temps désirable pour la mise en ordre et le nettoyage des objets de la manutention. Le travail a toute la propreté voulue : la santé et la force des ouvriers, le goût des consommateurs, s'en trouvent également bien.

Nous faisons des vœux pour que les moyens mécaniques de manutention prennent bientôt une large place chez nos boulangers, car un jour viendra, sans doute, où nos descendants, qui liront la technologie du XIXᵉ siècle, se demanderont si réellement, à cette époque de progrès industriel, on préparait encore le premier de nos aliments par le travail grossier dont nous sommes journellement témoins, en plongeant les bras dans la pâte, la soulevant et la rejetant avec des efforts tels qu'ils épuisent l'énergie des hommes demi-nus et font ruisseler la sueur dans la substance alimentaire. Cela n'est que trop vrai cependant, et, chez la plus grande partie des boulangers, la panification est restée à l'état primitif d'un métier manuel pénible et malpropre.

La liberté du commerce de la boulangerie ne produira des résultats avantageux pour les consommateurs et les fabricants que le jour où le métier de la panification sera devenu une industrie mécanique, comme la fabrication du sucre, du chocolat et tant d'autres matières alimentaires qui ont su mettre à profit tous les progrès de l'industrie et de la science. Cependant il faut dire que les produits alimentaires qui peuvent attendre le consommateur pendant plusieurs mois ne doivent pas être comparés au pain qui, vingt-quatre heures après la cuisson, perd déjà en partie ses qualités et sa valeur, et on ne doit admettre la création des grandes fabriques de pain que pour l'armée, les hospices, les prisons, ou dans des circonstances exceptionnelles.

Pour résumer, les caractères les plus saillants de perfection que possède le pétrin Deliry sont les suivants :

1° La facilité avec laquelle les substances à mélanger peuvent être placées dans les pétrins, en être retirées, et celle avec laquelle on peut nettoyer le pétrin et les mélangeurs ; opérations qui toutes peuvent être accomplies pendant la marche et sans danger pour l'ouvrier ;

2° La construction particulière et l'action des mélangeurs pendant le mouvement simultané du pétrin, combinaison qui a pour effet de pétrir les subtances en pâte, conformément à la meilleure méthode pratiquée à bras, mais avec une précision de détail et une régularité qu'on ne saurait espérer d'atteindre avec les bras. L'action croisée des mélangeurs, qui est particulière à cette machine, est un grand perfectionnement qui rend impossible qu'aucune parcelle de la pâte échappe à leur travail, et qui produit une pâte d'une finesse et d'une uniformité qui améliore l'aspect et la qualité du pain ;

3° La régularité de l'action de la machine et la rapidité avec laquelle elle accomplit l'opération du mélange, rendent sa direction immédiatement accessible à l'ouvrier le plus ordinaire.

Disons, en terminant notre étude sur les pétrins mécaniques, que le doute n'est plus permis à cette heure, la critique n'est plus possible ; il faut se rendre à l'évidence et appliquer bien vite partout les appareils qui fonctionnent avec tant de succès. Si les boulangers intelligents ont de bonnes raisons pour accueillir à bras ouverts le pétrin mécanique, les consommateurs en ont de bonnes aussi pour désirer qu'il se vulgarise promptement. Si les boulangers attendent de cette innovation un pétrissage parfait, une pâte toujours homogène, une qualité de pain soutenue pour toutes les fournées considérables, et avec cela une garantie d'indépendance, les consommateurs en attendent, eux aussi, certains avantages que nous avons fait connaître plus haut, et que le pétrissage à bras ne leur offre pas.

Ce n'est pas uniquement au point de vue d'une propreté rigoureuse que le consommateur est intéressé au triomphe du pétrin mécanique, il y est intéressé, en outre, parce que ce pétrin permettra d'employer à la panification des farines riches en gluten de bonne qualité. Pourquoi repousse-t-on si obstinément les farines rondes, et par conséquent le pain de ménage ? Parce que le travail de ces farines rondes est tellement pénible, qu'on ne trouverait pas de gindre pour les pétrir.

Aujourd'hui le gindre est trouvé, et celui-ci à des muscles de fer et de la vapeur dans les veines. Pourquoi sacrifie-t-on les blés demi-durs, riches en gluten, aux blés tendres, qui sont moins riches ? Parce que, comme l'a très bien dit M. Joigneaux, le pétrissage à bras y trouve son compte en même temps que la meunerie, tandis que le pétrissage mécanique triompherait aisément des farines de blés demi-durs à la grande joie des consommateurs. Pourquoi enfin rejette-t-on les blés demi-durs du Midi et de l'Algérie, qui, mélangés en proportions convenables avec nos blés tendres, augmenteraient la puissance nutritive du pain ? C'est encore et toujours à cause de l'impossibilité où nous sommes d'en pétrir la pâte à bras d'homme.

Du moment que, par l'intermédiaire des pétrins mécaniques, nous arrivons à lever les obstacles qui existent du côté de la boulangerie, elle a tout intérêt à répondre au désir de la consommation ; et la meunerie, qui maintenant procède en souveraine, sera bien forcée de modifier sa fabrication, de rechercher les blés dont elle ne veut plus, de réhabiliter ce qu'elle a proscrit, de demander à la culture les variétés auxquelles celle-ci n'a renoncé qu'à regret.

Après cette étude qu'il nous a paru intéressant de reproduire, aucune indécision n'est plus permise, et partout où l'on pourra nous ne doutons pas qu'on n'applique le pétrin dont il vient d'être question ; on préconise l'emploi d'autres types de pétrins, nous n'avons pas à prendre parti dans la question, si on nous fait l'honneur de nous consulter, nous nous efforcerons de donner un conseil utile et désintéressé.

Nous venons de parler un peu longuement peut-être de la panification, mais le sujet est si intéressant qu'on voudra bien nous excuser.

Mais pour faire du bon pain, il faut de la bonne farine ; et pour de la bonne farine, il faut de bons moulins. Nous allons en dire quelques mots.

MOULINS

Beaucoup d'établissements hospitaliers et autres faisant l'objet de ce recueil achètent leur farine. Ils ont des marchés passés, et ce que nous allons dire sur les moulins ne les intéresse qu'indirectement.

Il n'en est pas de même pour beaucoup d'autres établissements qui ont des fermes, des exploitations agricoles. Ils sont leurs propres fournisseurs et ont alors un double intérêt à avoir les meilleures machines pour la mouture et pour la panification.

Depuis quelques années, un certain nombre d'expositions de meunerie, des organes spéciaux (1) ont permis d'apprécier les systèmes différents de mouture ; les différents types

(1) Notamment la *Meunerie Française.*

de machines ont été mis en présence, et de ces concours il nous a paru résulter que les moulins dits à cylindres ont obtenu la palme.

Un grand nombre de ces moulins fonctionnent à l'étranger. On les emploie avec des granulateurs, des dégermeurs.

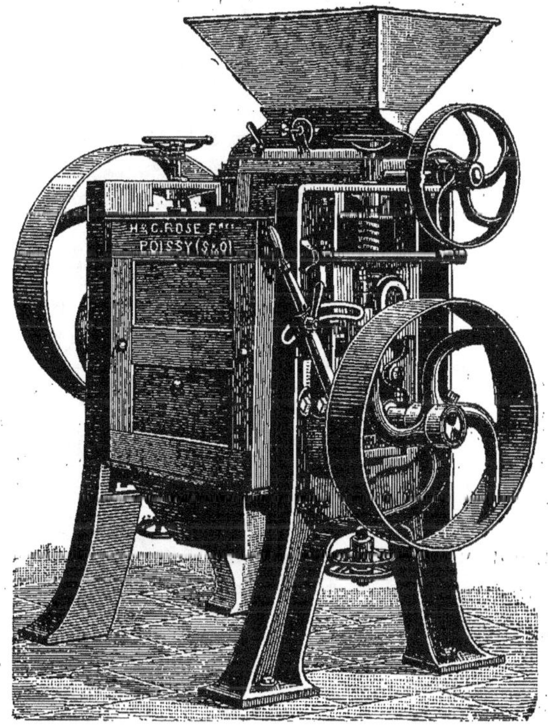

Fig. 144. — Moulin à cylindres.

Pour traiter, par exemple, 125 kilos de blé à l'heure, ce qui correspond à environ 1,000 kilos de farine par jour de travail, il semble même résulter de résultats pratiques que

la mouture par granulateurs et cylindres doit être adoptée ;
elle n'exige que deux passages, tandis que les cylindres
seuls en exigent six. Elle a aussi l'avantage de nécessiter

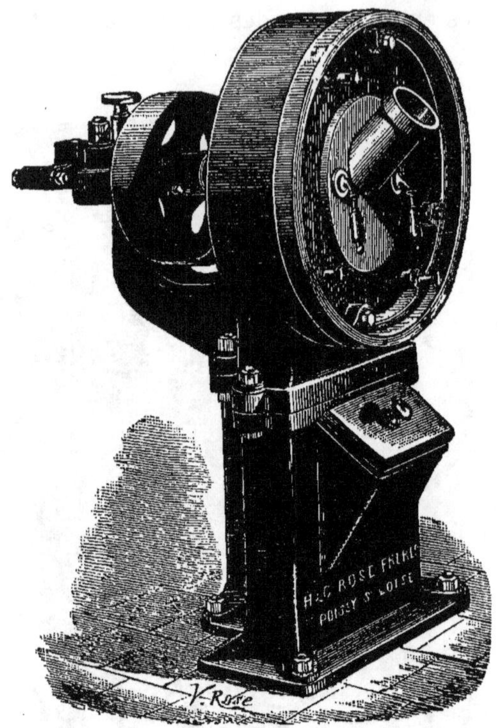

Fig. 145. — Dégermeur.

moins de place et de force et de coûter moins cher d'installation que les cylindres, tout en donnant des produits identiques.

Enfin, pour que la panification réussisse dans les meilleures conditions, il faut porter son attention sur les fours,

Il y a trop de systèmes pour qu'il soit possible de les étudier en détail ; suivant chaque cas particulier, il sera bon d'examiner le type qui conviendra le mieux.

Il est presque superflu de dire que tous les appareils de mouture et de panification doivent marcher mécaniquement; c'est pourquoi, dans l'étude de l'installation, on devra toujours avoir des chaudières et un moteur d'une force supérieure, afin que, dans un moment donné, on ait à sa disposition la force nécessaire pour faire mouvoir toutes les machines d'un établissement.

On y trouvera profit et économïe.

CHAPITRE IX

LE FROID ARTIFICIEL

La glace artificielle.

Ses applications.

Appareils à glace.

Appareils domestiques.
Appareils industriels.

LE FROID ARTIFICIEL

L'application du froid a pris une extension considérable depuis plusieurs années, non-seulement dans l'industrie, mais dans les besoins journaliers de la vie.

Les établissements publics, hôpitaux, etc., ont également l'emploi du froid pour la conservation des produits alimentaires, le rafraîchissement des salles pendant l'été ou sous certains climats chauds, et enfin certaines applications spéciales en médecine et en chirurgie, en ne mentionnant que pour mémoire la conservation des cadavres pour les autopsies judiciaires, etc.

La glace naturelle extraite des rivières et ruisseaux est un des éléments les moins coûteux pour la production du froid, mais outre qu'elle n'est disponible qu'en certaines saisons elle provient souvent de la congélation d'eaux malpropres renfermant des bactéries ou ferments qui, au dégel, sont susceptibles de causer une contamination.

La nécessité d'avoir de la glace disponible en toute saison et d'avoir de la glace pure, exempte de micro-organismes, a amené la création des appareils pour la production artificielle du froid.

Nous n'entrerons pas ici dans le détail des nombreux appareils à faire la glace, nous ne parlerons que de l'appareil Carré, qui est l'un des plus anciens et des plus employés.

Les appareils Carré produisent le froid par affinité au moyen de la volatilisation d'une solution ammoniacale con-

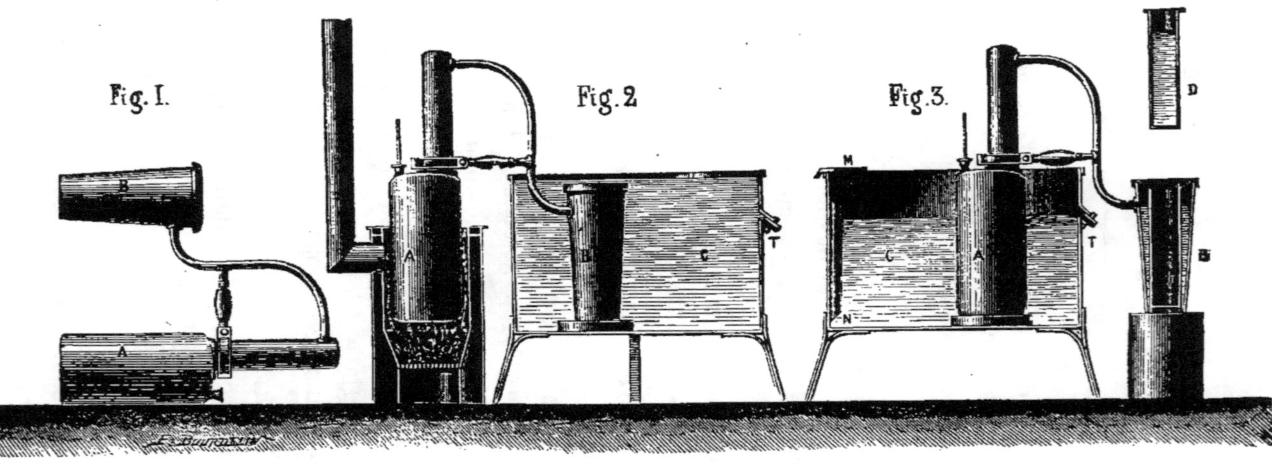

Fig. 146. — Appareil Carré pour petites productions.

centrée qui sert indéfiniment ; il n'exigent pour leur fonctionnement que du feu et de l'eau.

La figure 146 représente un appareil de petite production ou appareil domestique.

La chaudière A renferme la solution ammoniacale : elle est chauffée au charbon de bois.

Le gaz ammoniac se sépare de l'eau par le chauffage, se volatilise et, à la pression de 8 k^{os} environ, vient se liquéfier dans le congélateur B qui est lui-même placé dans un baquet C rempli d'eau froide. Pendant la congélation ce gaz liquéfié se volatilise et retourne dans la chaudière. C'est en se volatilisant qu'il produit une assez grande quantité de froid pour congeler l'eau ou toute autre substance placée dans le vase D.

La durée du chauffage pour un appareil produisant un kilo de glace est environ de 55 minutes, la durée de la congélation est à peu près la même que celle du chauffage.

MM. Rouart frères, les constructeurs de l'appareil Carré, ont toute une série d'appareils répondant non seulement aux usages domestiques mais aux besoins industriels.

La figure 147 représente l'appareil industriel pour grandes productions pouvant donner en moyenne à l'heure de 25 à 500 kilos de glace opaque suivant les dimensions de l'appareil, ou lorsque l'on emploie ces appareils au refroidissement de l'air, pouvant refroidir, de 15 degrés, de 540 à 11.000 mètres cubes d'air sec à l'heure, suivant leurs dimensions.

Les appareils industriels sont construits sur le même principe que les appareils domestiques que nous venons de décrire.

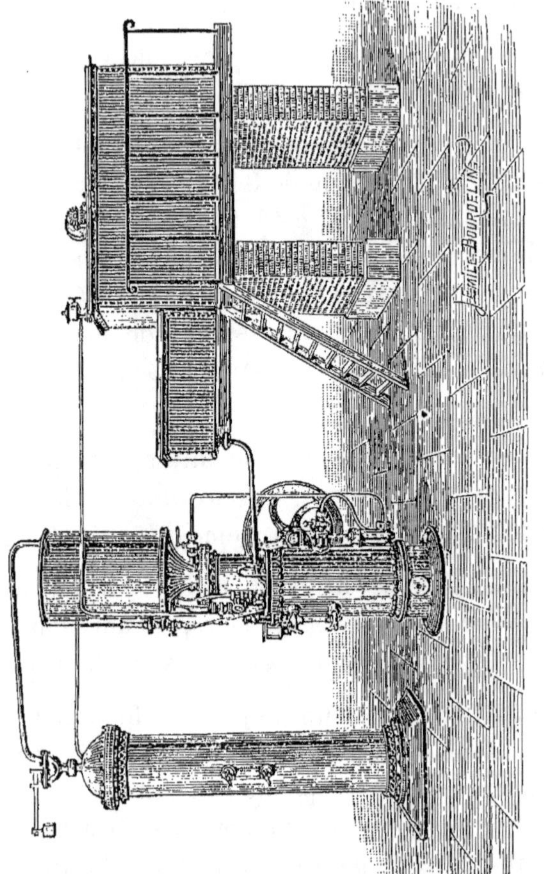

Fig. 147. — Appareil Carré pour production industrielle de la glace.

La chaudière est chauffée à feu nu ou à la vapeur au moyen d'un serpentin intérieur et distille le gaz ammoniac qui va se liquéfier dans les serpentins du liquéfacteur autour desquels circule constamment un courant d'eau froide. Ce liquéfacteur est relié au congélateur où vient se détendre le gaz qui est absorbé ensuite dans un quatrième récipient ou vase d'absorption. Le liquide dans lequel se dissout le gaz vient de la chaudière ; c'est la solution appauvrie par le chauffage qui, devenue plus lourde par le départ du gaz tombe au fond de la chaudière et est refoulée par la pression dans le vase d'absorption où elle est refroidie ; le liquide riche est régénéré sous une pression qui ne dépasse pas 1/2 kilogramme et une pompe spéciale le refoule à la chaudière.

Quelques organes secondaires complètent l'appareil. Le plus important est l'échangeur. Le liquide pauvre sortant de la chaudière doit arriver aussi froid que possible au vase d'absorption, tandis qu'il y a intérêt à renvoyer à la chaudière le liquide riche aussi chaud que possible. En faisant circuler les deux solutions en sens inverse dans l'appareil échangeur, elles échangent leur température, ce qui économise à la fois l'eau de refroidissement du vase d'absorption et le charbon destiné à chauffer la chaudière.

Deux hommes suffisent pour la manœuvre des appareils, en outre pour ceux produisant 100 kilogrammes de glace à l'heure et au-dessus, il faut pour actionner la pompe à ammoniaque un petit moteur d'une force déterminée suivant la puissance des appareils.

Un kilogramme de houille brûlée produit de 8 à 22 kilogrammes de glace suivant la dimension des machines. La quantité d'eau nécessaire au fonctionnement des appareils varie avec la température ; elle est généralement comprise entre 15 et 25 litres par kilogramme de glace produite.

La perte en ammoniaque est toujours excessivement petite relativement à la production.

Les appareils industriels, système Carré, de MM. Rouart frères, sont employés en très grand nombre dans l'industrie, pour faire des blocs de glace transparente ou opaque, pour frapper les carafes, conserver les denrées alimentaires, refroidir les caves de Brasserie, etc. Ils sont également employés dans les établissements publics pour le refroidissement direct des salles, et à la morgue de Paris pour la congélation des cadavres.

Cette installation a été faite en 1881, à la suite d'un rapport du Conseil d'hygiène et de salubrité publique dont faisait partie M. le Dr Brouardel. Les appareils fonctionnent depuis lors sans arrêt. Ils servent à congeler les cadavres à une température de 15° au-dessous de zéro et entretiennent dans les salles une température constante de 2° au dessous de zéro. Des cadavres ont été ainsi conservés sans altération pendant plus de deux ans.

Dans les grandes villes, des Sociétés Industrielles se sont formées qui sont à même de fournir la glace dans des conditions avantageuses.

Mais dans les petits villes, dans les colonies, il n'en est pas ainsi et souvent l'absence de glace et l'impossibilité absolue de s'en procurer se font cruellement sentir au grand détriment du bien être et de la santé.

Dans certains climats, beaucoup d'indispositions dégénèrent en maladies dangereuses, faute d'avoir sous la main

et en abondance de la glace permettant d'utiliser efficacement des appareils réfrigérants et de combattre les effets
pernicieux du climat.

Les Américains à Chicago, où la température est souvent
très élevée en été, obtiennent d'excellents résultats de
rafraîchissement de l'air par l'emploi de blocs de glace.

Nous croyons que dans bien des cas un appareil à
faire la glace et des réfrigérants auraient leur place marquée dans les établissements hospitaliers et autres et y ren-
draient d'incontestables services.

Nous nous mettons à la disposition des directeurs de ces
Etablissements pour leur donner, au sujet de ces appareils,
les renseignements complémentaires dont ils auront besoin.

CHAPITRE X

LUMIÈRE ÉLECTRIQUE

Eclairage électrique.

   Dynamos.

   Canalisations.

   Lampes.

Applications de l'éclairage électrique dans les
   Hôpitaux, etc.

LUMIÈRE ÉLECTRIQUE

La plupart des hospices, hôpitaux et autres établissements modernes, installés avec tous les perfectionnements apportés depuis quelques années dans les divers services, perfectionnements que nous avons analysés, possèdent pour le service de la buanderie, des bains et des cuisines, une ou plusieurs chaudières à vapeur et une machine motrice.

Ce service ne fonctionnant jamais la nuit, on peut facilement employer le générateur et le moteur de la buanderie au service de l'éclairage par l'électricité, soit du coucher du soleil à la fin des services, soit en utilisant des accumulateurs pour alimenter les lampes du service de nuit.

On peut admettre en principe que l'éclairage par l'électricité est le mode le plus sûr et le plus hygiénique, le plus facile à appliquer partout et à isoler dans les asiles d'aliénés, et on ne s'explique pas qu'il ne se généralise point plus rapidement dans son application.

Ce mode d'éclairage est, en effet, destiné à se substituer aux anciens luminaires : gaz, huile, pétrole, essences, etc., à cause des avantages évidents qui lui sont propres. La lumière électrique n'élève pas la température des locaux où elle est installée, elle ne vicie pas l'atmosphère, ne dégage ni fumée, ni gaz sulfurés. Elle ne laisse pas, comme le gaz, sous la menace perpétuelle de l'incendie, de l'explosion ou de l'asphyxie. C'est, en un mot, le mode d'éclairage qui offre à la fois la sécurité la plus absolue et les meilleures conditions hygiéniques.

Les avantages que ce mode d'éclairage présente peuvent se résumer comme suit :

Facilité d'installation partout ;

Suppression de tout danger d'incendie ;

Facilité d'avoir ou de supprimer la lumière par la manœuvre d'un simple bouton de contact ;

Possibilité de placer des lampes de diverses intensités suivant les besoins des locaux.

Enfin, au point de vue du prix de revient, lorsque l'on n'a pas à comprendre l'amortissement de la force motrice dans le prix, on peut admettre en principe que ce mode d'éclairage réalise une *économie de 30 %* environ sur du gaz d'éclairage de houille à 0 fr. 25 le mètre cube.

Or, comme dans la plupart des villes le gaz se paie à des prix bien supérieurs au chiffre ci-dessus, les établissements dont nous nous occupons ont le plus grand intérêt à installer l'éclairage électrique dans les établissements neufs et à supprimer le gaz dans ceux où son prix permet de réaliser une économie par l'électricité et en même temps supprimer tous les inconvénients dûs à l'emploi du gaz.

Une installation d'éclairage électrique se compose essentiellement :

Du générateur de courant électrique qui est presque exclusivement constitué par un genre de machines électriques aujourd'hui bien connues sous le nom de machines *dynamo-électriques* ou simplement *dynamos* ;

De la canalisation composée des fils et câbles conducteurs destinés à la répartition du courant sur tous les points où il doit être utilisé pour la production de la lumière ;

Des appareils d'éclairage proprement dits : lampes à arc et lampes à incandescence et des appareils accessoires : supports de lampes, tableau de distribution, appareils de contrôle, etc., qui complètent l'installation.

Nous n'entrerons pas dans le détail des appareils de chacune de ces subdivisions de l'installation électrique. Ces appareils sont, en très grand nombre, offerts par les constructeurs électriciens, et il faut faire, parmi eux, un choix judicieux, suivant les conditions de l'installation que l'on a à réaliser.

La production de l'électricité s'obtient par des machines dynamo-électriques à courants continus ou à courants alternatifs. Les premières sont les plus généralement appliquées à l'éclairage, parce que la tension du courant ne présente aucun danger pour les ouvriers, ni pour les câbles à portée de la main.

Parmi les machines le plus généralement appliquées en France, on peut citer : celles de Gramme (nouveau type); celles de la Société Edison ; celles de la maison Bréguet, de Paris ; celles du système R, Thury, qui ont eu la médaille d'or au Hâvre en 1887 et celles de Fabius Henrion de Nancy.

Ces divers systèmes, fonctionnant à de basses tensions, permettent d'alimenter simultanément des lampes à arcs de 500 à 2,000 bougies et des lampes à incandescence de 8 à 100 et même 500 bougies, en obtenant l'indépendance pour chacune d'elles.

La force motrice qu'elles absorbent reste toujours proportionnelle au nombre de lampes qu'elles alimentent.

Jusqu'à présent les accumulateurs n'ont donné que des résultats peu satisfaisants au point de vue du rendement et de l'économie, ils peuvent servir comme appareils de secours et pour un service de nuit, mais ne sont pas applicables comme emmagasinant de l'électricité transportable.

On peut néanmoins espérer sous peu que de nouveaux systèmes réaliseront ce que l'on peut demander à ces appareils : un bon rendement et une longue durée.

L'installation pour un hôpital de cent lits divisé en salles de vingt lits nécessiterait pour l'éclairage complet la dépense suivante :

Lampes pour 50 salles (2 par salle) . . . 100

Lampes pour les couloirs, escaliers . . . 20

Lampes pour bureaux, salle de conseil, cuisine, désinfection, pharmacie, bains, etc. 80
____
200

Soit 200 lampes de 16 bougies.

Une installation de ce genre, avec appareillage complet, machine dynamo, voltmètre, transmission intermédiaire, courroie, coûterait dans son ensemble et suivant l'espacement des bâtiments entre 50 et 60 francs la lampe, soit de 10,000 à 12,000 francs.

Nous ne sommes inféodés à aucun système et nous employons, suivant les dispositions locales, les lampes d'un système ou d'un autre.

Cet éclectisme est indispensable pour obtenir le meilleur effet utile : chaque système de lampe ayant son avantage particulier dans des conditions spéciales.

Tout récemment une grande administration hospitalière pour une nouvelle buanderie qu'elle vient de monter, établissement comportant 1,600 mq de surface couverte a adopté l'éclairage électrique au moyen de lampes à incandescence réparties dans les divers services.

Cette installation comporte 90 lampes de 16 bougies marchant à 65 volts, alimentées par une dynamo pouvant donner 100 ampères sous une différence de potentiel de 85 à 90 volts.

Une batterie d'accumulateurs permettant d'alimenter la moitié des lampes pendant deux heures, a été établie pour éviter toute chance d'extinction ce qui est très important pour un service public.

L'installation faite tout à fait industriellement comporte seulement des lampes pendues par leurs fils sans aucun appareillage spécial.

Cette installation complète a coûté 7,500 fr., mise en marche et n'a donné lieu à aucun inconvénient ; la force nécessaire pour cet éclairage est d'environ 12 chevaux.

CHAPITRE XI

APPAREILS GÉNÉRAUX

APPAREILS GÉNÉRAUX

Par les appareils décrits dans le cours de cet ouvrage, on a pu se rendre compte des progrès réalisés et apprécier aussi combien il est important d'avoir dans les établissements dont nous nous occupons une organisation à la hauteur des besoins ; il faut pouvoir parer à toutes les éventualités et il n'y a absolument que par des engins mécaniques convenablement installés qu'on peut avoir la certitude d'avoir fait ce qui doit être considéré comme un devoir quand on a charge d'âmes.

Il y a aussi la question financière ; on ne saurait nier que les revenus des hospices et autres établissements hospitaliers ont considérablement diminué depuis ces dernières années ; la crise qui sévit sur l'agriculture a rendu aléatoire la rentrée des fermages et les revenus en autres denrées de production, qui se vendaient, ont subi une baisse qui impose à toutes les administrations de sévères économies et l'étude judicieuse de la diminution des frais généraux.

C'est encore par un choix judicieux des appareils généraux reconnus indispensables, par une installation bien appropriée aux besoins, qu'il sera permis de résoudre ce problème : faire bien et économiquement.

Nous serons heureux de mettre au service de tous l'expérience que nous avons pu acquérir de ces diverses questions.

INSTALLATION DE LA VAPEUR

DES CHAUDIÈRES, DES MACHINES

CHAUDIÈRES

Suivant les cas et la place dont on disposera, on montera soit des chaudières verticales, soit des chaudières horizontales, soit des chaudières semi-tubulaires, multi-tubulaires, etc.

On devra, toutes les fois qu'il sera possible, installer les chaudières les plus simples avec un grand volant d'eau et un puissant réservoir de vapeur, afin que tous les services puissent prendre la vapeur qui leur est nécessaire, sans pour cela que la pression tombe trop bas.

Les chaudières multi-tubulaires qui ont reçu d'importants perfectionnements sont appelées à rendre aussi de grands services quand la place fait défaut.

Comme on a pu le voir dans la notice consacrée à la buanderie de l'hôpital Laënnec, l'installation des deux chaudières multi-tubulaires a donné les meilleurs résultats, et l'Administration n'a eu qu'à s'applaudir de ce choix.

Les grandes chaudières brûleront moins de combustible, exigeront des chauffeurs un travail moins pénible, l'alimentation se fera plus régulièrement, on jouira du maximum de sécurité.

Les chaudières à bouilleurs semi-tubulaires, avec ou sans réchauffeur, paraissent remplir toutes ces conditions.

Placer les chaudières dans l'endroit le plus central, tout en se conformant aux réglements qui régissent la matière. (Voir plus loin.)

Veiller aux dimensions des cheminées pour avoir le tirage nécessaire.

Il est toujours sage de monter deux chaudières pouvant marcher séparément ou ensemble, et d'avoir la faculté d'en augmenter le nombre au besoin ; locaux et cheminées doivent être prévus et étudiés dans ce sens.

La cheminée sera munie d'un paratonnerre et aura la hauteur règlementaire ; il y aura un escalier intérieur.

Toutes les cheminées un peu importantes se feront en briques.

Le bâtiment des chaudières devra être orienté, suivant les vents régnants dans la contrée.

CHAUDIÈRES A VAPEUR VERTICALES

Comme nous l'avons vu (page 160) quand on a besoin de peu de force, quand l'emplacement disponible est exigu, on emploie la chaudière verticale offrant précisément l'avantage d'occuper moins de place qu'aucun autre système et qui se recommande, en outre, par une bonne surface de chauffe, une vaporisation rapide, une installation immédiate et sans frais, une manœuvre et une alimentation faciles, à la portée de tout le monde. Il n'y a à redouter avec un bon entretien et de la vigilance aucun dépôt ou incrustation dans les tubes ou sur les foyers.

Dans le dessin ci-contre, l'alimentation se fait à l'aide d'une bouteille alimentaire, ce moyen est simple et facile.

On peut également alimenter avec une pompe ou un injecteur quelconque, mais de toute manière, quel que soit le type de chaudière employée, nous conseillons à nouveau d'avoir toujours à sa disposition deux moyens d'alimentation différents. (Voir chapitre II, à l'article sur l'eau.)

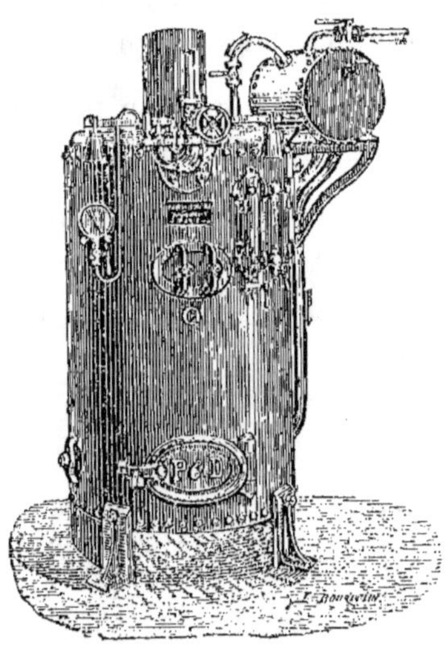

Fig. 148. — **Type d'une chaudière verticale munie de bouteille alimentaire.**

Bien que les chaudières verticales n'exigent pour ainsi dire pas de fumisterie, il y a cependant économie à les entourer, soit d'une enveloppe calorifuge ordinaire, soit d'une enveloppe de briques avec retour de flammes.

CHAUDIÈRES A VAPEUR HORIZONTALES

EN TOUS GENRES

A BOUILLEURS, SEMI-TUBULAIRES, A FOYER INTÉRIEUR AMOVIBLE, AVEC RÉCHAUFFEURS, CHAUDIÈRES BELLEVILLE, etc.

Toutes les fois que la place le permet, et au-dessus de huit chevaux, il est préférable d'employer les chaudières horizontales.

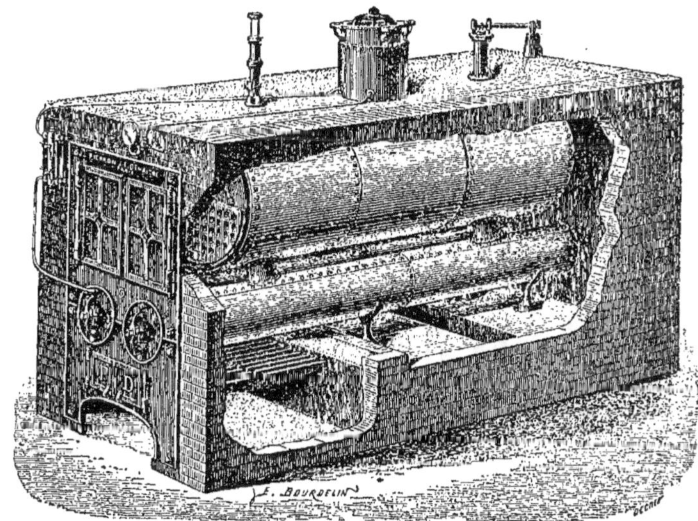

Fig. 149. — Type d'une Chaudière semi-tubulaire à bouilleurs.

Quel que soit le type de la chaudière que l'on adoptera, on devra se conformer au texte de la loi du 30 avril 1880 et au décret du 9 juillet 1886.

Les dispositions de ces chaudières varient à l'infini ; dans chaque cas particulier, il sera nécessaire de bien étudier la force des chaudières afin de répondre aux besoins futurs d'un établissement, de se rendre compte de l'emplacement à leur donner afin d'éviter les tuyauteries trop longues.

Il est presque indispensable, toutes les fois que les ressources budgétaires le permettront, de monter deux chaudières semblables, afin d'en avoir toujours une de rechange et de n'être pas arrêté en cas d'accident. Il y aura là une grande sécurité pour le service, car même avec la chaudière la mieux construite, la mieux installée, on n'est pas à l'abri d'événements déjouant toute prudence.

Les appareils de sûreté devront être toujours en bon état, visités régulièrement, tous les robinets devront fonctionner aisément à la main et sans effort. Certains de ces appareils sont exigés par la loi, ils doivent se contrôler entre eux.

Voir ci-après les appareils les plus courants ; à la fin de ce chapitre, on verra le texte de la loi qui régit l'établissement des chaudières à vapeur et le décret du 9 juillet 1886 sur les clapets de retenue.

MACHINES A VAPEUR

VERTICALES OU HORIZONTALES DE TOUTES LES FORCES

Ce qui vient d'être dit pour les chaudières s'applique aux machines à vapeur.

Les machines tout à la fois simples et robustes offriront toujours plus de garanties ; que la distribution, la détente ne présentent aucune complication, que tous les joints soient facilement accessibles, que la machine soit pourvue d'un système de graissage automatique.

On devra, comme pour les chaudières, prendre le moteur plus fort que ne l'exigent les besoins présents, afin d'avoir de la force disponible le jour où l'on sera obligé de monter de nouvelles machines, ou du matériel pour l'éclairage électrique.

Il y a aussi économie de vapeur à posséder une machine d'une force supérieure à ce qui est nécessaire ; il en est un peu des machines comme des gens : évitons le surmenage.

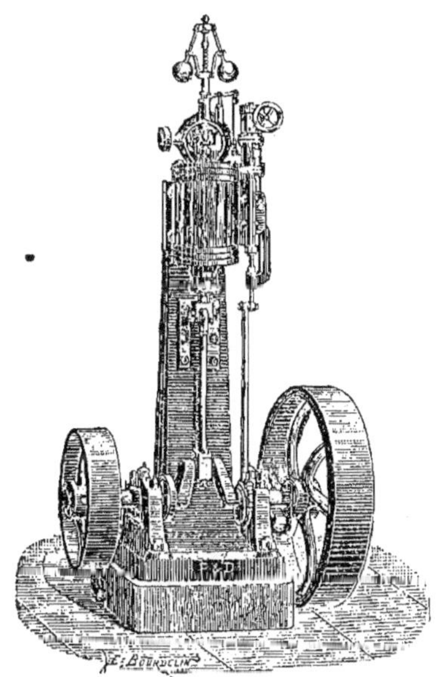

Fig. 150. — **Machine à vapeur verticale à cylindre renversé.**

Pour les petites forces jusqu'à 6-9 chevaux, par exemple, on peut employer les moteurs verticaux ; ils occupent peu de place et peuvent se placer partout.

Souvent aussi, dans les petites installations, l'espace étant très limité, il est de toute nécessité que le moteur occupe le moins de place possible ; le moteur vertical ci-contre répond complètement à cette nécessité.

On peut également employer dans les mêmes conditions les petits moteurs horizontaux à cylindre incliné qui tiennent peu de place et offrent toute garantie de bon fonctionnement.

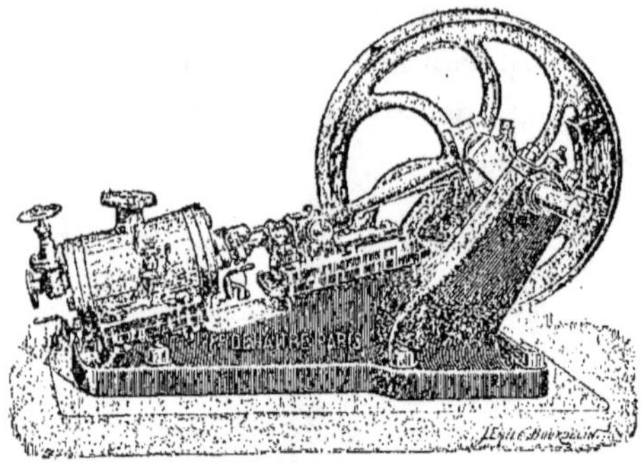

Fig. 151. — Moteur horizontal à cylindre incliné.

Pour les forces supérieures à 6-9 chevaux, on emploiera les machines à vapeur horizontales dont la robuste construction assure la longue durée, le bon fonctionnement et donne toute sécurité.

MACHINES A VAPEUR HORIZONTALES

DE TOUTES LES FORCES

A DÉTENTE VARIABLE PAR LE RÉGULATEUR

Ces machines doivent être étudiées et construites avec le plus grand soin et présenter tous les avantages désirables.

On doit rechercher des machines simples n'ayant aucun organe délicat, que tout le monde peut conduire ; l'entretien en sera facile.

On les installera partout avec la certitude qu'elles feront un bon et long service.

La position du moteur joue un rôle important ; de même que pour la chaudière et les transmissions, les emplacements doivent être choisis et étudiés avec soin ; il est indispensable, pour éviter tout mécompte, de faire dresser à l'avance un plan bien complet.

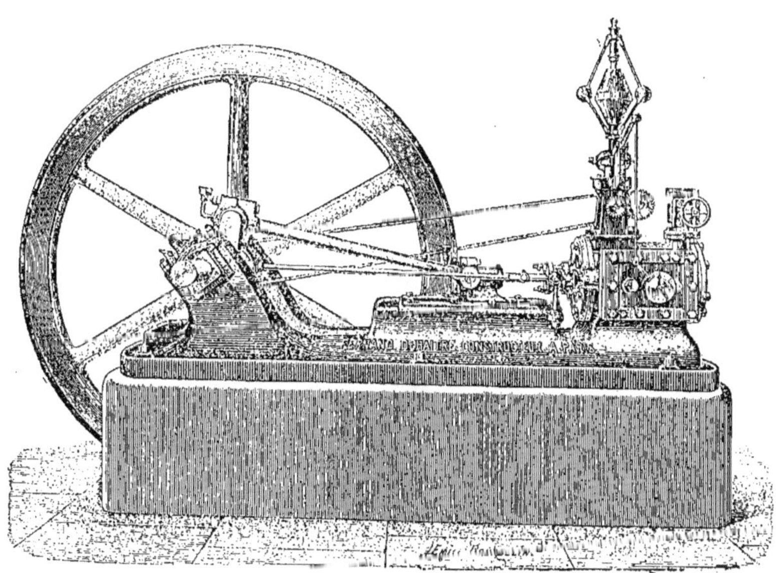

Fig. 152. — Machine à vapeur horizontale.

Avec les machines motrices, on devra se préoccuper des transmissions de mouvement.

LOCOMOBILES

Pour commander une pompe, une laveuse-désinfectueuse ou des appareils additionnels qui ne peuvent être groupés autour du moteur central, on devra recourir à l'emploi d'une locomobile, que l'on pourra au besoin déplacer.

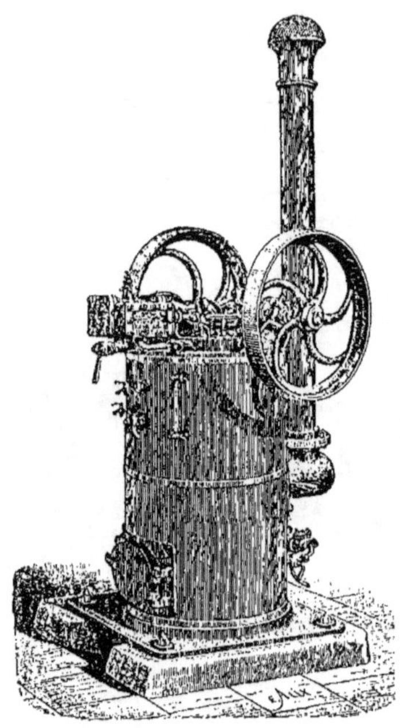

Fig. 153. — Machine à vapeur locomobile.
Le moteur est horizontal et placé directement sur la chaudière.

Mais nous croyons, comme il est dit plus haut, qu'il faut étudier une installation, de façon à pouvoir se passer de machines auxiliaires et pour cela faire appel à l'expérience de gens réellement compétents.

MANÈGE A UN CHEVAL

Si l'on ne peut faire l'acquisition d'une chaudière et d'un moteur à vapeur, on peut monter un manège.

Mais si, au prix du manège, on vient à ajouter celui du cheval, les risques de maladie, les frais de nourriture et

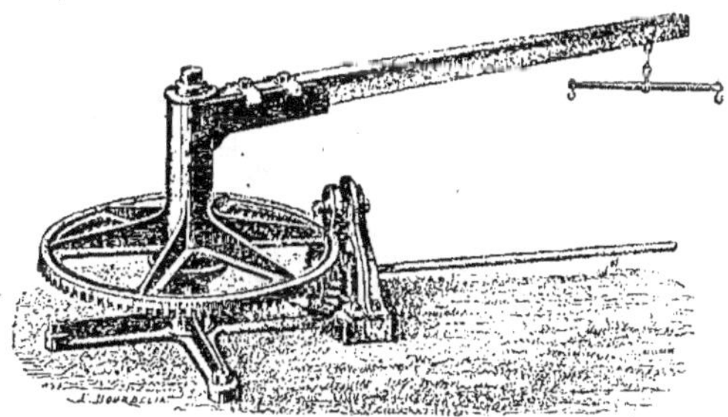

Fig. 154. — Manège à un cheval avec sa barre d'attèle.

d'entretien, on reconnaîtra bien vite que ce genre de moteur revient trop cher pour le peu de sécurité qu'il offre.

Ces manèges, montés sur un croisillon en fonte, sont toujours d'aplomb, tout le mouvement est placé sous le sol

TRANSMISSIONS DE MOUVEMENT

Les transmissions ne doivent être ni trop lourdes ni trop légères, nous recommandons l'emploi des paliers graisseurs ; il est bon de ne pas oublier qu'une transmission mal calculée, mal montée, absorbe en pure perte et pour son

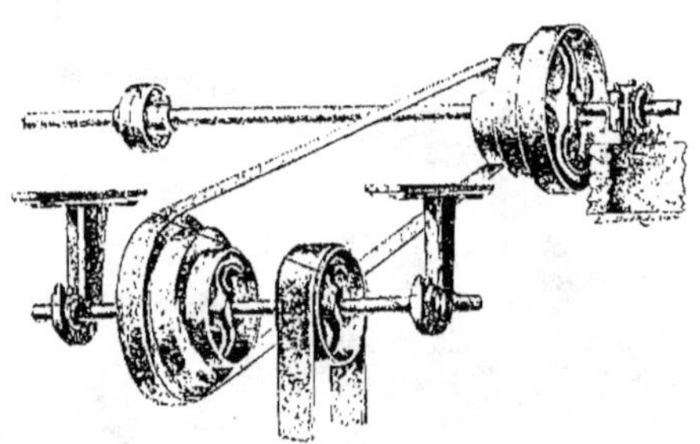

Fig. 155. — Transmission.

propre service, une somme de force qu'on utiliserait fructueusement sur un autre point.

Employer partout des paliers graisseurs, c'est faire une sérieuse économie.

PORTEURS DECAUVILLE, WEITZ, ETC.

Souvent les établissements hospitaliers occupent une très grande surface, souvent même, avec le système de pavillons isolés préconisé par certains architectes, il sera indispensable de relier tous les pavillons avec les services centraux par de petites voies ferrées avec plaques tournantes, système d'aiguilles, croisements, etc.

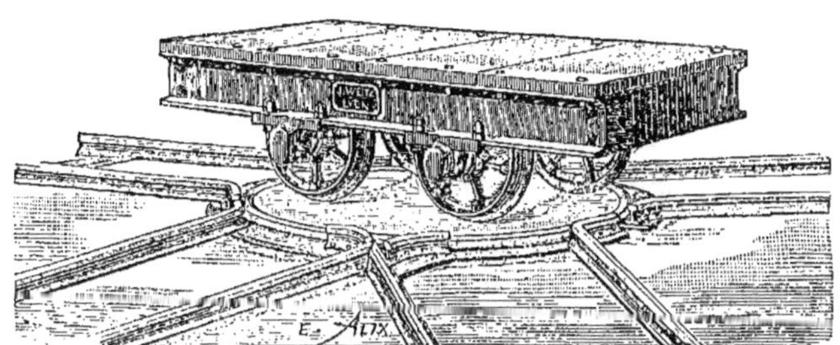

Fig. 156. — **Plaque tournante, système J. Weitz.**

Ces petits chemins de fer sont trop connus et rendent trop de services pour qu'il nous paraisse utile d'entrer dans de plus amples développements.

ASCENSEURS — MONTE-CHARGES

Tout le monde a été à même d'apprécier les services rendus par les ascenseurs pour monter et descendre les personnes, tout le monde s'en est servi, et presque dans toutes les nouvelles maisons, dans tous les hôtels on a établi de ces précieux engins, qui sont encore plus précieux pour les personnes âgées auxquelles ils permettent des déplacements impossibles sans eux.

Leur emploi est donc tout indiqué dans tous les établissements de retraite, hospices, où certaines convenances d'aménagement ont forcé à placer les vieillards ou certains malades dans les étages supérieurs. Ces malades et ces vieillards sont souvent dans l'impossibilité de descendre respirer dans les jardins ou dans les cours ; s'ils peuvent descendre, ils ne pourraient remonter, ils sont donc privés d'un exercice salutaire ; un service d'ascenseurs remédie à cet inconvénient en permettant aux pensionnaires des étages élevés de profiter comme de plus valides des rayons du soleil et des bonnes heures de la journée.

En outre, quantité de malades, de blessés, de femmes venant faire leurs couches en profiteront et en éprouveront un grand soulagement pour se transporter sans secousses dans les salles destinées à les recevoir.

Les ascenseurs hydrauliques et autres répondent entièrement à cette mission humanitaire et l'emploi s'en généralisera. Ils présentent toute sécurité et sont si faciles à manier.

Quand les ascenseurs ne servent pas pour les personnes, on les emploiera avec profit à descendre et monter tous les objets de literie, tous les repas, tous les médicaments, tisanes et mille autres choses nécessaires aux malades. Le service sera beaucoup plus rapide, on débarrassera les escaliers d'allées et venues continuelles, et on épargnera au personnel une grande fatigue journalière.

Pour ces mêmes raisons et sans les faire servir au service des gens, les monte-charges rendront aussi d'excellents services.

Une des applications les plus directes des monte-charges se trouve dans le service des buanderies, souvent les lingeries, les salles de pliage et de repassage se trouvent au premier étage et toujours les séchoirs à air libre sont situés aux étages supérieurs, aux greniers. À l'aide de ces appareils, on desservira tous les étages, on montera et descendra le linge sans fatigue, on pourra l'arrêter à l'étage où il doit être employé ; toutes ces considérations militent en faveur de leur installation.

On peut recommander :

1° Le monte-charges à mouvement alternatif, fig. 157.

2° Le monte-charges à mouvement continu, fig. 158.

3° Le monte-charges hydraulique, etc., etc.

Dans le premier de ces systèmes, il y a un seul plateau montant ou descendant alternativement une quantité de linge plus ou moins grande, suivant la puissance de l'appareil, lequel doit être disposé de façon à recevoir aisément un tricycle chargé de linge ou un nombre déterminé de matelas. La commande devra pouvoir se faire de chaque étage.

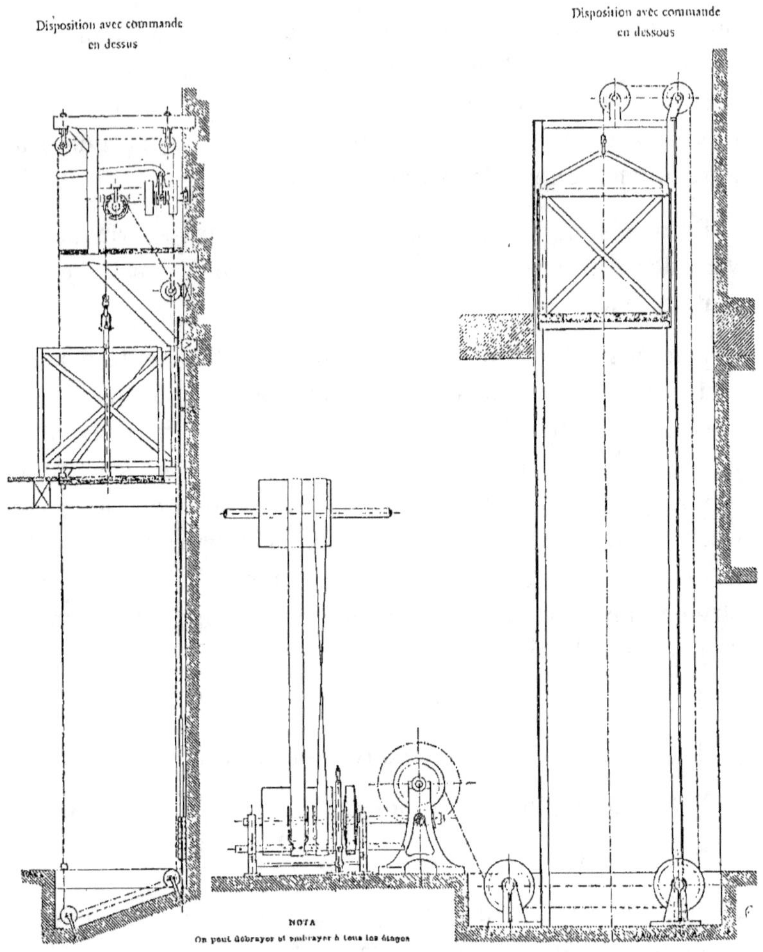

Fig. 157. — Monte-charges à mouvement alternatif.

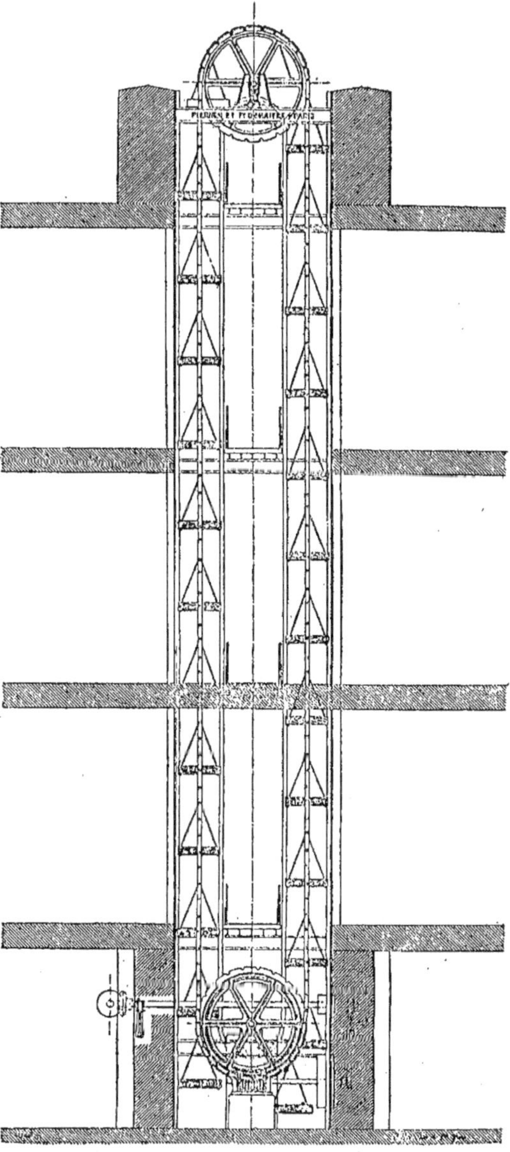

Fig. 158. — Monte-charges à mouvement continu.

Ce système, dont les dispositions varient à l'infini, suivant les locaux, est très employé. Toute blanchisserie, grande ou petite, doit au moins posséder un monte-charges.

L'existence d'un seul et unique plateau entraîne souvent des pertes de temps, car il faut attendre que le plateau soit descendu ou remonté, suivant la place occupée par l'ouvrier. Nous ne pensons pas qu'il y ait d'accidents à redouter, bien que les cables, chaînes, etc., présentent moins de garantie que les chaînes galle des monte-charges à mouvement continu inversable.

En tous cas, nous croyons qu'il y a plus d'intérêt à monter un monte-charges à mouvement continu ; en examinant le dessin, on comprend de suite le très grand avantage présenté par cet engin.

Ce monte-charges, animé d'un mouvement continu régulier est composé d'un certain nombre de plateaux, suivant la hauteur à parcourir, ne s'arrêtant jamais ; il en résulte que le personnel qui se trouve en bas, comme celui qui se trouve en haut, dans les séchoirs, ou à un étage intermédiaire, n'attend jamais après le monte-charges, un plateau s'offrant toujours à lui, soit pour le charger, soit pour le décharger.

Il n'y a donc aucune espèce de perte de temps, tout accident est impossible, il n'y a ni à débrayer, ni à embrayer ; de plus, les plateaux étant inversables, si même on oubliait de retirer le linge au passage, le plateau, suivant la marche des chaînes sans fin, continuerait sa route et reviendrait de lui-même se représenter aux ouvriers.

Ces avantages remarquables ont été justement appréciés, chaque jour le nombre des monte-charges à mouvement continu va en s'augmentant.

Nous avons à dire deux mots des monte-charges mus par la pression hydraulique.

Ces monte-charges trouvent leur application quand on possède de l'eau en pression, la disposition devient la même que celle des ascenseurs employés dans les maisons particulières, hôtels ou établissements publics ; au lieu de monter ou descendre des personnes, on monte ou on descend du linge ou autres charges.

Bien que le monte-charges à mouvement alternatif puisse être, à la rigueur, mû à bras, nous croyons que les monte-charges, en général, doivent être actionnés par le moteur de l'établissement. Si la transmission devient trop coûteuse à installer, on aura recours à un petit moteur direct.

Les monte-charges doivent toujours être munis de tous les appareils de sûreté désirables.

TREUILS

Le treuil, comme le monte-charges, économise de la main-d'œuvre.

Il évite en même temps aux ouvriers un travail très pénible, celui de monter dans les séchoirs situés aux étages supérieurs le linge à sécher.

Nous avons visité un grand nombre de blanchisseries et avons constaté avec peine l'absence de ces engins, pourtant bien simples.

L'établissement d'un treuil, même ne marchant qu'à bras, rendrait déjà de bons services.

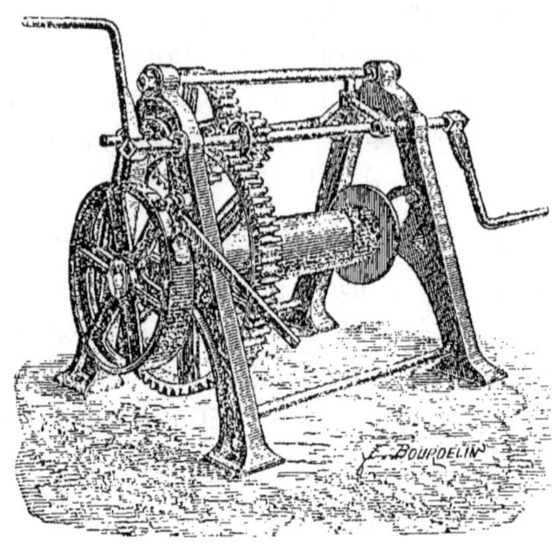

Fig. 159. — **Treuil**.

Si on possède un moteur : manège ou machine à vapeur, il sera bien facile d'actionner le treuil mécaniquement, il donnera alors des résultats encore meilleurs et l'on reconnaîtra bien vite que la dépense première est rapidement couverte.

Que l'on nous pardonne d'insister sur tous ces moyens d'économiser la main-d'œuvre, de réduire le prix de revient, et par conséquent d'augmenter légitimement les bénéfices.

OBSERVATIONS RELATIVES A L'INSTALLATION

DES CHAUDIÈRES A VAPEUR

Il est nécessaire de faire une déclaration :

1° *Pour Paris, à M. le Préfet de Police ;*

2° *Pour les Départements, au Préfet du Département où le déclarant réside.*

Cette déclaration est obligatoire, nous en donnons le modèle à la fin de ce chapitre.

Toute chaudière vendue doit être accompagnée d'un certificat d'épreuve délivré à l'acheteur par le vendeur.

Hormis certains cas fort rares, il sera prudent de ne jamais acheter de chaudières d'occasion pour ne pas s'exposer aux déceptions cruelles résultant de l'appât trompeur d'une économie qui n'est presque toujours qu'apparente. Les vieilles chaudières sont retapées (que l'on nous pardonne ce mot) avec un art qui fait le plus grand honneur à Messieurs les revendeurs et il est facile de s'y laisser prendre

On lira avec fruit les instructions suivantes qui s'appliquent à toutes les chaudières ; les chauffeurs feront sagement de s'y conformer (1).

---

(1) Cette notice émane de l'Association Parisienne des propriétaires d'appareils à vapeur. Cette association fonctionne dans tous les grands centres industriels : à Paris, s'adresser 66, rue de Rome.

INSTRUCTIONS

SUR LES MESURES DE PRÉCAUTIONS HABITUELLES A OBSERVER

DANS L'EMPLOI DES

CHAUDIÈRES A VAPEUR

OBSERVATIONS GÉNÉRALES

1° Le local des générateurs, les chaudières et tous les appareils qui en font partie doivent toujours être tenus en parfait état de propreté.

2° L'entrée du local des chaudières et de la chambre des machines est interdite à toute personne étrangère au service des appareils à vapeur ; le local doit être tenu fermé pendant les heures de repos.

Le chauffeur ne doit jamais quitter son poste sans se faire remplacer.

3° Si une avarie quelconque se produit aux chaudières ou aux autres appareils, le chauffeur en informera immédiatement le propriétaire ou le directeur de l'usine.

CONDUITE DU FEU

4° Le chauffeur, dès son arrivée, vérifiera la hauteur de l'eau dans la chaudière. Si le niveau est bon, il allumera ou, si les feux ont été couverts la veille, il ouvrira le registre en grand, puis la porte du cendrier et, quelques instants après, la porte de chargement.

Il décrassera ensuite et fera progressivement l'allumage.

5° L'allumage étant fait, le chauffeur chargera toutes les dix à quinze minutes au moins, par petites quantités, en couvrant également toutes les parties de la grille. Il cassera la houille en morceaux de la grosseur du poing et ne laissera jamais, dans les foyers ordinaires, la couche de combustible dépasser une épaisseur de 0^m12 si c'est de la houille et 0^m25 si c'est du coke.

Chaque fois qu'il ouvrira la porte du foyer, il fermera en partie le registre de la cheminée. Il maintiendra dans le cendrier une petite quantité d'eau.

6° Quand la grille, vue au dessous, cessera d'être claire, il la décrassera par moitié en reportant successivement le bon combustible de chaque côté.

Pour décrasser, il fermera presque complètement le registre et profitera d'un moment où la pression peut descendre dans la chaudière sans inconvénient.

7° Le chauffeur maintiendra la pression nécessaire en ouvrant le registre aussi peu que possible.

Si la pression dépasse celle indiquée par le timbre, il alimentera en baissant le registre et n'ouvrira les portes du foyer qu'exceptionnellement.

8° Une demi-heure avant l'arrêt, le feu sera ralenti ; au moment de l'arrêt, le chauffeur couvrira la grille de cendres et de combustible mouillé et fermera le registre, la porte du foyer, puis celle du cendrier.

DES APPAREILS DE SURETÉ

9° L'INDICATEUR DE NIVEAU A TUBE DE VERRE doit être placé en un point bien visible, bien éclairé et doit *toujours* fonctionner. Le chauffeur le purgera et le nettoyera plusieurs fois par jour, surtout si les eaux sont sales. Si le tube vient à casser, il doit être remplacé immédiatement.

10° LE FLOTTEUR, LE SIFFLET D'ALARME, LES ROBINETS DE JAUGE, doivent toujours fonctionner, ce dont le chauffeur s'assurera au moins une fois par jour.

11° LES SOUPAPES DE SURETÉ ne doivent être calées ni surchargées sous aucun prétexte. Le chauffeur les soulèvera légèrement au moins une fois par jour pour s'assurer qu'elles ne sont point collées.

Si les soupapes perdent, elles doivent être rodées au premier arrêt.

Si la perte a lieu sur une partie seulement du pourtour, le chauffeur vérifiera si le levier porte bien sur l'axe de la soupape et fera tourner celle-ci légèrement sur son siège, en ayant soin de ne jamais appuyer sur le levier.

12° LE MANOMÈTRE, comme le tube de niveau, doit être placé en un point de la chambre de chauffe bien visible et toujours bien éclairé. Le chauffeur purgera de temps en temps le tube qui le relie à la chaudière, en ayant soin de *ne jamais chasser toute l'eau qui se trouve dans le tube.*

ALIMENTATION

13° Les appareils d'alimentation doivent toujours bien fonctionner. La chaudière étant munie de plusieurs de ces appareils, le chauffeur en fera alternativement usage pour s'assurer de leur état.

14° Le chauffeur maintiendra toujours le niveau de l'eau dans la chaudière à hauteur du trait réglementaire tracé sur la devanture.

Avant l'arrêt, il fera monter le niveau à une dizaine de centimètres au-dessus de cette ligne, pour n'avoir pas à alimenter le lendemain avant l'allumage.

15° Si, par suite d'une cause quelconque, le niveau vient à baisser au point que l'eau ne soit plus visible dans le tube de verre, le chauffeur jettera bas les feux, ouvrira en grand le registre et les portes du foyer et, après un quart d'heure seulement, il alimentera jusqu'à ce qu'il ait ramené l'eau au niveau normal.

Ce fait ne se présentera pas si le flotteur et le sifflet d'a-larme sont tenus en bon état.

NETTOYAGE

16° Pour vider la chaudière, on y maintiendra une pression de un kil. environ pour faire évacuer toute l'eau. Avant d'ouvrir les bouilleurs le chauffeur lèvera les soupapes.

17° Les chaudières et les réchauffeurs, s'il y en a, seront arrêtés pendant un temps assez long pour que l'accès de toutes les parties soit possible et que les nettoyages inté-rieurs et extérieurs puissent être faits convenablement.

Si l'accès ou le nettoyage de certaines parties n'est pas possible, le chauffeur en préviendra le chef de l'établissement.

18° Les tôles et toutes les parties métalliques seront râ-clées et brossées extérieurement avec le plus grand soin.

Les carneaux seront complètement débarrassés des cendres et des suies.

19° Le nettoyage intérieur sera fait assez fréquemment pour que les dépôts ne soient pas adhérents. Si cependant un piquage était nécessaire, on emploiera des outils à tranchants arrondis et sans angles vifs, en ménageant surtout les joints.

Après l'enlèvement des boues, les chaudières, bouilleurs et réchauffeurs seront lavés à grande eau.

20° Le chauffeur chargé de surveiller le nettoyage de la chaudière, dont il a la responsabilité, s'attachera particulièrement aux points suivants :

a. Il visitera avec soin le tuyau d'alimentation et le débarrassera complètement des incrustations qu'il renferme presque toujours.

b. Il examinera s'il n'existe pas de fuites aux différentes clouures tant de la chaudière que des réchauffeurs.

c. Il sondera avec soin au marteau toutes les tôles et principalement celles du coup de feu et celles qui avoisinent l'entrée de l'eau d'alimentation, qui se corrodent souvent assez rapidement.

d. Il vérifiera si tous les sommiers et supports de la chaudière portent bien ; sinon il les calera.

e. Il vérifiera si le niveau à flotteur fonctionne bien, si sa tige est bien droite et est bien réglée comme longueur, c'est-à-dire l'eau étant à son niveau normal, si l'aiguille se trouve bien au zéro de l'échelle ou si le levier est bien horizontal.

f. Il s'assurera si les tuyaux qui relient le niveau à tube et le manomètre à la chaudière ne sont pas bouchés, et si l'aiguille du manomètre est au zéro.

g. Enfin, il examinera avec soin les soupapes et les rodera s'il est nécessaire.

REMARQUES DIVERSES

21° Les robinets d'eau ou de vapeur seront toujours ouverts ou fermés très lentement.

22° La partie supérieure du massif des chaudières doit être protégée avec le plus grand soin contre l'humidité.

S'il se produit en marche, à la tuyauterie, des fuites qui ne peuvent être réparées immédiatement, le chauffeur placera en dessous un vase destiné à recevoir l'eau qui en coule.

23° Dans les établissements à marche continue, le chauffeur qui reprend le service doit s'assurer que tous les appareils sont en bon état de fonctionnement.

LE DIRECTEUR DE L'ASSOCIATION,

MAURICE JOURDAIN.

DISPOSITIONS GÉNÉRALES

Si l'emplacement dont on dispose le permet, on entourera la chaudière verticale d'une maçonnerie en briques avec retour de flamme ; cette disposition donne de sérieux avantages au point de vue économique.

Si cet emplacement est trop restreint pour permettre cet entourage en briques, il faudra tout au moins garnir les chaudières à vapeur et la tuyauterie d'une substance calorifuge, quelle qu'elle soit, pourvu qu'elle ait une propriété calorifuge certaine, et qu'elle ne tende pas à s'écailler.

On diminuera ainsi et d'une façon sensible la déperdition de calorique.

MODE D'ALIMENTATION

Notre dessin de chaudière verticale représente une bouteille alimentaire, c'est le système qui nous paraît le plus simple, mais nous n'avons aucun parti pris, on peut alimenter avec une pompe ou un Giffard ; nous conseillons même pour parer à toute éventualité d'avoir toujours à sa disposition deux modes d'alimentation indépendants, afin de ne pas se trouver dans l'embarras, si, par suite d'accident, l'un des deux venait à manquer.

APPAREILS DE SÛRETÉ

La loi est bien formelle, il est donc sage de s'y conformer,
on y trouvera son compte ; on emploiera avec discernement

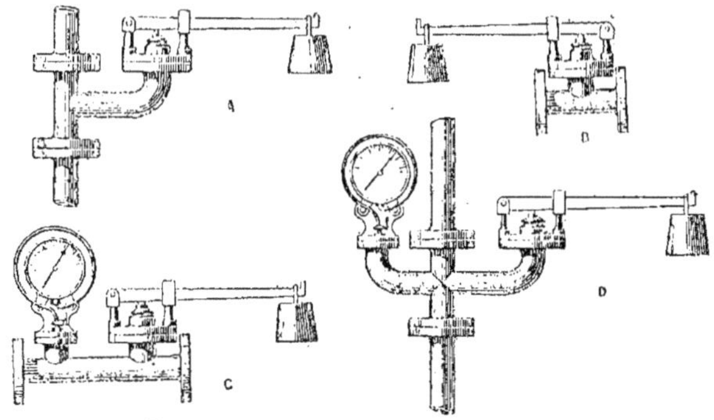

Fig. 160. — Soupapes de sûreté.

cet agent si précieux : la vapeur, et cela, sans danger aucun,
tous les appareils qui les comportent étant munis de soupapes de sûreté, reniflards, clapets de retenue, manomètres,
purgeurs.

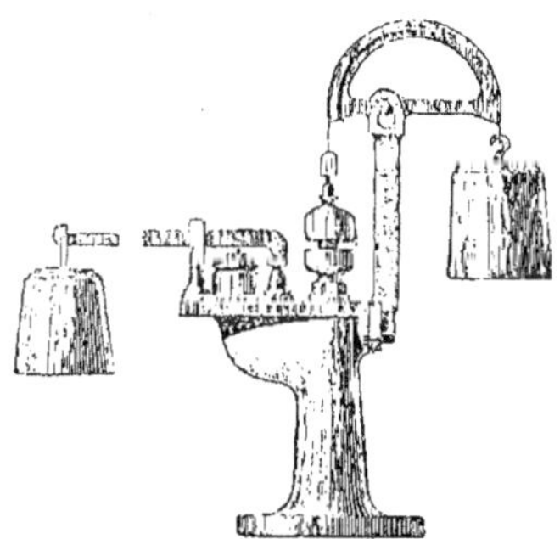

Fig. 161. — Flotteur à sifflet d'alarme et soupape de sûreté.

Partout où il y a condensation, mettre des purgeurs
automatiques. En économisant la vapeur, on économisera le
combustible et on aura toujours la chaleur voulue.

Nous donnons ci-contre quelques types d'appareils qui
répondent à la plupart des cas.

LOI

CHAUDIÈRES & RÉCIPIENTS DE VAPEUR

Il sera utile à nos lecteurs de leur donner le texte de cette loi, car elle s'applique à **toutes les chaudières** *produisant la vapeur et à* **tous les appareils** *recevant de la vapeur, dès l'instant que leur capacité excède 100 litres, voir article 30 ; nous appelons aussi l'attention sur l'article 3.*

Nous avons fait suivre l'extrait de la Loi d'un modèle de déclaration à faire à la préfecture pour l'installation d'une chaudière à vapeur.

EXTRAIT DU JOURNAL OFFICIEL

DE LA

RÉPUBLIQUE FRANÇAISE

DÉCRET DU 30 AVRIL 1880

SUR LES CHAUDIÈRES & RÉCIPIENTS DE VAPEUR

Le Président de la République française,

Sur le Rapport du Ministre des Travaux publics ;

Vu le décret du 25 janvier 1865, relatif aux chaudières à vapeur autres que celles qui sont placées sur des bateaux ;

Vu les avis de la Commission centrale des Machines à vapeur ;

Le Conseil d'État entendu,

Décrète :

ARTICLE PREMIER

Sont soumis aux formalités et aux mesures prescrites par le présent règlement : 1° les générateurs de vapeur, 2° les *récipients* définis ci-après (Titre V).

TITRE Ier

MESURES DE SURETÉ RELATIVES AUX CHAUDIÈRES PLACÉES A DEMEURE

ARTICLE 2.

Aucune chaudière neuve ne peut être mise en service qu'après avoir subi l'épreuve réglementaire ci-après définie. Cette épreuve doit être faite chez le constructeur et sur sa demande.

Toute chaudière venant de l'étranger doit être éprouvée avant sa mise en service, sur le point du territoire français désigné par le destinataire dans sa demande.

ARTICLE 3.

Le renouvellement de l'épreuve peut être exigé par celui qui fait usage d'une chaudière :

1° *Lorsque la chaudière*, ayant déjà servi, est l'objet d'une nouvelle installation ;

2° *Lorsqu'elle a subi une réparation notable ;*

3° *Lorsqu'elle est remise en service après un chômage prolongé.*

A cet effet, l'intéressé devra informer l'ingénieur des mines de ces diverses circonstances.

En particulier, si l'épreuve exige la démolition du massif du fourneau ou l'enlèvement de l'enveloppe de la chaudière et un chômage plus ou moins prolongé, cette épreuve pourra ne point être exigée, lorsque des renseignements authentiques sur l'époque et les résultats de la dernière visite, intérieure et extérieure, constitueront une présomption suffisante en faveur du bon état de la chaudière. Pourront être notamment considérés comme renseignements probants les certificats délivrés *aux membres des associations de propriétaires d'appareils à vapeur par celles de ces associations que le ministre aura désignées.*

Le renouvellement de l'épreuve *est exigible également* lorsque à raison des conditions dans lesquelles une chaudière fonctionne, il y a lieu, par l'ingénieur des mines, d'en suspecter la solidité.

Dans tous les cas, lorsque celui qui fait usage d'une chaudière contestera la nécessité d'une nouvelle épreuve, il sera, après une instruction où celui-ci sera entendu, statué par le Préfet.

En aucun cas, l'intervalle entre les deux épreuves consécutives n'est supérieur *à dix années.* Avant l'expiration de ce délai, celui qui fait usage d'une chaudière doit lui-même demander *le renouvellement de l'épreuve.*

Article 4

L'épreuve consiste à soumettre la chaudière à une pression effective qui ne doit pas être dépassée dans le service. Cette pression d'épreuve sera maintenue pendant le temps nécessaire à l'examen de la chaudière dont toutes les parties doivent pouvoir être visitées.

La surcharge d'épreuve par *centimètre carré est égale à la pression effective; sans jamais être inférieure à un demi-kilogramme ni supérieure à 6 kilogrammes.*

L'épreuve est faite sous la direction de l'ingénieur des mines et en sa présence, ou, en cas d'empêchement, en présence du garde-mines opérant d'après ses instructions.

Elle n'est pas exigée pour l'ensemble d'une chaudière dont les diverses parties, éprouvées séparément, ne doivent être réunies que par des tuyaux placés, sur tout leur parcours, en dehors du foyer et des conduits de flamme, et dont les joints peuvent être facilement démontés.

Le chef d'établissement où se fait l'épreuve fournira la main-d'œuvre et les appareils nécessaires à l'opération.

ARTICLE 5.

Après qu'une chaudière ou partie de chaudière a été éprouvée avec succès, il est apposé un timbre, indiquant en kilogrammes par centimètre carré la pression effective que la vapeur ne doit pas dépasser.

Les timbres sont poinçonnés et reçoivent trois nombres indiquant le jour, le mois et l'année de l'épreuve.

Un de ces timbres est placé de manière à être toujours apparent après la mise en place de la chaudière.

ARTICLE 6.

Chaque chaudière est munie de *deux soupapes de sûreté*, chargées de manière à laisser la vapeur s'écouler dès que sa pression effective atteint la limite maxima indiquée par le timbre réglementaire.

L'orifice de chacune des soupapes doit suffire à maintenir, celle-ci étant au besoin convenablement déchargées ou soulevées et quelle que soit l'activité du feu, la vapeur dans la chaudière à un degré de pression qui n'excède, pour aucun cas, la limite ci-dessus.

Le constructeur est libre de répartir, s'il le préfère, la section totale d'écoulement nécessaire des *deux soupapes* réglementaires entre un plus grand nombre de soupapes.

ARTICLE 7.

Toute chaudière est munie *d'un manomètre en bon état* placé en vue du chauffeur et gradué de manière à indiquer en kilogrammes, la pression effective de la vapeur dans la chaudière.

Une marque très apparente indique sur *l'échelle du manomètre la limite que la pression effective ne doit pas dépasser.*

La chaudière est munie d'un ajustage terminé par une bride de 0^m04 de diamètre et 0^m005 d'épaisseur disposée pour recevoir le manomètre vérificateur.

ARTICLE 8.

Chaque chaudière est munie d'un appareil *de retenue, soupape ou clapet*, fonctionnant automatiquement et placé au point d'intersection du tuyau d'alimentation qui lui est propre.

ARTICLE 9.

Chaque chaudière est munie d'une soupape *ou robinet d'arrêt de vapeur*, placé autant que possible à l'origine du tuyau de conduite de vapeur sur la chaudière même.

Article 10.

Toute paroi en contact par une de ses faces avec la flamme doit être baignée par l'eau sur sa face opposée.

Le niveau de l'eau doit être maintenu dans chaque chaudière, à une hauteur de marche telle, qu'il soit, en toute circonstance, à 0ᵐ06 *au moins au-dessus du plan* pour lequel la condition précédente cesserait d'être remplie. La position limite sera indiquée, d'une manière très apparente, au voisinage du tube de niveau mentionné à l'article suivant.

Les prescriptions énoncées au présent article ne s'appliquent point :

1° Aux surchauffeurs de vapeur distincts de la chaudière ;

2° Et à des surfaces relativement peu étendues et placées de manière à ne jamais rougir, même lorsque le feu est poussé à son maximum d'activité, telles que tubes ou parties de cheminées qui traversent le réservoir de vapeur en envoyant directement à la cheminée principale les produits de la combustion.

Article 11.

Chaque chaudière est munie de *deux appareils indicateurs du niveau de l'eau* indépendants l'un de l'autre et placés en vue de l'ouvrier chargé de l'alimentation.

L'un de ces deux *indicateurs est un tube en verre*, disposé de manière à pouvoir être facilement nettoyé et remplacé au besoin.

Pour les *chaudières verticales* de grande hauteur, le tube est remplacé par un appareil disposé de manière à reporter, en vue de l'ouvrier chargé de l'alimentation, l'indication du niveau de l'eau dans la chaudière.

TITRE II

ÉTABLISSEMENT DES CHAUDIÈRES A VAPEUR PLACÉES A DEMEURE

ARTICLE 12.

Toute chaudière à vapeur destinée à être employée à demeure ne peut être mise en service qu'après une déclaration adressée *par celui qui fait usage du générateur au préfet du département.*

Cette déclaration est enregistrée à sa date. Il en est donné acte. Elle est communiquée sans délai à M. l'Ingénieur en chef des mines.

ARTICLE 13.

La déclaration fait connaitre avec précision :

1° *Le nom et le domicile du vendeur de la chaudière et l'origine de celle-ci :*

2° *La commune et le lieu où elle est établie ;*

3° *La forme, la capacité et la surface de chauffe ;*

4° *Le numéro du timbre réglementaire ;*

5° *Un numéro distinctif de la chaudière, si l'établissement en possède plusieurs ;*

6° *Enfin le genre d'industrie auquel elle est destinée.*

Article 14.

Les chaudières sont divisées en trois catégories :

Cette classification est basée sur le produit de la multiplication du nombre exprimant en mètres cubes la capacité totale de la chaudière avec ses bouilleurs et ses réchauffeurs alimentaires, mais sans y comprendre les surchauffeurs de vapeur, par le nombre exprimant, en degrés centigrades, l'excès de la température de l'eau correspondant à la pression indiquée par le timbre réglementaire, sur la température de 100 degrés, conformément à la table annexée au présent décret (1).

Si plusieurs chaudières doivent fonctionner ensemble dans un même emplacement et si elles ont entre elles une communication quelconque, directe ou indirecte, on prend, pour former le produit, comme il vient d'être dit, la somme des capacités de ces chaudières.

Les chaudières sont de première catégorie quand le produit est plus grand que 200 ; de la deuxième, quand le produit n'excède pas 200, mais surpasse 50 ; de la troisième, si le produit n'excède pas 50.

Article 15.

Les chaudières comprises dans la première catégorie doivent être établies en dehors de toute maison d'habitation et de tout atelier surmonté d'étages. N'est pas considérée comme un étage, au-dessus de l'emplacement d'une chaudière, une construction dans laquelle ne se fait aucun travail nécessitant la présence d'un personnel à poste fixe.

(1) Voir cette table, page 483.

ARTICLE 16.

Il est interdit de placer une chaudière de *première catégorie à moins de trois mètres d'une maison d'habitation.*

Lorsqu'une chaudière de première catégorie est placée à moins de dix mètres d'une maison d'habitation, elle en est séparée par un mur de défense.

Ce mur, en bonne et solide maçonnerie, est construit de manière à défiler la maison par rapport à tout point de la chaudière *distant au moins de dix mètres,* sans toutefois que sa *hauteur dépasse d'un mètre la partie la plus élevée de la chaudière.*

Son épaisseur est égale au tiers au moins de la hauteur, sans que cette épaisseur puisse être *inférieure à un mètre en couronne.* Il est séparé du mur de la maison voisine par un intervalle libre de 30 centimètres de largeur au moins.

L'établissement d'une chaudière de première catégorie à la distance de *dix mètres au plus d'une maison* d'habitation n'est assujetti à aucune condition particulière.

Les distances de trois mètres et de dix mètres, fixées ci-dessus, sont réduites respectivement à 1^{m}50 *et à 5 mètres,* lorsque la chaudière est enterrée de façon que la partie supérieure de ladite chaudière se *trouve à un mètre en contre-bas du sol* du côté de la maison voisine.

ARTICLE 17.

Les chaudières comprises dans la deuxième catégorie peuvent être placées dans l'intérieur de tout atelier, pourvu que l'atelier ne fasse pas partie d'une maison d'habitation.

Les foyers sont séparés des murs des maisons voisines par un intervalle *libre d'un mètre au moins.*

ARTICLE 18.

Les chaudières de troisième catégorie peuvent être établies dans un atelier quelconque, même lorsqu'il fait partie d'une maison d'habitation.

Les foyers sont séparés des murs des maisons voisines par un intervalle *libre de 0ᵐ50 au moins.*

ARTICLE 19.

Les conditions d'emplacement prescrites pour les chaudières à demeure par les précédents articles ne sont pas applicables aux chaudières pour l'établissement desquelles il aura été satisfait au décret du 26 janvier 1865, antérieurement à la promulgation du présent règlement.

ARTICLE 20.

Si, postérieurement à l'établissement d'une chaudière, un terrain contigu vient à être affecté à la construction d'une maison d'habitation, celui qui fait usage de la chaudière devra se conformer aux mesures prescrites par les articles 16, 17 et 18 comme si la maison eût été construite avant l'établissement de la chaudière.

ARTICLE 21.

Indépendamment des mesures générales de sûreté prescrites au titre 1ᵉʳ de la déclaration prévue par les articles 12 et 13, les chaudières à vapeur fonctionnant dans l'intérieur des usines sont soumises aux conditions que pourra prescrire le préfet, suivant les cas et sur le rapport de l'ingénieur des mines.

TITRE III

CHAUDIÈRES LOCOMOBILES

ARTICLE 22.

Sont considérées comme locomobiles, les chaudières à vapeur qui peuvent être transportées facilement d'un lieu dans un autre, n'exigent aucune construction pour fonctionner sur un point donné et ne sont employées que d'une manière temporaire à chaque station.

ARTICLE 23.

Les dispositions des articles 2 à 11 inclusivement du présent décret sont applicables aux chaudières locomobiles.

ARTICLE 24.

Chaque chaudière porte une plaque sur laquelle sont gravés, *en caractères très apparents, le nom et le domicile du propriétaire et un numéro d'ordre*, si ce propriétaire possède plusieurs chaudières locomobiles.

ARTICLE 25.

Elle est l'objet de la déclaration prescrite par les articles 12 et 13 adressée au préfet du département où est le domicile du propriétaire.

L'ouvrier chargé de la conduite devra présenter à toute réquisition le récépissé de cette déclaration.

TITRE IV

CHAUDIÈRES DES MACHINES LOCOMOTIVES

ARTICLE 26.

Les machines à vapeur locomotives sont celles qui, sur terre, travaillent en même temps qu'elles se déplacent par leur propre force, telles que les machines des chemins de fer et des tramways, les machines routières, les rouleaux compresseurs, etc.

ARTICLE 27.

Les dispositions des articles 2 à 8 inclusivement et celles des articles 11 et 24 sont applicables aux chaudières des machines locomotives.

ARTICLE 28.

Les dispositions de l'article 25, paragraphe 1er, s'appliquent également à ces chaudières.

ARTICLE 29.

La circulation des machines locomotives a lieu dans les conditions déterminées par des règlements spéciaux.

TITRE V

RÉCIPIENTS

ARTICLE 30.

Sont soumis aux dispositions suivantes les *récipients de formes diverses d'une capacité de plus de 100 litres* au moyen desquels les matières à élaborer sont chauffées, non directement à feu nu, mais par la vapeur empruntée à un générateur distinct lorsque leur communication avec l'atmosphère n'est point établie par des moyens excluant toute pression effective nettement appréciable.

ARTICLE 31.

. Ces récipients sont assujettis à la déclaration prescrite par les articles 12 ou 13. *(Voir ces articles.)*

Ils sont soumis à l'épreuve, conformément aux articles 2, 3, 4 et 5. *(Voir ces articles.)* Toutefois, la surcharge d'épreuve sera, dans tous les cas, égale à la moitié de la pression à laquelle l'appareil doit fonctionner sans que cette *surcharge puisse excéder 4 kilogrammes par centimètre carré.*

ARTICLE 32.

Ces récipients sont munis d'une *soupape de sûreté* réglée pour la pression indiquée par le timbre, à moins que cette pression ne soit égale ou supérieure à celle fixée pour la chaudière alimentaire (1).

(1) Voir, page 460, les appareils de sûreté.

L'orifice de cette soupape, convenablement déchargée ou soulevée au besoin, doit suffire à maintenir pour tous les cas la vapeur dans le récipient à un degré de pression qui n'excède pas la limite du timbre.

Elle peut être placée, soit sur le récipient lui-même, soit sur le tuyau d'arrivée de vapeur, entre le robinet et le récipient.

ARTICLE 33.

Les dispositions des articles 30, 31 et 32 s'appliquent également aux réservoirs dans lesquels de l'eau à haute température est emmagasinée, pour fournir ensuite un dégagement de vapeur ou de chaleur, quel qu'en soit l'usage.

ARTICLE 34.

Un délai de six mois, à partir de la promulgation du présent décret, est accordé pour l'exécution des quatre articles qui précèdent.

TITRE VI

DISPOSITIONS GÉNÉRALES

ARTICLE 35.

Le ministre peut, sur le rapport des ingénieurs des mines, l'avis du préfet et celui de la commission centrale des machines à vapeur, accorder dispense de tout ou partie des prescriptions du présent décret dans tous les cas où, à raison de la forme, soit de la faible dimension des appareils, soit de la position spéciale des pièces contenant de la vapeur, il serait reconnu que la dispense ne peut pas avoir d'inconvénient.

ARTICLE 36.

Ceux qui font usage de générateurs ou de récipients de vapeur veilleront à ce que ces appareils soient entretenus constamment en bon état de service.

A cet effet, ils tiendront la main à ce que des visites complètes, tant à l'intérieur qu'à l'extérieur, soient faites à des intervalles rapprochés pour constater l'état des appareils et assurer l'exécution en temps utile des réparations ou remplacements nécessaires.

Ils devront informer les ingénieurs des réparations notables faites aux chaudières et aux récipients, en vue de l'exécution des articles 3 (1°, 2° et 3°) et 31, § 2.

ARTICLE 37.

Les contraventions au présent règlement sont constatées, poursuivies et réprimées conformément aux lois.

ARTICLE 38.

En cas d'accident ayant occasionné la mort ou des blessures, le chef de l'établissement doit *prévenir immédiatement l'autorité chargée de la police locale et l'ingénieur des mines chargé de la surveillance.* L'ingénieur se rend sur les lieux dans le plus bref délai pour visiter les appareils, en constater l'état et rechercher les causes de l'accident. Il rédige sur le tout :

1° Un rapport qu'il adresse au procureur de la République et dont une expédition est transmise à l'ingénieur en chef, qui fait parvenir son avis à ce magistrat ;

2° Un rapport qui est adressé au préfet, par l'intermédiaire et sur l'avis de l'ingénieur en chef.

En cas d'accident n'ayant occasionné ni mort ni blessure, l'ingénieur des mines est prévenu, il rédige un rapport qu'il envoie, par l'intermédiaire et avec l'avis de l'ingénieur en chef, au préfet.

En cas d'explosion, les *constructions ne doivent point être réparées* et les fragments de l'appareil rompu ne *doivent point être déplacés ou dénaturés* avant la constatation de l'état des lieux par l'ingénieur.

ARTICLE 39.

Par exception, le ministre pourra confier la surveillance des appareils à vapeur aux ingénieurs ordinaires et aux conducteurs des ponts et chaussées, sous les ordres de l'ingénieur en chef des mines de la circonscription.

ARTICLE 40.

Les appareils à vapeur qui dépendent des services spéciaux de l'État sont surveillés par les fonctionnaires et agents de ces services.

ARTICLE 41.

Les attributions conférées aux préfets des départements par le présent décret sont exercées par le préfet de police dans toute l'étendue de son ressort.

ARTICLE 42.

Est rapporté le décret du 25 janvier 1865.

ARTICLE 43.

Le ministre des travaux publics est chargé de l'exécution du présent décret qui sera inséré au *Journal officiel* et au *Bulletin des lois*.

Fait à Paris, le 30 avril 1880.

JULES GRÉVY.

Par le Président de la République,

Le Ministre des travaux publics,

H. VARROY.

CLAPET AUTOMATIQUE

DE RETENUE DE VAPEUR

L'Administration des Mines, à la suite de plusieurs explosions graves de générateurs accouplés, ayant une conduite générale de vapeur, invita les Industriels à munir leurs générateurs de Clapets de retenue de vapeur fonctionnant automatiquement.

M. D. Raynal, ministre des travaux publics, sur un rapport de la Commission Centrale des Machines à vapeur, adressa, le 13 février 1884, à MM. les Préfets la circulaire suivante :

« En vue de prévenir les conséquences graves qu'entraîne l'explosion d'une chaudière, lorsque, comme à Marnaval, elle fait partie d'un groupe de Générateurs qui sont en communication de vapeur entre eux, les Ingénieurs devront être invités à recommander aux Industriels intéressés l'adaptation de Clapets près de l'insertion de chaque conduite partielle de vapeur sur la conduite générale, de manière à éviter, en cas d'explosion de l'un des Générateurs, l'irruption de la vapeur provenant de la conduite générale des autres chaudières.

Par la suite, le *Journal Officiel* du 9 juillet 1886 publiait le Décret suivant :

DÉCRET DU 29 JUIN 1886

Vu le décret du 30 avril 1880, relatif aux chaudières à vapeur autres que celles qui sont placées sur les bateaux ;

Vu l'avis de la Commission centrale des Machines à vapeur, en date du 4 février 1886,

Le Conseil d'État entendu,

DÉCRÈTE :

ARTICLE PREMIER. — Lorsque plusieurs Générateurs de vapeur, placés à demeure, sont groupés sur une conduite générale de vapeur, en nombre tel que le produit, formé comme il est dit à l'article 14 du décret du 30 avril 1880 (1), en prenant comme base de calcul le timbre réglementaire le plus élevé, dépasse le nombre 1800, lesdits Générateurs sont répartis par séries, correspondant chacune à un produit au plus égal à ce nombre ; chaque série est munie d'un clapet automatique d'arrêt, disposé de façon à éviter, en cas d'explosion, le déversement de la vapeur des séries restées intactes.

ART. 4. — Un délai de six mois est accordé aux propriétaires de chaudières existant antérieurement à la promulgation du présent règlement pour se conformer aux prescriptions ci dessus.

Fait à Paris, le 29 juin 1886.

Signé : Jules GRÉVY.

Par le Président de la République :

Le Ministre des Travaux publics,

Ch. BAÏHAUT.

(1) Voir page 471.

RÉCIPIENTS CHAUFFÉS PAR LA VAPEUR

Nous croyons aussi utile de reproduire ici la circulaire du 13 novembre 1888 de M. le Ministre des Travaux Publics, relative aux récipients visés dans le titre V du décret du 30 avril 1880 :

Paris, le 13 novembre 1888.

Monsieur le Préfet, la question s'est posée de savoir si les formalités et mesures prescrites par le titre V du décret du 30 avril 1880 sont applicables aux récipients destinés à chauffer les matières à élaborer au moyen de la vapeur, lorsque la communication avec l'atmosphère peut être interceptée d'une façon quelconque, notamment par le jeu d'un robinet, d'une valve ou d'un tiroir.

La Commission centrale des machines à vapeur a émis l'avis que cette question devait être résolue affirmativement. En conséquence, et conformément à cet avis, vous voudrez bien inviter MM. les Ingénieurs à veiller, en pareil cas, à l'application des formalités et des mesures prescrites par le titre V sus-visé. Il conviendra, d'ailleurs, que les présentes instructions soient communiquées, par leurs soins, aux industriels, ainsi qu'aux associations de propriétaires d'appareils à vapeur.

Je vous prie d'assurer l'exécution de la présente circulaire, que j'adresse à MM. les Ingénieurs des Mines, en nombre suffisant d'exemplaires pour les communications qu'ils auront à faire aux industriels et aux associations susmentionnées.

Recevez, Monsieur le Préfet, l'assurance de ma considération la plus distinguée.

Le Ministre des Travaux Publics,

D. MONTAUD.

TABLE

donnant la température (*en degrés centigrades*) de l'eau correspondant

à une pression donnée (*en kilogrammes effectifs*).

VALEURS CORRESPONDANTES		VALEURS CORRESPONDANTES	
de la pression effective en kilogrammes	de la température en degrés centigrades	de la pression effective en kilogrammes	de la température en degrés centigrades
0ᵏ 5	111°	10ᵏ 5	185°
1. 0	120	11. 0	187
1. 5	127	11. 5	189
2. 0	133	12. 0	191
2. 5	138	12. 5	193
3. 0	143	13. 0	194
3. 5	147	13. 5	196
4. 0	151	14. 0	197
4. 5	155	14. 5	199
5. 0	158	15. 0	200
5 5	161	15. 5	202
6. 0	164	16. 0	203
6. 5	167	16. 5	205
7. 0	170	17. 0	206
7. 5	173	17. 5	208
8. 0	175	18. 0	209
8. 5	177	18. 5	210
9. 0	179	19. 0	211
9. 5	181	19. 5	213
10. 0	183	20. 0	214

DÉCLARATION

Comme on le voit, les dispositions de la loi sont formelles, elles sont en même temps tutélaires. Nous ne saurions trop engager nos lecteurs à s'y conformer et à les respecter en tous points, ils s'éviteront ainsi de sérieux désagréments.

A la page suivante, nous donnons le modèle de la déclaration exigée par les articles 12 et 13 de la loi précitée.

Tous les renseignements à porter sur cette déclaration, *qui est obligatoire*, seront pris sur le duplicata du certificat d'épreuve remis par le vendeur à l'acheteur d'une chaudière et que ce dernier doit toujours réclamer en prenant livraison.

La déclaration doit être faite sur une feuille de papier timbré à 0,60 et en duplicata sur une feuille de papier libre.

MODÈLE DE DÉCLARATION

A FAIRE A LA PRÉFECTURE

POUR L'INSTALLATION D'UNE CHAUDIÈRE A VAPEUR

Le.. 189

Monsieur le Préfet

du département d...

J'ai l'honneur de vous déclarer que je viens d'installer

à...*rue*...

n°................*une chaudière à vapeur de la force de*.......................

Cette chaudière a été construite dans les ateliers de

M.................................*constructeur*..................................

à...*et à moi vendue par*

M......................*constructeur à*..

La forme de cette chaudière est.......................................

Sa hauteur est de...

Foyer intérieur : diamètre.......................*hauteur*...............

Cheminée intérieure : diamèt....................*haut.*.................

Sa capacité totale est de..

Sa surface de chauffe est de..

Elle est timbrée à........................*kilog. sous le numéro*

d'épreuve...

Cette chaudière est destinée à alimenter les services de

....

Veuillez bien, Monsieur le Préfet, me donner acte de la présente déclaration et agréer mes civilités empressées.

Signature

ASSOCIATION DES PROPRIÉTAIRES

D'APPAREILS A VAPEUR

En terminant, nous croyons utile de rappeler que les *associations de propriétaires d'appareil à vapeur* visées dans l'article 3, qui fonctionnent dans plusieurs villes de France, associations dirigées par des ingénieurs distingués, rendent d'excellents services par suite de la surveillance incessante qu'elles font exercer sur les générateurs appartenant aux membres de l'association.

Nous conseillons beaucoup à nos lecteurs de faire partie de ces associations dont ils apprécieront bientôt l'utilité.

L'association Parisienne des propriétaires d'appareils à vapeur est actuellement dirigée par le trós distingué M. Charles Compère, et son siège social est, 66, rue de Rome.

CHAPITRE XII

CONDITIONS GÉNÉRALES D'INSTALLATION

DES ÉTABLISSEMENTS PUBLICS

Considérations générales.
Bâtiments.
Pavillons isolés.

Maternités.

Crèches

Salles d'opérations.

Dépôts mortuaires.
Incinération.

CONSIDÉRATIONS GÉNÉRALES

Nous avons décrit dans les chapitres précédents les machines et appareils composant le matériel technique des établissements hospitaliers. Nous n'avons cru devoir parler que d'appareils ayant fait leur preuves et sanctionnés par une longue pratique.

La question bâtiment est du ressort de MM. les Architectes. C'est à eux qu'il appartient de déterminer quel genre de bâtiments il faut choisir, depuis la baraque système Collet, parvillons isolés de formes diverses, jusqu'aux constructions en pierre, en briques, en fer et briques, etc., avec ou sans étages.

Les ressources locales guideront pour le choix des matériaux ; les ressources budgétaires serviront de base pour l'établissement du prix de revient du lit. On devra dans ces difficiles problèmes sacrifier un peu la question luxe pour obtenir le plus grand nombre de lits.

Nous n'avons pas à discuter ici la valeur des divers systèmes. Les pavillons isolés construits récemment à l'hôpital Cochin, à Paris, méritent de retenir l'attention, nous en dirons autant de l'Hôpital International que vient de fonder, à Paris, M. le Dr Péan, ex-chirurgien des Hôpitaux.

Jamais, nous en avons la conviction, on ne s'est autant préoccupé des problèmes d'hygiène. On s'est efforcé de diminuer les chances de mortalité en prévenant le mal et en empêchant par des soins immédiats les maladies de prendre un essor plein de dangers et de devenir graves. On a installé dans beaucoup de grands centres, de nombreux dispensaires qui ont rendu et rendent à l'humanité souffrante d'éminents services, Rouen a donné l'exemple, sous la direction aussi dévouée qu'intelligente de M. Moinet ; dans bien des cas aussi ces dispensaires préviennent l'encombrement des hôpitaux.

MATERNITÉS

A côté des hôpitaux et des dispensaires, il y a aussi les pavillons destinés au service des maternités. Ces maternités exigent des dispositions particulières et à ce sujet nous laissons la parole à un praticien distingué qui a vécu de longues années dans les services d'accouchements.

La maternité doit comprendre :

I. — Salle de femmes enceintes.

II. — Salle de femmes accouchées.

Cette dernière comprenant elle-même :

1° Salle de change pour les enfants.

2° Chambre des nourrices.

III. — Salle de travail.

IV. — Petite salle pour l'examen des femmes qui demandent à être admises à l'hôpital.

V. — Chambre de la sage-femme de garde.

VI. — Cabinet de la surveillante.

VII. — Cuisine.

VIII. — Salle de bains.

Pour la clarté de nos explications ce bâtiment aurait la forme d'un ∪.

Les deux branches parallèles de l'∪ correspondant aux salles (femmes enceintes et accouchées), la branche transversale serait formée par un corps de bâtiment comprenant tous les autres services.

1°. — SALLE DES FEMMES ENCEINTES

Construite sur le plan général des salles de malades, mais avec plus de largeur.

La salle des femmes enceintes est bien plutôt un dortoir qu'une salle de malades. Elle doit être pourvue de tables autour desquelles les femmes peuvent venir travailler pendant le jour et prendre leurs repas.

Les dortoirs de femmes enceintes de la clinique d'accouchement, rue d'Assas, sont particulièrement bien compris sous ce rapport.

2°. — SALLE DES FEMMES ACCOUCHÉES

Plan général des salles de malades.

A côté de chaque lit doit se trouver un berceau, la distance entre chaque lit doit être réglée en conséquence (le berceau que donne l'assistance publique mesure $0^m45 \times 0^m87$).

Mobilier de la salle :

1° Grande table pour les objets de pansements.

2° Fontaine mobile.

3° Hotte à pansements.

4° Seau hygiénique.

5° Balances.

A l'extrémité de la salle se trouvera la salle de change pour les enfants et une chambre de nourrices.

La chambre des nourrices ne présente rien de particulier. Pour la salle de change, je propose d'adopter les baignoires fixes en fonte émaillée.

Ces baignoires seront fixées au mur. Elles seront à une hauteur convenable pour que la nourrice assise puisse facilement baigner son enfant. (Un enfant né à terme, bien constitué, mesure de 50 à 60 centimètres de longueur totale). Les baignoires seront alimentées par un appareil à gaz qui fournira l'eau chaude et par une prise d'eau froide. Les conduites d'eau chaude et d'eau froide doivent être à leur arrivée dans la baignoire dissimulées dans l'épaisseur des parois de ces dernières (pour ne pas écorcher les enfants). Ces baignoires se videront instantanément par des bondes syphoïdes évitant le retour de toute odeur.

Ce système de baignoire, rend le service très facile aux nourrices qui n'ont que trop de tendance à laver plusieurs enfants dans un même bain. La fonte émaillée est en même temps bien plus facile à nettoyer et bien plus propre que les petites baignoires d'enfant en zinc.

La salle de change doit encore comprendre dans son mobilier :

1° Petite hotte pour pansements.

2° Caisse roulante en métal pour langes sales. Cette caisse sera pourvue d'un couvercle.

3° Table roulante pour les objets de pansement et langes propres.

4° Armoire à linge.

3°. — SALLE D'ACCOUCHEMENT

La bonne installation d'une salle d'accouchement est de la plus grande importance. La salle d'accouchement est à la maternité ce qu'une salle d'opération est à un service de chirurgie. Tout doit y être disposé de façon à pouvoir prendre facilement toutes les précautions d'asepsie et d'antisepsie nécessaires, et peut être que l'asepsie est-elle ici comme en gynécologie plus difficile à obtenir que partout ailleurs.

Nous avons figuré ici un plan d'une salle d'accouchement ayant deux lits de travail.

La salle mesure 8 mètres carrés avec une hauteur de 4 mètres.

Elle est éclairée en avant par une baie vitrée qui occupe toute la façade. Elle est également éclairée par le plafond sur une largeur de 3 mètres.

Le plancher de la salle est en ciment, les murs sont enduits d'une couche de ciment sur une hauteur de 1 mètre.

Le sol est incliné et peut être lavé à grande eau, un orifice est ménagé en avant pour permettre l'écoulement des eaux de lavage.

Les 4 angles de la salle sont arrondis. Tous les tuyaux d'eau et de gaz sont pris dans l'épaisseur des parois.

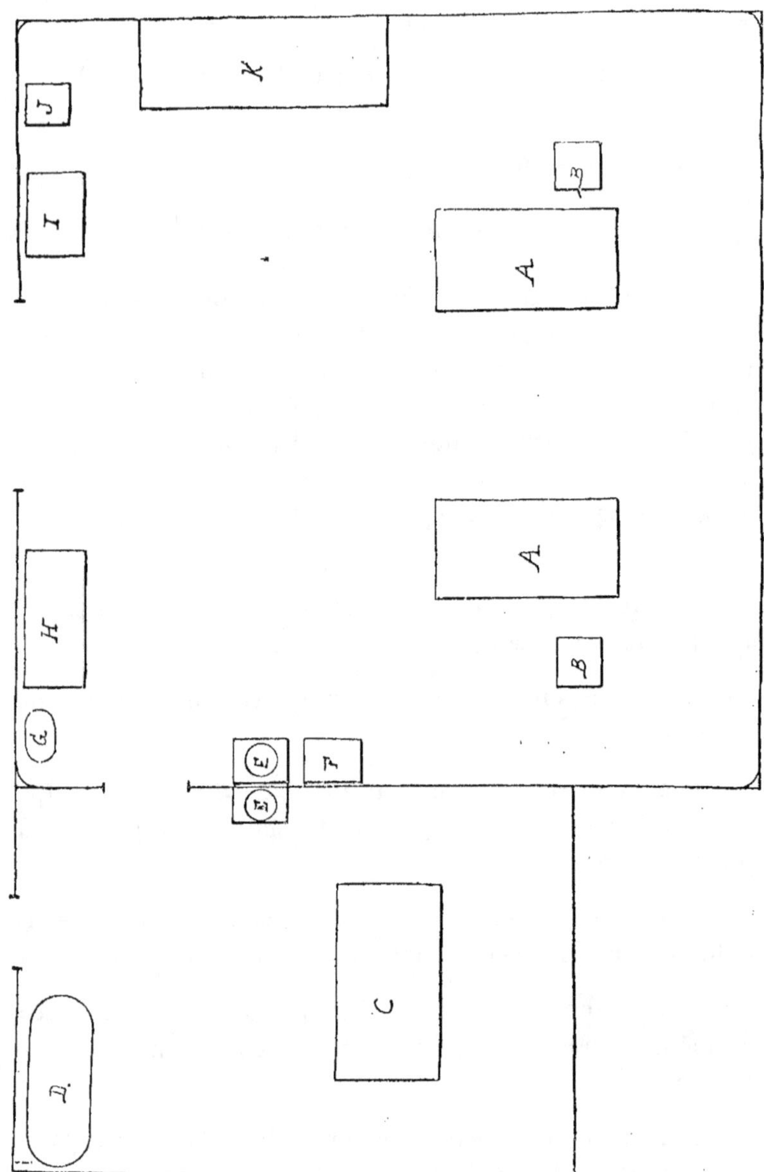

Fig. 162. — Salle d'accouchement.

Le mobilier comprend :

1° 2 lits de travail mobiles A A pouvant être placés dans une direction perpendiculaire à celle qu'ils occupent sur le plan.

Les lits sont éclairés par les deux baies vitrées de la salle.

Il faut autour de chaque lit un espace suffisant pour que l'accoucheuse et la sage-femme puissent manœuvrer aisément (il est dans le plan de 2 mètres dans tous les sens).

2° A côté de chaque lit une petite table roulante B B de 70 c/m carrés à 2 étages.

Sur cette table on peut placer deux cuvettes ; une renfermant une solution de sublimé pour les mains, l'autre les compresses stérilisées, un flacon de sublimé contenant des fils. Sur le second étage de la table un large bassin en. cuivre pour recevoir les compresses salles.

3° A gauche de la salle, une grande table K de 1 mètre de large sur 2 mètres 50 de long, pour mettre solutions antiseptiques et instruments.

4° En arrière de la pièce, un autoclave J assez grand pour pouvoir stériliser toutes les compresses qui serviront pendant l'accouchement et ultérieurement à faire les toilettes et les pansements des femmes accouchées.

5° Une étuve pour stériliser les instruments I, stérilisateur grand modèle à plusieurs compartiments. Les instruments seront toujours gardés stérilisés dans les boites de l'étuve et prêts à servir.

6° Grande étuve à linge à gaz II, pour chauffer les alèzes.

7° Appareil à eau chaude (à gaz) G.

Sur le mur de droite :

8° Lavabos E, système de cuvette à bascule, à eau froide et chaude.

9° Grande auge F en grès pleine de solution de sublimé. Cette auge servira à mettre les bidets qui n'en seront retirés qu'au moment de s'en servir, pour y être replacés immédiatement après.

10° Aux deux extrémités de la salle (en avant) deux vidoirs.

Vidoir à siphon extérieur à la salle.

11° Une hotte à pansements.

12° Caisse métallique mobile pour linge sale.

A côté de la salle d'accouchement communiquant avec elle nous réservons une petite salle de $4^m00 \times 6^m00$.

Cette salle serait pourvue d'un lit C, elle serait réservée aux femmes éclamptiques et à celles qui devront rester longtemps en travail (accouchements provoqués).

Dans cette salle se trouve une baignoire D alimentée par l'appareil à eau chaude de la salle d'accouchement.

Cette salle serait éclairée par une baie vitrée, elle pourrait servir également pour les grandes opérations obstetricales (opération césarienne).

4°. — CHAMBRE D'EXAMEN DES FEMMES ENCEINTES

Cette chambre comprend :

Un chariot lit.

Une fontaine avec solution de sublimé

Le cabinet de la surveillante doit avoir une grande armoire à linge : les services d'accouchements sont ceux où l'on use le plus de draps, d'alèzes, etc.

Il y faut organiser un système d'éclairage au gaz ou électrique qui permette de voir très bien pour faire des accouchements la nuit.

CRÈCHES

On a été frappé de la grande mortalité des nouveaux-nés que souvent les mères les plus dévouées, les plus aimantes, sont obligées de négliger en quelque sorte, tant la lutte pour la vie est dure. Le salaire de la femme est une ressource importante du ménage, quand il n'en est pas l'unique revenu. — Si la femme travaille du matin au soir comment pourra-t-elle élever ses enfants ? — C'est pour répondre à cette nécessité que l'on a créé les pouponnières, ainsi que les crèches.

Nous devons à l'obligeance de M. le D^r Ch. Bataille, que nous remercions publiquement, de pouvoir donner ici la description complète de la crèche Elisabeth-Marguerite Brière, avec dessins à l'appui.

LA CRÈCHE

ÉLISABETH ET MARGUERITE BRIÈRE

Par M. le D^r Ch. BATAILLE

Professeur suppléant à l'Ecole de Médecine de Rouen
Médecin de la crèche.

La crèche Elisabeth et Marguerite Brière, dont je veux faire l'objet de cet entretien, est située à Rouen, rues de Lenôtre et Dumont-d'Urville. Elle a été fondée par M. Léon Brière et construite par M. Georges Simon, architecte.

Avec cette crèche modèle, non seulement nous sommes bien loin des anciennes garderies et maisons de sevrage où, jusqu'en 1847 (1), les mères besoigneuses étaient obligées de déposer leurs enfants moyennant salaire, mais nous laissons encore derrière nous presque tous les établissements du même genre dont la France compte actuellement un grand nombre (141 villes en sont pourvues).

M. Napias, inspecteur général de l'Assistance publique, présentant à la Société de Médecine publique et d'Hygiène professionnelle de Paris un Mémoire ayant pour objet les crèches, traçait les plans d'une crèche modèle et je tiens à dire que la crèche Elisabeth et Marguerite Brière ne se laisse surpasser par aucun de ces projets, dûs à des architectes de renom, qu'elle a été contruite d'après les données scientifiques modernes et répond aux exigences les plus rigoureuses de l'hygiène de l'enfance.

(1) C'est en 1847 que furent fondées à Rouen la crèche Saint-Jean et la crèche Saint-Maclou.

Tous les enfants y sont admis de l'âge de 15 jours jusqu'à 3 ans. Il est seulement exigé un certificat de vaccine ou la promesse des mères de les laisser vacciner, ce qui est fait immédiatement par le médecin de la crèche. On peut y recevoir 70 enfants ; ouverte depuis trois mois, elle en compte déjà 59.

SITUATION, DESCRIPTION EXTÉRIEURE

Elle est située, afin d'éviter aux mères les courses fatigantes et improductives, près d'une école maternelle, de deux écoles communales (garçons et filles) et de plusieurs établissements industriels où les mères peuvent être occupées.

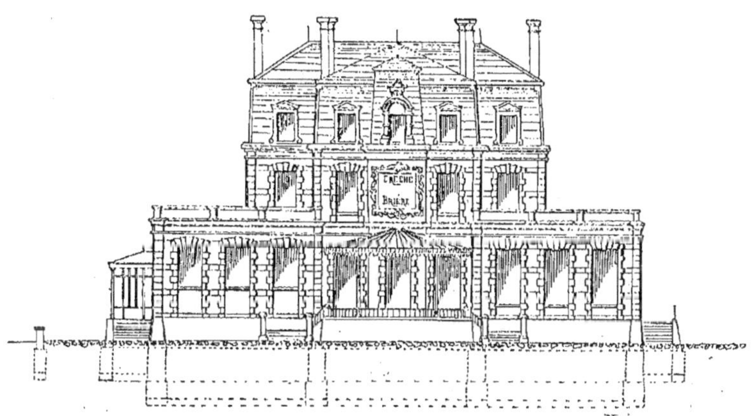

Fig. 163. — Crèche Brière, vue d'ensemble.

Elle est isolée de toute construction sur un périmètre assez étendu et toute entourée par un élégant jardin. L'ensoleillement et l'éclairage lui ont été libéralement ménagés : la façade principale regardant le midi. Elle est entièrement construite en brique et pierre de taille, l'entrée est en A.

DESCRIPTION INTÉRIEURE

La plupart des crèches utilisent dans l'état où ils se trouvent des locaux destinés à d'autres usages, mais ce n'est pas ici le cas. La crèche Elisabeth et Marguerite Brière a été construite et aménagée dans le but spécial de recevoir de jeunes enfants ; et, pour faciliter le service autant que possible, tous les appartements occupés par les enfants sont au rez-de-chaussée.

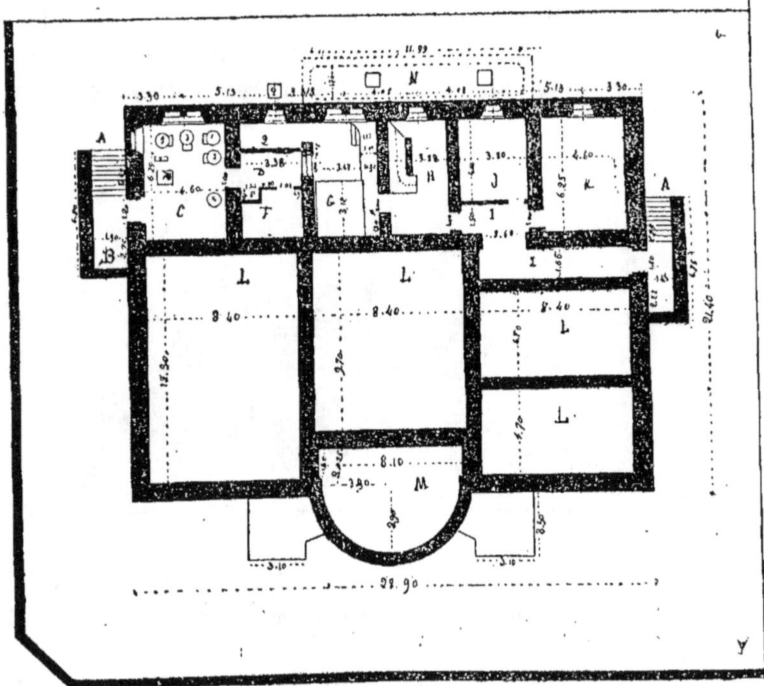

Fig. 164. — Crèche Brière, sous-sol

Au sous-sol (fig. 164) se trouvent : la buanderie, le séchoir à air chaud où l'on fait sécher rapidement les langes et les paillasses, le calorifère et la cave.

Au 1ᵉʳ, l'appartement de la directrice et une chambre d'isolement.

Au 2ᵉ, le grenier pour sécher le linge, mis en communication avec la buanderie par un monte-charge.

Nous ne reviendrons pas sur le 1ᵉʳ et le 2ᵉ étages, mais notre description s'arrêtera longuement sur le rez-de-chaussée.

REZ-DE-CHAUSSÉE

Le rez-de-chaussée comprend : le dortoir ou salle du sommeil, le pouponnat ou salle des jeux, la lingerie, la cuisine, la salle d'allaitement, le lavabo et les water-closets. Deux autres pièces accessoires sont destinées à une salle de réunion et au cabinet de la directrice, placé de telle sorte que, de son bureau, elle puisse voir ce qui se passe dans le pouponnat et la salle du sommeil.

On entre par le côté gauche, situé à l'ouest, et après avoir monté un escalier et traversé un petit *vestibule* (fig. 165), on pénètre dans la *salle d'allaitement C*, qui sert aussi de *salle d'inscription*.

Salle d'allaitement. — Les mères y allaitent leurs enfants, et à cet usage on y a placé des chaises basses, ainsi qu'un lavabo où elles doivent se laver les mains et les seins.

C'est là aussi que l'on habille et déshabille les enfants matin et soir : le matin pour leur faire quitter leurs habits et leur mettre l'uniforme de la crèche, le soir pour leur faire quitter cet uniforme et leur remettre leurs habits. (Les enfants qui marchent n'ont à l'uniforme qu'une blouse et des souliers, ils gardent en dessous leurs propres vêtements).

Les murs sont garnis de casiers numérotés, chaque enfant à deux casiers, un pour ses vêtements, l'autre pour ceux de la crèche.

Cette salle communique avec le dortoir par une porte vitrée, et les mères en les conduisant peuvent voir le confortable dont sont entourés leurs enfants.

Les enfants occupent journellement les deux pièces : dortoir et pouponnat, qui sont entièrement séparées l'une de l'autre.

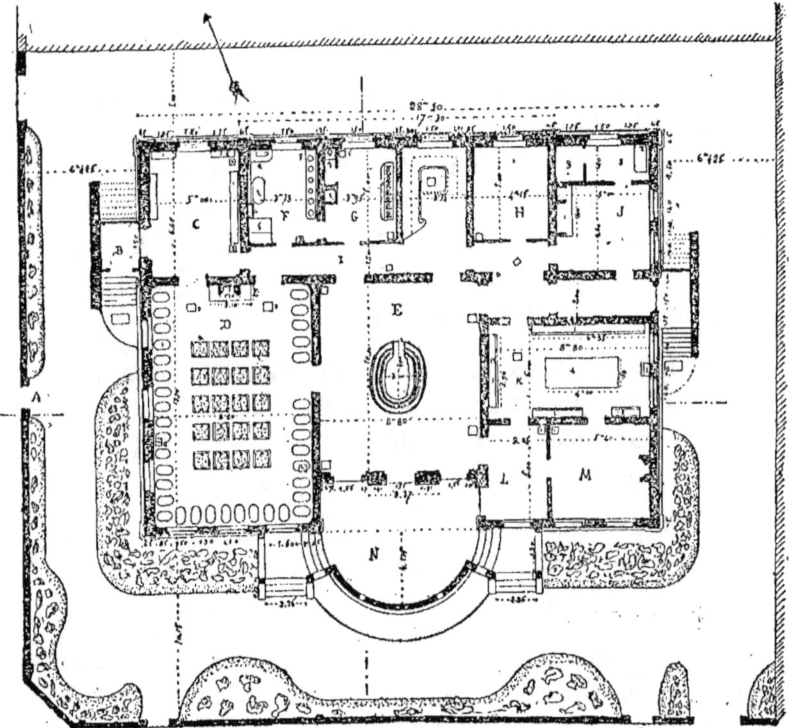

Fig. 165. — Crèche Brière, rez-de-chaussée.

Dans presque toutes les autres crèches, même parmi les plus célèbres pour leur confort, — telles que la Nursery municipale de Grenoble, la crèche de Guise, la crèche Saint-

Augustin, — ces deux appartements sont réunis en un seul, et l'on comprendra quel en est l'inconvénient lorsqu'on saura qu'à quelques pas des enfants endormis, les plus grands se récréent.

Dortoir (fig. 165 D). — Ainsi que nous l'avons dit plus haut, le dortoir communique avec la salle d'allaitement par une porte vitrée. Une seconde porte lui donne accès sur un corridor que l'on n'a qu'à traverser pour se rendre au lavabo. Une troisième porte vitrée le fait communiquer avec le pouponnat.

Les dimensions de ce dortoir sont 12^m70 de long $\times$ 8^m80 de large $= 111^{mq}76 \times 5^m$ haut $= 558^{mc}80$. Il est éclairé par 3 grandes fenêtres à guillotine situées au midi, et 3 autres situées à l'ouest.

Au milieu de la pièce se trouvent 20 lits de camp jumeaux où les plus grands viennent reposer à l'heure du sommeil (1). Contre le mur sont rangés à 50 centimètres les uns des autres, 28 berceaux (2). La crèche peut recevoir 70 enfants.

Les 28 berceaux sont seuls occupés tout le long du jour : les enfants les plus grands sont au pouponnat et ne viennent dormir que 2 heures.

Ce dortoir est chauffé, comme les autres pièces, par le calorifère. Mais en outre, il s'y trouve une cheminée aménagée d'une façon très remarquable.

Elle comprend : un foyer à air libre devant lequel on change les enfants, petite opération qui nécessite un feu vif. Au-dessus se trouve un bain-marie, où l'on peut constam-

---

(1) Ces couchettes ont des paillasses en varech et des oreillers en crin et des couvertures de laine.

(2) Ces berceaux sont en fer et ont des paillasses en varech, des oreillers en crin, des draps, des couvertures de laine et des rideaux en cretonne.

ment réchauffer les bouillottes des lits, et un bain de sable pour chauffer les biberons. De chaque côté est placé un chauffe-linge.

Pouponnat (fig. 165-E). — Le pouponnat ou salle de jeu est destiné aux enfants qui marchent ou commencent à marcher. Les dimensions : 10 mètres de long × 8 mètres 80 de lar-geur = 88 mètres carrés × 5 mètres de hauteur = 440 mètres cubes, sont un peu plus restreintes que celles du dortoir, ce qui est logique, puisque dans le dortoir tous les enfants se trouvent réunis pendant 2 heures, tandis que dans le pouponnat les enfants en maillot ne viennent jamais.

Le pouponnat est séparé de la salle du sommeil par un mur épais, la porte vitrée est constamment close.

Au centre se trouve la pouponnière. Cet appareil qui se trouve dans toutes les crèches est trop connu pour que nous entreprenions une description détaillée. Je dirai seulement que l'espace circulaire laissé vide par les galeries de la pouponnière est occupé par un banc également circulaire où les enfants sont assis à l'heure des repas, devant une petite table.

Le pouponnat donne sur une vérandah par 3 grandes portes-fenêtres munies d'impostes s'ouvrant ; c'est par là qu'il reçoit le jour et le soleil.

Vérandah (fig. 165-N). — Cette vérandah couverte sert de préau : les enfants y jouent pendant la belle saison, abrités du soleil par le toit vitré en verre dépoli.

Lavabo (fig. 165-F). — Rappelons qu'il suffit de traverser un corridor pour se rendre du pouponnat et du dortoir au lavabo.

La table de toilette est à hauteur convenable pour une femme assise, et les montants sont inclinés de façon à permettre aux femmes de service de s'approcher sans avoir les genoux gênés. Il y a 5 cuvettes largement approvisionnées d'eau chaude et d'eau froide.

Au dessus du lavabo se trouvent de petits casiers contenant les éponges, les serviettes, les peignes et brosses, tous ces objets numérotés afin d'en assurer l'individualité.

Une petite baignoire à hauteur convenable pour que les berceuses n'aient pas à se baisser, occupe un des coins du lavabo et une autre grande baignoire est destinée au personnel (toute femme de service est tenue de prendre un bain chaque mois).

Au bas du mur opposé à la table de toilette se trouve un guichet que l'on ouvre pour jeter les linges sales qui tombent directement dans la buanderie : de sorte que jamais un linge souillé ne demeure dans le lavabo.

Water-closets (fig. 165-G). — Les water-closets occupent une grande pièce qui a 5 mètres de long × 3 mètres 95 de large × 5 mètres de hauteur. Les sièges, au nombre de 7, ont 20 centimètres de hauteur. Les déjections tombent dans une rigole en grès verni qui communique avec une fosse étanche par un siphon intercepteur. Une chasse d'eau de 80 litres en assure le facile nettoyage.

Il y a aussi quelques vases mobiles pour les tout petits que l'on habitue à la propreté d'aussi bonne heure que possible.

Planchers. — Le plancher du pouponnat, du dortoir et de la salle d'allaitement est en parquet de pitchpin.

On cire la salle d'allaitement et le dortoir, mais le pouponnat est seulement lavé toutes les semaines. Le plancher du lavabo, de la cuisine, des water-closets est en carrelage.

Tous les appartements de la partie postérieure de la crèche reposent sur des caves. Les autres sont à 1 mètre 70 du sol et construits sur des voûtes dont les arches sont bitumées.

Murs. — Les murs sont peints en violet très effacé, on les pourra lessiver en cas d'épidémie, mais il n'y a que ceux de la chambre d'isolement qui ont reçu une couche de peinture vernissée.

Les angles des murs sont arrondis. Il y a partout un lambris en boiserie d'une hauteur de 1 mètre 50.

CHAUFFAGE

Pendant la saison froide, les différentes pièces de cette crèche sont maintenues à une température variant de 12 à 15°, au moyen d'un calorifère (système Robin), situé dans le sous-sol (fig. 164-G).

On y brûle sur des tablettes superposées, en terre réfractaire, du poussier de coke. Des quatre parois : l'une est garnie de portes qui permettent de charger le foyer une ou deux fois toutes les 24 heures, les trois autres sont des parois doubles en brique réfractaire. Dans l'intervalle laissé entre ces parois, l'air puisé au dehors vient s'échauffer sans prendre aucune mauvaise odeur. Puis il pénètre dans un récipient qui surmonte le calorifère et qu'on appelle chambre de distribution. Sa température continue de s'y élever. Au milieu de cette chambre de distribution se trouve un bouilleur rempli d'eau sur lequel nous reviendrons tout à l'heure.

L'air chaud est ensuite entraîné dans chacune des salles par un conduit particulier dont on peut régler le débit à volonté, et pénètre enfin dans les salles par des bouches de chaleur ménagées dans le plancher.

VENTILATION

A mesure que l'air chaud et pur arrive dans les différentes pièces de la crèche, l'air vicié s'échappe par d'autres ouvertures ménagées également dans le plancher et pénètre dans un système particulier de canalisation. Ainsi est assurée la ventilation.

Cette canalisation est composée d'un réseau de canaux convergents vers un conduit central d'évacuation qui va s'ouvrir au-dessus du toit.

La cheminée du calorifère située dans ce conduit d'évacuation élève la température de l'atmosphère de ce conduit, et détermine ainsi l'appel de l'air vicié.

Pendant la saison chaude, alors que le calorifère est éteint, la ventilation est établie néanmoins au moyen de ce même conduit d'évacuation dont l'atmosphère est alors chauffée par quelques becs de gaz disposés à cet effet.

L'air est encore renouvelé régulièrement le soir, au moyen des portes et des fenêtres, et dans le pouponnat de midi à 2 heures par la vérandah.

En mesurant la quantité d'air contenue dans le pouponnat et le dortoir, on obtient 998 mètres cubes, ce qui fait 14 mètres 1/4 par enfant, proportion largement suffisante.

DISTRIBUTION DE L'EAU CHAUDE

La distribution de l'eau chaude dans une crèche est évidemment une des choses principales. Ici, un système de tuyaux permet d'avoir de l'eau chaude dans la salle de lavabos, de l'allaitement et dans la buanderie.

Le bouilleur du calorifère est en communication avec un réservoir placé au-dessus, dans la salle des lavabos. Ce réservoir grâce à un flotteur, est constamment rempli par l'eau de source de la ville qui arrive par la partie inférieure et se déverse aussitôt dans le bouilleur. L'eau chaude remonte dans le réservoir par un deuxième tuyau qui s'ouvre à un niveau plus élevé que la prise d'eau froide, de telle sorte qu'il y a constamment dans le réservoir de l'eau froide au fond et de l'eau chaude à la surface. De la partie supérieure du réservoir, part un système de tuyaux qui distribuent l'eau chaude dans les pièces sus-nommées.

PERSONNEL

Les enfants de la salle du sommeil, les maillots, sont confiés à trois berceuses et une aide. Ceux du pouponnat ont une infirmière aidée d'une jeune fille pour leur assurer les soins dont ils ont besoin et les faire jouer. Il y a, en outre, une cuisinière-repasseuse et une blanchisseuse.

Ce personnel est sous la surveillance constante de la Directrice.

Une visite médicale est faite chaque jour et tout enfant malade est immédiatement rendu à ses parents.

Si l'on soupçonne quelqu'affection contagieuse, on le met dans la salle d'isolement en attendant qu'il soit reporté chez lui.

ALIMENTATION

Nous avons réglé l'alimentation, nous inspirant, en le modifiant, du tableau que M. le Dr Gallois a fait pour la Nursery municipale de Grenoble.

Voici le résumé de celui que nous avons dressé :

ENFANTS DE 1 MOIS A 6 MOIS

Alimentation mixte. — La mère allaite son enfant à l'arrivée, vers midi et au départ. Dans l'intervalle : un biberon vers 10 heures et un autre vers quatre heures, de 60 à 100 gr. de lait coupé aux 2/3 jusqu'à 3 mois et de 130 gr. coupé par moitié de 3 à 6 mois.

Enfants au biberon. — Un biberon toutes les 2 h. 1/2, de 60 à 100 gr. coupé aux 2/3 jusqu'à 3 mois, de 130 gr. coupé par moitié de 3 à 6 mois.

ENFANTS DE 6 MOIS A 18 MOIS

Alimentation mixte. — La mère allaite 3 fois comme précédemment : à 9 h. 1/2 et à 4 heures, potage au lait.

Enfants au biberon. — Biberon de 150 à 200 gr. de lait pur à l'arrivée, à 11 h. 1/2 et au départ. Potage au lait à 9 h. 1/2 et à 4 heures.

ENFANTS AU-DESSUS DE 18 MOIS

Enfants sevrés. — 9 h. 1/2, panade ; 11 h. 1/2, pommes de terre écrasées et bœuf haché ; 4 heures, potage gras. Au départ, tartine et lait.

Les enfants qui ne peuvent tolérer le lait sont mis momentanément au lait concentré ou à la farine lactée.

Les biberons sont naturellement des biberons en verre, sans tube de caoutchouc. Le lait est coupé proportionnellement à l'âge et l'eau dont on le coupe est filtrée au filtre Chamberland. Quant au lait nous le faisons préalablement stériliser par la méthode Soxlhet, méthode de pasteurisation très simple et très pratique qui tue les microbes pathogènes beaucoup plus sûrement que l'ébullition sans donner au lait le goût désagréable de cuit. Nous nous proposons du reste, de revenir sur ce sujet.

CONCLUSION

A notre époque où l'on se préoccupe de plus en plus de l'hygiène de la première enfance comme un des moyens efficaces de repopulation, un établissement semblable à la crèche Elisabeth et Marguerite Brière, ne peut manquer d'attirer l'attention de tous ceux qui s'occupent de la protection du premier âge.

Ainsi qu'on a pu le constater, tout est réuni dans cette crèche en vue de donner des soins éclairés et minutieux à des enfants appartenant à une classe de la société où ils sont généralement délaissés ou soignés sans intelligence ; et nous sommes sûrs que l'on verra bientôt diminuer la mortalité infantile.

Espérons aussi, que les mères de ces enfants, les voyant prospérer, s'efforceront de leur continuer la nuit et les jours qu'elles les garderont chez elles, les bons soins qu'ils reçoivent à la crèche et apprendront ainsi la vraie et seule manière d'élever les enfants. Ce ne sera pas là, le moindre des services que la crèche rendra à la société.

SALLES D'OPÉRATIONS

Les salles d'opérations ont aussi présenté un sujet d'études intéressant ; en visitant les salles d'opérations des grands hôpitaux de Paris, on constate que si ce problême a été résolu de façon différente, suivant les indications des chirurgiens, avec plus ou moins de luxe, on a été partout d'accord pour accumuler dans ces salles toutes les précautions antiseptiques les plus minutieuses, et il est indéniable que grâce à ce grand déploiement de mesures de prévoyance, on a diminué de beaucoup les cas de mortalité consécutifs des opérations de grande chirurgie.

On doit surtout chercher à rendre pratique le nettoyage certain des salles d'opérations, en supprimant tout ce qui demanderait des soins par trop minutieux de la part du personnel, dans ce dernier cas le nettoyage deviendrait quelque peu illusoire et engendrerait une sécurité trompeuse.

La statistique a prouvé que des opérations bien faites dans des salles d'opérations fort simples, ont donné moins d'accidents que dans d'autres plus luxueusement aménagées.

Nous reproduisons ici à titre de renseignement une notice due à l'éminent chirurgien, M. le docteur Just Lucas-Championnière (1) et publiée dans la Revue d'hygiène (avril 1890).

---

(1) Que nous tenons à remercier bien vivement de l'autorisation qu'il a bien voulu nous donner.

LES CONDITIONS MATÉRIELLES

D'UNE

BONNE SALLE D'OPÉRATIONS

PAR

le D' Just LUCAS-CHAMPIONNIÈRE

Chirurgien de l'hôpital Saint-Louis.

« Un tel sujet peut paraître un peu banal. Il semble que l'on ait tout dit sur les nécessités de la chirurgie moderne et qu'il n'y ait plus qu'à se conformer aux instructions innombrables que l'on peut retrouver dans les recueils de chirurgie et d'hygiène. C'est précisément ce luxe de conseils, de documents, qui me parait devoir donner quelque valeur aux faits que je veux exposer. Quelques-uns de ceux qui ont donné tous ces conseils ne me paraissent pas avoir de la chirurgie antiseptique une expérience personnelle suffisante pour que leurs avis aient une autorité réelle. D'autres, sous l'empire d'idées théoriques, ont donné leurs conseils, guidés par une conception de la chirurgie moderne que je crois absolument mauvaise et en contradiction avec les principes véritables de là chirurgie antiseptique. Pour ces chirurgiens, le succès ne tient plus qu'à une question de matériel. La personnalité du chirurgien s'efface, et pourvu qu'il travaille dans un local coûteusement aménagé, avec des pièces de pansement très dispendieuses, il peut faire la chirurgie moderne et doit réussir.

« Or, je ne connais pas de doctrine plus dangereuse que celle qui efface le chirurgien derrière une question de matériel. On voit déjà, en vertu de cette doctrine, des gens qui n'ont aucune notion de la chirurgie antiseptique aborder une chirurgie qui sera fatalement meurtrière, et, d'autre part, ceux qui pourraient apprendre à pratiquer la chirurgie antiseptique, qui se contentent de dépenser ou de faire dépenser beaucoup d'argent, et restent convaincus qu'ils font beaucoup mieux que les maîtres. On rirait bien du chimiste qui, se logeant dans un palais et n'employant que des produits très chers, dirait à tout venant que Pasteur n'est plus rien à côté de lui. Cependant ses prétentions ne seraient pas sensiblement plus ridicules que celles sur lesquelles je veux attirer l'attention.

« La chirurgie antiseptique est dominée par des questions de doctrine beaucoup plus que par des questions de métier.

« On répète sans cesse que la chirurgie est facile aujourd'hui ; c'est une erreur. Même mal faite, la chirurgie courante est peut-être moins meurtrière ; mais la bonne chirurgie est bien plus difficile que par le passé ; elle demande toute la science d'autrefois, plus des notions et des qualités tout à fait indifférentes à nos prédécesseurs. Le chirurgien pourvu de ces qualités et de ces notions doit pouvoir faire sa chirurgie partout. Je demande la permission de faire remarquer en passant que, depuis seize ans que je pratique la chirurgie antiseptique dans les hôpitaux de Paris, j'ai donné la démonstration de cette proposition en faisant mes opérations dans les milieux les plus divers, sans aucun échec ; car je puis dire que, dans cette longue période, je n'ai pas vu un accident opératoire ou, pour mieux dire, pas une complication chirurgicale.

« Enfin, je puis vous rappeler une expérience plus récente et plus intéressante. Je viens de publier la statistique des opérations que j'ai faites depuis deux ans à l'hôpital Saint-Louis dans des conditions de milieu passant pour les plus mauvaises que l'on puisse rencontrer. Dans des baraques de bois, consacrées depuis sept ans à la variole, avec un local, une salle d'opérations, laissant beaucoup à désirer, j'ai fait un nombre d'opérations considérable avec les résultats généraux suivants :

« 321 opérations aux hommes sans un décès ; 142 opérations aux femmes avec deux décès, sur des malades condamnées à une mort inévitable par leur maladie.

« Cela donne une mortalité brute de 0,43 pour 100 pour 463 opérations, presque toutes grandes opérations. Mes statistiques, contrairement à ce qui se passe d'ordinaire, portent sur un nombre d'interventions importantes beaucoup plus considérable que le nombre des petites opérations.

« Dans ce même milieu, j'ai fait 132 laparotomies que je distrais (je n'ai pas voulu les confondre avec les opérations communes énumérées plus haut) : 4 aux hommes avec deux décès, et 128 aux femmes avec huit morts. Ces morts se rapportent surtout au choc observé pour des opérations énormes et à des femmes que leur maladie menaçait de mort rapide, car ici il y a un groupe de 71 opérations faites dans des conditions antérieures moins graves, et sans un seul décès : laparotomies pour adhérences, 7 ; exploratrices, 3 ; pour étranglement interne, 1 ; pour ovario-salpingite, 51 ; pour kyste hydatique, 2 ; néphrorrhaphie, 3 ; ventrofixation, 4.

« Enfin, pour montrer que dans mon premier groupe les petites opérations ne masquaient pas les grandes, j'énumère les opérations qui ont été faites pour des cas qui présentent surtout des dangers opératoires et qui n'ont donné lieu à aucune mortalité : Grandes amputations, 8. — Arthrectomie du genou et tibiotarsienne 3. — Extirpation d'astragale pour pied bot, 4. — Ostéotomies, 8. — Résection de grandes articulations, 33, dont 20 du genou. — Luxation de rotule, 1. — Sutures pour fracture de rotule, 11. — Trépanation du crâne non traumatique, 20. — Thyroïdectomie, 3. — Cure radicale de hernies non étranglées, 115. — Opérations pour anévrismes, 3. — Taille hypogastrique, 2. — Spina bifida, 1. — Excision du scrotum pour varicocèle, 12.

« Il y a là deux cent trente-sept opérations de grande importance n'ayant donné aucune mortalité. Il n'y a pas beaucoup de chirurgiens qui puissent vous présenter des statistiques semblables, et je crois pouvoir affirmer qu'aucun n'en a présenté de meilleures. J'ajoute, en outre, que la marche constante des opérations, sans suppuration aucune, vient achever de démontrer que les règles de la chirurgie moderne ont été exactement appliquées.

« Je tiens, en outre, à faire remarquer que mon service n'est pas un do coux où on gaspille l'argent. Ces résultats sont obtenus très économiquement, et mes pièces de pansement étant presque toutes préparées dans mon service, je n'ai guère à emprunter les produits si coûteux de l'industrie des pansements.

« Je ne conclus pas de là qu'il faille à plaisir accumuler les difficultés et qu'on choisira de préférence un milieu infecté pour y faire de la chirurgie ; mais je conclus volontiers qu'il est inutile de rechercher des conditions très complexes, des dispositions très coûteuses pour bien faire. Ce qu'il faut rechercher en étudiant son milieu opératoire, ce sont des conditions de simplicité, des facilités d'installation qui en rendent le fonctionnement très aisé, et d'une facile surveillance. Il faut que tous les détails de notre acte opératoire puissent être constamment surveillés et vérifiés ; c'est là ce que j'ai obtenu dans mon mauvais milieu, et c'est là ce qu'il serait impossible d'obtenir dans les salles d'opération si compliquées que j'ai vues, et dont j'ai lu la description.

« *Illusions antiseptiques.* — Mais il y a mieux que cela, et je puis démontrer facilement que tous ceux qui disposent leurs salles d'opérations d'après des idées théoriques se font généralement des illusions extraordinaires.

« Je vais en passer quelques-unes en revue pour mieux me faire comprendre.

« La plupart des salles modernes sont pourvues de bouilleurs qui doivent fournir constamment de l'eau stérilisée par l'ébullition, et bien des chirurgiens trouvent même que cette ébullition n'est pas encore suffisante ; ils voudraient aller à 120 degrès. En réalité, on ne va pas du tout à 100. J'ai examiné tous les appareils recommandés pour les salles modernes. Or, tous ceux que j'ai vus sont à alimentation spontanée. Cela veut dire que chaque fois qu'on en tire de l'eau ayant réellement bouilli, il y descend de l'eau qui n'a pas bouilli du tout, et qu'à partir de cet instant, si on n'attend pas un temps assez considérable, l'eau contenue dans l'appareil n'est pas stérilisée du tout. En fait, il n'y a actuellement qu'un appareil donnant de l'eau dont la stérilisation est sûre, c'est une bonne marmite dont l'alimentation ne puisse se faire que lorsque son contenu stérilisé a été utilisé. Mais un tel appareil ne serait pas à la hauteur des exigences actuelles.

« Dans le même ordre d'idées, vous pouvez observer les efforts faits par certains chirurgiens pour s'assurer que la ventilation de leur salle est opérée par un air stérilisé au préalable. Il suffit de réfléchir un instant pour reconnaître que les dangers dus à la colonne d'air qui fait la ventilation sont absolument insignifiants si on les compare aux dangers dus à la présence dans la salle d'être vivants, les aides et les spectateurs, qui y jettent sans cesse une proportion considérable de microbes. Or, si on est incapable de se préserver du danger représenté par ceux-ci, il était bien inutile d'éloigner les premiers, qui comptent à peine dans la somme des inconvénients à attribuer aux germes de l'atmosphère. Les seuls chirurgiens logiques à cet égard sont ceux qui opèrent dans la solitude. Mais cette précaution même est un aveu d'impuissance que je repousse de toutes mes forces. C'est le propre d'une bonne chirurgie antiseptique de pouvoir être faite partout et surtout au grand jour ; et j'ai le droit de dire qu'elle doit supporter vaillamment cette épreuve.

« Dans toutes les salles modernes, on rencontre un système d'égout très compliqué pour la table et pour la salle. Ce système de drainage est d'un entretien très difficile. J'ajoute qu'il ne sert absolument à rien à ceux qui savent la chirurgie antiseptique. Il ne répond qu'à une erreur grossière de la chirurgie allemande qui a provoqué les lavages et les irrigations des plaies ; grossière faute de méthode dont on ne trouverait aucune trace chez Lister et contre laquelle le maître comme nous-même avons bien souvent protesté. Ce serait rendre un immense service à la chirurgie moderne que de lui enlever la possibilité matérielle de ces irrigations funestes, aussi irrationnelles que dangereuses pour les patients.

« Une des autres notes dominantes dans les salles modernes, c'est le soin avec lequel on a tapissé les parois de verre et de tablettes de la même substance, sous prétexte de propreté irréprochable, de surface lisse et ne pouvant être pénétrée par des matières nuisibles. Je crains bien que ceux qui recommandent cette disposition ne soient encore victimes d'une grande illusion. Je vois des salles ainsi disposées à grands frais très difficiles à entretenir et très mal entretenues. J'ai eu l'occasion de constater dans un semblable local des poussières que je n'aurais jamais tolérées dans le modeste local où je fais mes opérations.

« Si mon travail était destiné seulement à la critique des salles actuelles, je pourrais aisément encore vous montrer combien il y a de dispositions inutiles, coûteuses et dange-reuses. Mais j'aime mieux entrer dans le cœur de mon sujet et vous dire comment je conçois la salle la plus favorable à la pratique de la bonne chirurgie.

DISPOSITIONS GÉNÉRALES, ÉCLAIRAGE, PARQUETAGE ET CHAUFFAGE

« La première qualité de la salle d'opérations, c'est d'être commodément placée pour le bon fonctionnement d'un ser-vice. Il faut donc qu'elle soit le plus rapprochée possible et bien à portée des salles. Il n'est pas indifférent du tout pour les grands opérés d'avoir un long trajet à subir après les grandes opérations.

« Pour la même raison, cette salle doit être sur le même plan que les salles de malades. Dans ces conditions le trans-port des opérés est grandement facilité. C'est ainsi que, dans mon service, j'ai pu installer une table roulante qui me sert à la fois pour le transport et pour l'opération : j'évite ainsi des transbordements souvent très préjudiciables aux ma-lades, et la simplicité de l'appareil est telle qu'il n'y a guère de chance que son bon fonctionnement soit modifié.

« Contrairement à une disposition adoptée dans bien des hôpitaux modernes, je crois qu'il n'y a aucun avantage à avoir plusieurs salles d'opérations, l'une pour les femmes, l'autre pour les hommes, par cette bonne raison qu'on a tout intérêt à se servir le plus possible de la salle d'opérations. C'est la seule manière de bien surveiller pour la bien faire entretenir. A bien peu de choses près, les nécessités opératoires pour les deux sexes sont les mêmes, et les frais d'un côté serviront très bien pour l'autre côté.

« Les dimensions de la salle doivent être assez importantes si elle doit contenir un nombre considérable de spectacteurs. Cependant je conseille de ne pas dépasser les dimensions indispensables. Alors, la salle deviendrait trop difficile à chauffer, ce qui aurait de graves inconvénients. Il lui faut néanmoins un minimum d'étendue qui permette au lit d'évoluer dans toutes les directions, tout en laissant en place les meubles nécessaires.

« L'éclairage de la salle est très étudié, et on admet généralement que le jour venant d'en haut est nécessaire. Je crois à cet égard qu'on se trompe. Le chirurgien a besoin non d'un jour éclatant, mais d'un jour qui ne change pas. Aussi un bon jour du nord comme celui que recherchent les peintres est-il le plus commode. Le jour du couchant n'est pas mauvais pour nous qui n'opérons guère à l'hôpital que le matin. Pour la même raison, le levant est mauvais, parce qu'il nous expose aux variations de l'éclat du soleil : c'est bien là ce qui peut être le plus mauvais.

« Les lampes électriques pour la nuit sont ce qu'il y a de meilleur, d'autant qu'elles peuvent être utilisées dans le jour quand la lumière vient à manquer, et surtout quand il y a nécessité de fouiller du regard une cavité très profonde. Toutefois c'est un procédé dont il ne faut pas abuser ; s'il rend service dans un instant difficile, pour une opération délicate, il vous oblige à continuer l'usage de la lampe, sans quoi on ressent une sorte d'aveuglement. Je dispose de cette ressource depuis longtemps, et je n'y ai recours que bien rarement.

« L'éclairage de la salle doit être complet, il ne doit pas y avoir de coin obscur ; sans cela il n'y a plus de surveillance possible pour la propreté nécessaire.

« L'économie générale de la salle doit surtout viser le but suivant : il faut que le nettoyage en soit facile et efficace. On a présenté comme nécessaire la disparition des angles, qui peut être utile, mais ne me paraît pas indispensable. La paroi elle-même peut être constituée par des matériaux bien différents ; celui qui en dehors de la question de prix me séduirait le plus serait certainement le revêtement de faïence. Mais le stuc et la peinture vulgaire m'ont paru donner d'excellents résultats. Je dois dire que la vulgaire peinture, même sur une paroi de bois, m'a toujours paru ce qu'il y a de plus facile à nettoyer, et comme elle est en même temps ce qu'il y a de plus économique, j'ai une grande tendance à l'adopter de préférence, et c'est elle que j'ai demandée pour la salle d'opérations projetée dans mon service. Elle résiste très bien à l'action des antiseptiques que l'on peut avoir à employer ; c'est là une considération capitale ; elle est bien plus facile à réparer que le stuc, et les accidents qui surviennent ne vous exposent pas aux mêmes ennuis.

« La question du parquetage paraît au premier abord plus difficile à résoudre, et cependant elle n'est pas sensiblement plus compliquée. On est très tenté de couvrir le sol de la salle d'une matière imperméable qui permette un lavage complet, et à cet égard la mosaïque donne ce qu'il a de plus joli et de plus facile à entretenir. Malheureusement ce sol est très froid pour les pieds. On place bientôt à cause de cela du parquet ou une substance isolatrice. Puis la mosaïque, comme l'asphalte, comme le carrelage, appellent les grands lavages, et ceux-ci ne manquent pas d'avoir quelques inconvénients. On peut ajouter qu'un tel aménagement est très coûteux. Aussi, tout en ne le repoussant pas systématiquement, je crois devoir faire remarquer qu'on peut arriver à un excellent résultat avec des dispositions beaucoup plus simples. Un simple parquet de sapin est sans doute beaucoup moins agréable à l'œil que les parquetages sus-décrits, mais il peut suffire à tous les besoins ; et comme il est très bon marché, s'il s'use un peu vite, il est facile de le remplacer. Il est beaucoup plus agréable aux pieds que les sols précédents. D'autre part, il est tout aussi facile à purifier qu'eux. Peut-être même son nettoyage est-il plus facile à surveiller que celui des dalles et de l'asphalte. Le lavage doit être fait avec une quantité d'eau médiocre. Mais sa purification peut toujours être assurée par l'application d'un lavage avec une solution de chlorure de zinc au cinquième. C'est le procédé que j'ai constamment employé à Saint-Louis. Non seulement le parquet est en sapin, mais ce parquet déjà vieux, mal soigné pendant des années, présentait des conditions particulièrement mauvaises. Or, j'ai bien réussi, quoique la pénurie de local nous ait amené souvent à consacrer notre salle d'opérations à des usages qui devraient toujours être proscrits, et quoique notre parquet ait souvent été inondé de liquides susceptibles de l'infecter pour longtemps. Quand, au lieu d'être au rez-de-chaussée, une salle est dans un étage supérieur, la question du parquetage devient plus difficile, et on peut être obligé à choisir un parquetage imperméable. Tout au moins, dans ces cas, le parquet de sapin doit être porté sur une couche imperméable, ce qui rend son emploi plus coûteux. Pour mon rez-de-chaussée je me contenterai du parquet de sapin.

« La disposition générale de la salle doit être telle qu'il n'y ait pas de courant d'air possible sur la table d'opérations, et même il est bon que l'ouverture de la porte ne puisse pas refroidir la chambre. La salle d'opérations ne saurait du reste donner sur un endroit froid puisque les malades devront rentrer dans leur salle sans pouvoir être soumis à un refroidissement.

« La question du chauffage de la salle est capitale. Il faut, d'une part, que ce chauffage soit efficace ; il faut, d'autre part, que l'appareil de chauffage ne puisse pas nuire. Le calorifère bien réglé ne doit pas souffler de vent dans la salle. Dans ce cas, la poussière produite a de nombreux inconvénients. Un chauffage à circulation d'eau chaude, à la manière de ceux qui sont installés ordinairement dans les serres, pourrait rendre de grands services avec moins d'inconvénients. Mais il y a un appareil qu'il est de mode de proscrire aujourd'hui, qui est simple, peu coûteux, d'une surveillance et d'un réglage faciles : c'est le poêle de faïence. Il donne une chaleur douce et constante, et, en le proportionnant à la salle à chauffer, il est facile d'obtenir toute la chaleur dont on a besoin. Pour moi qui opère toujours à haute température, j'ai toujours obtenu du poêle de faïence tout ce que je voulais, et c'est l'appareil de chauffage que j'ai choisi de préférence. Il ne fait pas de ventilation comme une cheminée, mais il ne fait pas non plus de courant d'air, et on a les fenêtres pour ventiler à son gré.

« J'ai fait disposer dans ma salle d'opérations une étuve ou chauffe-linge auquel j'attache une grande importance. Une caisse à air, bien disposée entoure le chauffe-linge de telle façon que celui-ci soit assez isolé pour que le linge ne brûle point. Cependant j'ai fait donner à l'intérieur de cette étuve des dimensions considérables, de telle façon qu'elle puisse contenir avec une masse de linge tout ce que je puis avoir besoin de tenir chaud pour l'opération. Mon étuve est enveloppée d'une maçonnerie de faïence, ce que je trouve très supérieur à la tôle, au point de vue de la propreté et de la commodité. Mon étuve est à gaz, mais elle pourrait être construite pour un autre mode de chauffage.

« La ventilation par les fenêtres me paraît absolument suffisante, à la condition toutefois que, s'il y a dans la salle des appareils à gaz, les tuyaux d'évacuation soient bien montés. Je pourrais citer des salles d'opérations, dites modèles, insupportables sous ce rapport.

INSTRUMENTS, LAVABOS, TABLE D'OPÉRATIONS, SALLE DE CHLOROFORMISATION

« Les divers instruments doivent être disposés dans un meuble et dans la salle. Je ne conçois pas que, sous prétexte de pureté de la salle, on les éloigne de soi ; cela complique beaucoup les préparatifs de l'opération et la surveillance nécessaire de l'entretien des instruments.

« Je tiens également à ce qu'il y ait dans la salle tout ce qui est nécessaire pour le pansement, estimant que les transports répétés de toutes ces substances ont de sérieux inconvénients. Je les loge dans les boîtes métalliques ou dans des bocaux déposés tout simplement sur des planchettes de bois recouvertes de toile cirée, qui remplacent avantageusement et économiquement les tablettes ou étagères de verre, si fort à la mode. Leur nettoyage est beaucoup plus facile et moins dangereux.

« Dans le mobilier de la salle d'opérations, certaines parties demandent une étude sérieuse.

« Le lavabo est l'objet d'installations coûteuses, mais en général très défectueuses. Les appareils les plus répandus sont les appareils à renversement. Ce sont les plus mauvais de tous. Déjà défectueux dans les installations particulières, leurs appareils récepteurs sont la source de toutes sortes de causes d'infection. Les appareils à évacuation centrale sont presque impossibles à nettoyer complètement et ne répondent pas aux nécessités de lavage très exact avec un liquide de pureté parfaite ; pour ma part, je ne connais qu'une seule disposition qui permette un lavage irréprochable, une évacuation facile et complète des liquides et point de stagnation de résidus : c'est une simple cuvette, que l'on vide sur une pierre d'évier bien siphonnée.

« Cette pierre d'évier doit être parfaitement lisse. Le grès verni, la faïence ou la porcelaine sont les meilleures substances à employer. La même pierre d'évier doit facilement servir dans la salle d'opérations à l'évacuation des eaux de lavage des mains et de toutes les eaux qui doivent être rejetées. Avec un bon siphonnage on n'a jamais de gaz, partant point d'odeurs, et ces évacuations sont très faciles à surveiller. Deux ou trois cuvettes, placées sur une tablette en bois garnie de toile cirée, constituent un appareil suffisant que l'on peut rendre plus luxueux et plus satisfaisant à l'œil en choisissant une tablette de marbre et surtout de faïence.

« La table d'opérations a été l'objet de nombreuses recherches. J'arrive sur ce sujet à des conclusions tout à fait différentes de celles de la plupart de mes contemporains. J'estime que la table doit être simple, de construction peu coûteuse, facile à nettoyer, facile à remplacer. Le malade mis en place doit être à l'aise, avoir chaud et pouvoir être déplacé facilement. J'ai adopté une table que j'ai fait construire de façon à ce qu'elle pût servir au transport du malade et à l'opération. J'en ai emprunté le modèle à une table très ingénieuse qu'avait imaginée le professeur Farabeuf pour transporter les cadavres à la nouvelle école pratique de la Faculté. C'est une tablette en bois, portée sur deux grandes roues en arrière, en avant sur deux pieds solides au repos. Pour la mobiliser, un mécanisme très simple fait porter l'avant de la table sur une troisième roue qui peut tourner en tous sens. Sur la table de bois, on place un matelas de crin et les oreillers nécessaires avec les couvertures. Le sujet placé sur ce lit dans la salle de l'hôpital est très facilement traîné par un seul homme dans la salle d'opérations. Il est placé sur ce lit absolument comme sur un lit ordinaire, mais dans de bonnes conditions d'élévation. J'ai l'habitude d'utiliser largement le linge chaud pour créer un milieu qui soit favorable au sujet. Le matelas et la table elle-même, n'étant point coûteux, sont faciles à renouveler. Le nettoyage en est extrêmement facile. J'utilise cette table pour toutes les opérations, pour les laparotomies comme pour les autres opérations. J'ai complètement abandonné la table avec laquelle on opère assis. J'ai abandonné également tous les mécanismes compliqués destinés à permettre l'élévation de la table.

« Sans faire fi des tables actuellement à la mode, je leur reproche d'abord de coûter très cher, puis de ne pas remplir le but que l'on poursuit. Les tables à eau chaude sont très difficiles à bien régler, et le malade, au lieu d'avoir chaud de toute part, est exposé à une chaleur exagérée dans le dos. Sur la table de verre, le sujet a froid si la table est mal garnie. Toutes ces tables du reste sont disposées en vue de l'évacuation des liquides abondants que l'on gaspille pendant les opérations. Les tuyaux d'évacuation sont plus ou moins difficiles à nettoyer. Ce sont, selon moi, des organes inutiles, car je ne pratique aucun de ces fameux lavages ; ceux qui sont utiles ne nécessitent pas de voies spéciales d'évacuation. Il s'agit de petites quantités de liquides qu'on enlève toujours très bien avec une éponge. Les tables en métal poli sont du reste beaucoup plus difficiles à entretenir en bon état qu'on ne se le figure au premier abord. Or, les manœuvres de polissage sont ordinairement loin d'être des manœuvres de nettoyage au point de vue antiseptique. J'ai eu l'occasion de découvrir un jour, chez un chirurgien très fier du superbe poli de ses cuvettes de maillechort, que l'infirmier habile qui réalisait ce superbe polissage ne l'obtenait qu'avec de la terre pourrie, et je pense bien qu'il n'est pas le seul à obtenir ce résultat sans que ses patrons s'en soient encore doutés.

« Un autre meuble dont j'apprécie beaucoup la simplicité et la commodité est la table sur laquelle je place mes instruments. C'est une table métallique construite pour moi par M. Collin, sur laquelle sont encastrées quatre cuvettes métalliques mobiles. Elles contiennent les solutions où sont plongés les instruments qui restent ainsi à la portée de ma main. Cette table, très simple, peu coûteuse, facile à nettoyer, se déplace aisément, et je n'ai besoin d'aucun intermédiaire pour y trouver mes instruments.

« Une cuvette métallique plus profonde, également portée sur des pieds, permet de baigner à l'avance, dans une solution plus forte, les instruments avant de les placer sur les plateaux où ils sont à ma portée.

« Sur une petite table roulante recouverte de toile cirée sont deux cuvettes destinées à recevoir les éponges.

« Sur une autre table roulante est placé un pulvérisateur.

« Autour de la salle, deux grandes tables de bois blanc recouvertes de toile cirée servent à déposer les objets utiles aux services.

« A ces meubles qui garnissent ma salle actuelle, je joindrai, dans ma nouvelle salle, une sorte de marmite pour avoir toute prête l'eau bouillie.

« Une annexe indispensable d'une bonne salle d'opérations, sur laquelle on n'a pas toujours suffisamment attiré l'attention, c'est une salle voisine pour donner le chloroforme. Il y a des inconvénients de toutes sortes à donner le chloroforme dans la salle des malades. Dans le projet d'installation que nous faisons actuellement à l'hôpital Saint-Louis avec M. le directeur général et avec le directeur de l'hôpital, nous avons placé, à côté de la salle d'opérations, une salle de dimensions presque égales qui doit servir à la fois de salle à endormir et de salle de spéculum. J'ai même l'intention d'y faire certaines opérations d'un caractère malpropre, qui ont des inconvénients dans la salle où l'on fait le courant des opérations propres. Cette salle sera disposée de telle façon que le lit roulant sur lequel on opère et transporte les malades puisse évoluer très facilement pour entrer dans la salle d'opérations.

« D'après les descriptions que je viens de donner, il est facile de voir que je ne reconnais comme indispensable aucune disposition architecturale. Ce qui me paraît intéressant avant tout, c'est l'entretien de la salle, et je n'estime comme intéressantes que toutes les dispositions qui pourront simplifier cet entretien. Quel que soit le local que l'on a à sa disposition, on peut le convertir en un local suffisant et sûr pour une salle d'opérations. Mais si on a la bonne chance de construire sa salle d'opérations, il faut la construire de façon à ce que l'entretien y soit très facile à surveiller. Or, toutes les salles si remarquables que l'on a construites récemment sont d'un entretien presque impossible.

« Je crois qu'au lieu de gaspiller un argent considérable

pour des constructions qui seront rapidement passées de mode, on ferait bien mieux d'employer son argent pour l'entretien de la salle et des malades, pour le personnel dont l'action est de la plus haute importance. Ici se dresse une grosse question d'argent. Les aides intelligents, laborieux, corrects dont nous avons besoin, on ne les fera pas en envoyant aux écoles d'infirmières des sujets insuffisants destinés à être mal payés toute leur vie. Le moindre sujet intelligent, de bonne éducation générale, sans éducation technique, sera toujours supérieur à tous pour nous servir d'auxiliaire, et c'est à chacun de nous à dresser cet auxiliaire indispensable suivant ses habitudes et ses doctrines. Or, si l'on pouvait disposer de fonds plus élevés pour l'entretien de nos salles et pour rénumérer un personnel suffisant, on aurait accompli un immense progrès que l'architecte n'accomplira jamais.

« Si j'insiste sur le coût des salles modernes, c'est d'abord sans doute parce que j'ai bien l'impression, comme beaucoup de gens, que nous ne devons pas à la légère provoquer de graves pertes pour le bien des pauvres, mais c'est aussi parce que je suis bien convaincu qu'aussitôt que l'on dépasse en établissement ce qui est indispensable pour la propreté et pour la commodité, on arrive à une complication telle que l'on ne peut plus répondre de l'instrument que l'on a entre les mains, et si le personnel subalterne n'est pas absolument irréprochable, tout devient dangereux.

« Enfin, en terminant, je tiens à affirmer encore que ces recherches extraordinaires de luxe et de complications ne sont conformes ni à la théorie, ni aux résultats de l'expérience. Elles sont inutiles, dangereuses, et elles sont d'un exemple désespérant pour ceux que nous avons charge d'éduquer. Ceux-ci s'imaginent bientôt que la chirurgie consiste dans cet appareil complexe et mystérieux ; ils se découragent d'une œuvre si difficile, attribuent à l'insuffisance de leurs ressources les résultats de leur ignorance, et, le jour où ils sont devenus riches de matériel, prennent une audace hors de proportion avec leur éducation chirurgicale, et le luxe des maîtres entraîne ou le découragement ou l'assurance funeste des élèves. »

DÉPOTS MORTUAIRES

L'hygiène ne s'occupe pas seulement des vivants qu'elle cherche à abriter contre toutes les causes de destruction, mais elle se préoccupe aussi de ceux qui, hélas ! ne sont plus.

C'est dans ce but, que dans certains quartiers populeux et pauvres, où l'exiguité des logements ne permet pas de conserver sans danger pour l'entourage les corps des décédés, on a établi des dépôts mortuaires ; bien que l'idée de se séparer ainsi de ceux que l'on a aimés soit poignante, on doit s'incliner devant la nécessité : il ne faut pas que le culte des morts fasse oublier les vivants.

Ces dépôts mortuaires ont été décrits avec soin dans le Génie civil.

Dans les cimetières aussi, on a installé des fours crématoires, nous donnons ci-dessous une notice de la Préfecture de la Seine, indiquant les formalités et conditions à remplir pour les incinérations.

FORMALITITÉS ET CONDITIONS A REMPLIR

POUR LES

INCINÉRATIONS

1° DÉCÈS SURVENUS A PARIS

Prévenir la Mairie au moment de la déclaration du décès et y remettre :

1° Une demande écrite adressée au Maire (sur papier timbré) et signée par un membre de la famille ou toute personne ayant qualité pour pourvoir aux funérailles ;

2° Un certificat du médecin traitant attestant que la mort est due à une cause naturelle (1). (Ce certificat sera établi sur papier timbré. Si la signature du médecin n'est pas connue à la mairie, elle devra être légalisée par le Commissaire de police).

Prévenir les Pompes funèbres, en même temps que la Mairie, en raison des fournitures spéciales.

La Mairie se charge de faire prévenir le médecin qui, aux termes de la loi, doit procéder à une contre-visite du corps de la personne décédée ; elle s'entend, au moyen du télé-

______

(1) Au cas où ce certificat ne pourrait être fourni, le médecin assermenté délégué par le Maire devrait procéder à une enquête sommaire, dont il consignerait les résultats dans son rapport.

phone, avec l'Administration centrale (Bureau des cimetières, rue Lobau 2), pour la fixation du jour et de l'heure de l'incinération, d'accord avec la famille et en tenant compte des nécessités du service. Aucune incinération ne peut avoir lieu avant 9 heures du matin, ni après 2 heures de l'après-midi.

2° DÉCÈS SURVENUS EN DEHORS DE PARIS

L'incinération, aux termes du décret du 29 avril 1889, devant être autorisée par l'Officier de l'état civil du lieu du décès, c'est à la Mairie du lieu du décès que doivent être produites les pièces nécessaires ; à Paris, il n'est besoin que de fournir au Bureau des cimetières, 2, rue Lobau :

1° L'autorisation d'incinération délivrée par le Maire ;

2° L'autorisation de transport du corps, délivrée par le Préfet de police.

Pour la mise en bière et le transport on se conformera aux instructions données par M. le Ministre de l'Intérieur aux Préfets (circulaire du 25 mai 1890).

Les cercueils amenés à l'appareil crématoire ne devront pas dépasser les dimensions suivantes :

Largeur, 0^m,60.

Longueur, 2^m,00.

Hauteur, 0^{m}50.

Il est expressément recommandé de ne pas habiller le cadavre, mais de se borner à l'envelopper dans un suaire, et de n'introduire dans le cercueil aucune étoffe, papier ni substance quelconque.

A l'arrivée au monument crématoire, le cercueil, retiré du char, est porté d'abord dans la salle d'attente où la famille et les assistants sont admis ; il est ensuite transporté dans la salle d'incinération, où les plus proches parents du décédé, au nombre de trois au plus, peuvent être autorisés à accompagner le corps et à rester dans la salle d'incinération pendant la durée de l'opération.

Les cendres sont recueillies dans une urne dont la fourniture est à la charge des familles ; celles-ci sont libres d'adopter la forme et la matière qu'elles jugent convenables, si cette urne doit être placée dans une sépulture particulière.

Si les cendres doivent être déposées dans un columbarium de la ville de Paris, l'urne doit avoir les dimensions suivantes :

Hauteur, $0^m,28$.

Longueur, 0^m48.

Largeur, $0^m,28$.

TABLE ALPHABÉTIQUE DES MATIÈRES

A

B

C

D

F

L

M

N

O

P

R

S

V

W

TABLE DES FIGURES

Imp. Jules Céas & fils. — Valence & Paris.